脱灰と再石灰化

－International Tooth Enamel Simposium－

Editor
Kenzo Kawasaki
John G. Clement

Symposist
Alan Boyde
Colin Robinson
James C. Elliott
James S. Wefel
Stephanie Dowker

監 修　川崎　堅三
訳　　下田　信治

はじめに

　本書は2007年10月20日に横浜国際会議場でおこなわれた『International Tooth Enamel Symposium』の英文プロシーディングの日本語対訳版として企画されたが、その後、英文プロシーディングの研究レベルの高さと内容の豊富さから「脱灰と再石灰化」と題する独立した訳書として出版する運びとなった。したがって英文プロシーディングの序に書かれているシンポジウム開催に至る経緯、シンポジウムの雰囲気についての翻訳に代えて本書の序文とさせていただく。

　実際のシンポジウムはメインシンポジストの5名と約200名の参加者が2名の座長の進行に沿って、午前9時から午後6時30分までの9時間半にわたって、1日で歯の「脱灰と再石灰化」をテーマに開催された。

　本書はそのシンポジウムに沿って5つの章とその合間に行なわれた質疑応答部分から成り立っている。それぞれの章は、著明なシンポジストが30年以上にわたるエナメル質研究についてそれぞれの専門的視点からスライドを使って分かりやすく講演された部分で、初学者にも極めて理解しやすい内容である。また、質疑応答部分はエナメル質の脱灰と再石灰化に関して急務とされる問題点の抽出とその解決法を模索する内容で、今後の重要な課題について示唆に富んだ内容を含んでいる。したがって内容的にはやや専門的かもしれないが、むしろ「脱灰と再石灰化に関する入門書」という趣がある。

　本書によって臨床研究の最前線で「脱灰と再石灰化」や「エナメル質」について考えるとき、どのような研究計画を立て、どのような基礎的研究が必要とされるのか、について絶好のヒントを得ることができると思う。そして一から歯の脱灰と再石灰化に関する研究を始める者にとっては、脱灰と再石灰化に関してこれまでに明らかにされている研究成果を短時間のうちに整理することができ、エナメル質を研究することの魅力に引き込まれるに違いない。

　本書は口語の英語を翻訳した文章なので語尾や表現に独特の雰囲気があり、日本語の表現として文語と口語が混在して読みづらいところがあるが、この点は平にご容赦いただきたいと思う。さらに専門用語の訳語には注意を払ったつもりでも、先達の方からすれば稚拙な翻訳も多々あると思う。お気づきの折には遠慮なくご指摘をお願いしたい。本書を手にされた後、是非、英語版プロシーディングにも目を通していただきたい。シンポジウムの臨場感溢れる雰囲気に直に触れることができると思う。

　本書の刊行ならびに英語版プロシーディングは、株式会社ロッテをはじめ2007年エナメルシンポジウムの開催に携わった全ての方々の記録であり、その後の大勢の方々のご努力の賜物だと思う。心より感謝申し上げる次第である。

　本書がこれから研究を始めようとする若い人々のお役に立つことを切に願いつつ。

訳　者　下田　信治
監修者　川崎　堅三

Organizers

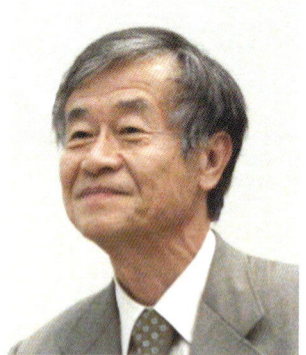

● **Kenzo Kawasaki**
University of Tsurumi
School of Dental Medicine, Anatomy
2-1-3, Tsurumi, Tsurumi-ku,
Yokohama 230-8501 Japan

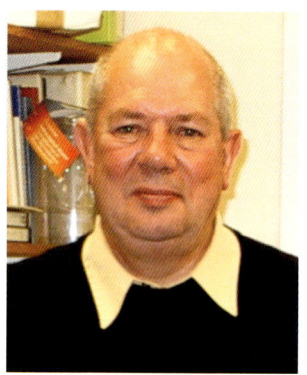

● **John G. Clement**
University of Melbourne
Melbourne Dental School
Faculty of Medicine, Dentistry and Health Sciences
Parkville, Melbourne,
Victoria 3010 Australia

Lecturers

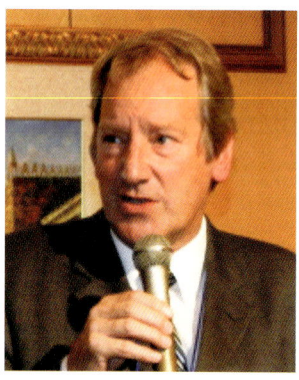

● **Colin Robinson**
University of Leeds
Dental Institute
Dept. of Oral Biology
Clarendon Way
Leeds LS2 1PA
England, UK

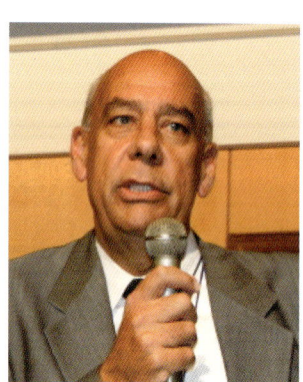

● **James S. Wefel**
The University of Iowa
Dows Institute for Dental Research
College of Dentistry N-413 DSB
Iowa City, IA 52240-1010

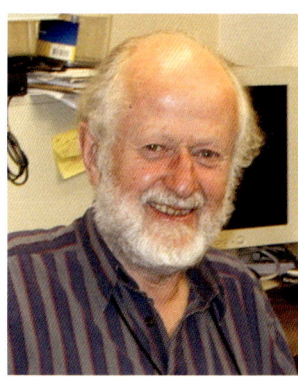

●**Alan Boyde**
Queen Mary University of London
Dental Institute
Biophysics Section,
Centre for Oral Growth and Development,
New Road
London E1 1BB
England, UK

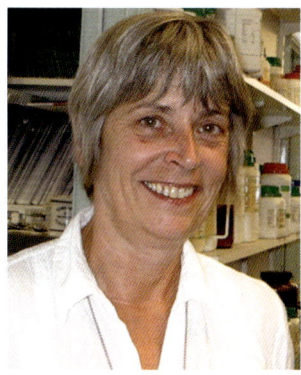

●**Stephanie Dowker**
Barts & The London
Queen Mary's School of Medicine and Dentistry
Centre for Adult Oral Health
Turner Street
Whitechapel
London E1 2AD
England, UK

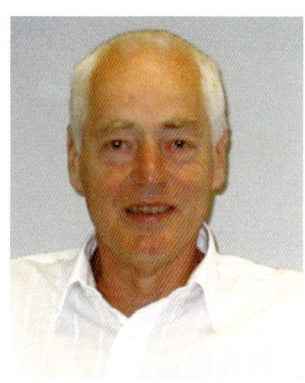

●**James C. Elliott**
Queen Mary & Westfield College
University of London
Dept of Biophysics in Relation to Dentistry
Medical Sciences Building
Mile End Road
London E1 4NS
England, UK

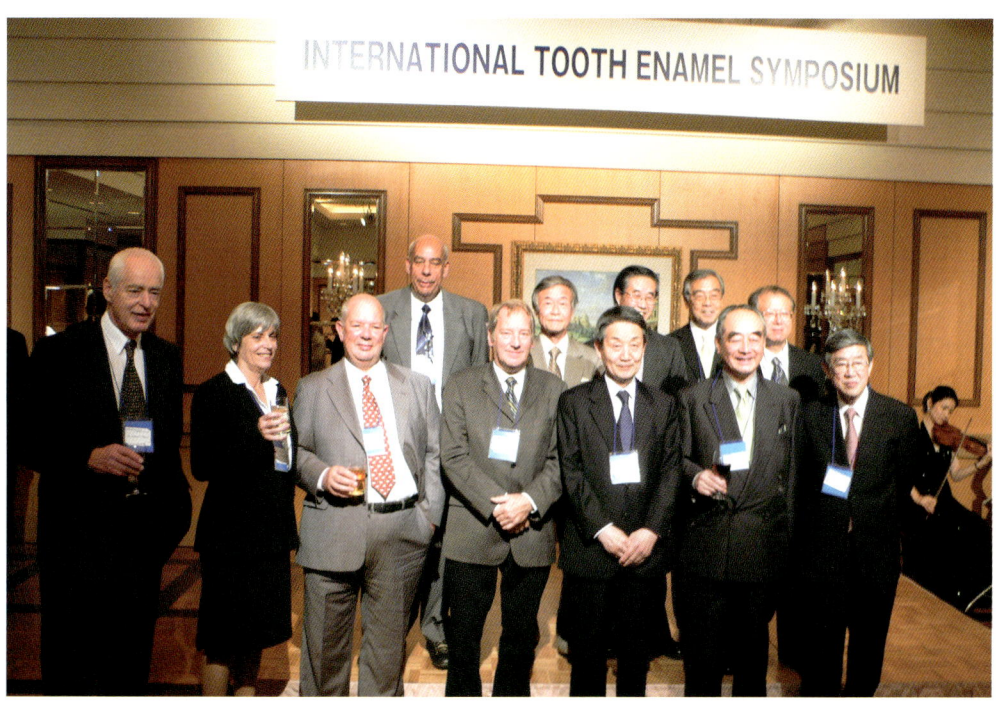

The participants of International Tooth Enamel Symposium 2007 Yokohama, JAPAN

脱灰と再石灰化
－International Tooth Enamel Symposium－

CONTENTS

Chairmen : Prof. K. Kawasaki
: Prof. J. G. Clement

■ 序 ··· 1
　Introduction
　　Prof. Kenzo Kawasaki

■ エナメル質ウ蝕：結晶化学と構造解析 ··· 3
　Enamel Caries : FRole of Crystal Chemistry and Structure
　　Em. Prof. Colin Robinson

■ 脱灰と再石灰化 ·· 28
　Demineralization and Remineralization
　　Prof. James S. Wefel

■ 医原性脱灰によるエナメル質の喪失 ··· 70
　Enamel Loss from Iatrogenic Demineralization Procedures
　　Prof. Alan Boyde

■ 脱灰と再石灰化研究へのX線の応用 ··· 81
　Application of X-ray Methods to the Study of De- and Remineralization
　　Dr. Stephanie Dowker

■ 脱灰と再石灰化研究のためのモデルシステム ·· 105
　Model Systems to Study De- and Remineralization
　　Prof. James C. Elliott

■ 総括と提言 ·· 125
　Generalization & Announcement
　　Prof. John G. Clement

■ オーラル・バイオフィルム（デンタル・プラーク） ··· 142
　Oral Biofilm (Dental Plaque)
　　Em. Prof. Colin Robinson

序
Introduction

ＭＣ：

ただ今よりインターナショナル・エナメル・シンポジウムを開演致します。

議　長：

おはようございます。ご臨席の皆様、はじめに、この横浜の地においてインターナショナル・エナメル・シンポジウムが開催できます事を、大変光栄に嬉しく思います。本日ご臨席の皆様をはじめ、これまでこの研究分野に多大な貢献をしてくださいました方々、多勢の方々に支えられて開催できますことに心より御礼申し上げます。

しかし、今日ここにもっとも出席していただきたかった方がいらっしゃいます。

このエナメル・シンポジウムを始められましたロナルド・ウィリアム・ファーンヘッド先生です。ご承知の方も多いと思いますが、大変残念なことに、ファーンヘッド先生は今年2007年の10月1日に87歳で亡くなられました。ファーンヘッド先生に共に黙祷を捧げたいと思いますので、皆様ご起立願えますでしょうか。

黙祷

ありがとうございました。どうぞご着席下さい。

今日のシンポジウムですが、サブタイトルにもありますように、エナメル質の脱灰と再石灰化に焦点をあてて進めてまいります。この議題を最新の情報をもとに、深淵かつ幅広い観点から話し合っていくために、世界でも有数の6名の研究者でいらっしゃるステファニー・ドーカー先生、ジム・エリオット先生、アラン・ボイド先生、コーリン・ロビンソン先生、ジム・ウェッフェル先生、そしてジョン・クレメント先生をお招きしました。

世界的にも著名な方々ばかりです。最新の知見とともにこれまでの素晴らしいご研究を披露していただきたいと思います。残念ながら、アラン・ボイド先生は、急用でご参加していただくことが出来ませんでした。が、残念に思わないで下さい。先生のプレゼンテーションを聞いていただけるようにアレンジさせていただきました。

ところで、最近、私は以下のような基本的な疑問をしばしば持つことがあります。どのような科学的なエビデンスを提示出来るのか、またある特定の症例においてどのような画像を用意すべきなのか、またどのように実験を設定すべきなのか、そしてなぜその実験には再現性が必要なのか、そして統計学的な配慮はどうか、という疑問です。

それを考えるに当たって、アーネスト・ラザフォードが一世紀も前に述べたことを思い出します。彼の言葉を皆さんと分かち合いたいと思います。「もしあなたの実験が統計値を必要とする類の実験であれば、さらに優れた実験を行わなくてはならない」と。このエナメル・シンポジウムでは恒例のプレゼンテーションだけでなく、全ての質疑応答やディスカッションは、プロシーディングとして後に本で発行されます。そういった意味でも、皆様方の積極的な参加をお願いしたいと思います。

最後になりますが、今回このシンポジウムをサポートしていただきました株式会社ロッテの皆様に心からの感謝を申し上げたいと思います。

では、皆様、素晴らしい一日をお過ごし下さい。ありがとうございました。

■ インターナショナル・エナメル・シンポジウム

ジョン・クレメント：

　ジョン・クレメントです。私からも、主催者である鶴見大学歯学部の皆様に心より御礼を申し上げます。鶴見大学歯学部とは、個人的に35年来のお付き合いをさせていただいており、素晴らしい経験をさせていただいております。

　また、今回このような素晴らしいシンポジウムを開催することに、ひとかたならぬご尽力いただきましたロッテの張替様に心より感謝申し上げます。

　私の本日の役割は大変嬉しい役割で、私の旧友をご紹介させていただくことと共に、今回初めてお会いした方々とも、また新しい仲間をつくることです。また川崎先生からファーンヘッド先生のお話がありましたが、皆さんもよくご存知の方だと思います。非常に熱心な研究者でした。私も、私の人生において、ファーンヘッド先生に大変感謝申し上げている一人です。

　はじめに、リーズ大学歯学部のコーリン・ロビンソン先生をご紹介します。ロビンソン先生は、リーズ大学のご出身で、1965年に学位を取得され、口腔生物学で有名なジョン・ウェザール教授のもとで生化学を研鑽され、1968年に博士号を取得されました。ロビンソン先生は主に生物的な研究をなさいました。

　ロビンソン先生は有名なリーズ大学で、生体硬組織の微細構造について博士論文を上梓され、ポスドクとしてMLCの歯学部に移られ、生物学を続けられました。1982年に講師に昇任、そして1985年に生物学と自身の講座の主任を2000年まで続けられました。1988年には学部長になっておられます。「臨床前スタディ」という課程で、学術的な研究を行う部門です。90年には教授としての賞をお受けになりました。

　92年にリサーチ・ディレクターとなられ、2004年には大学の再編、特にこの研究所の再編に携わられました。

　先生は300編以上の出版物、科学的なジャーナルへの論文の共著者であられます。1982年にORCA ローレックス賞、1992年にはIADRアワードを受賞しておられます。しかし、最も栄誉ある賞は1998年に、英国のアカデミー・オブ・フェローのファウンダー・アンド・フェロー・アカデミーの賞を受けられたことです。本日、先生はエナメル質ウ蝕の結晶構造と結晶化学についてお話をしていただきます。では、ロビンソン先生、お願い致します。

エナメル質ウ蝕：結晶化学と構造解析
Enamel Caries : Role of Crystal Chemistry and Structure

コーリン・ロビンソン：

　ありがとうございます、クレメント先生。ウ蝕でどのような現象が生じているのかということについて、このような機会を与えてくださったこと、またこのシンポジウムを組織して下さった方々に感謝申し上げます。このシンポジウムでお話ができるということ、またウ蝕でどのような現象が起きているか、ということについて私の所見を述べたいと思います。もう日本とのお付き合いは最初のエナメル・シンポジウムに遡りますので25年ぐらいになると思います。古くからの友人にお会いすることができて本日は大変嬉しく思います。

　そして、ロン・ファーンヘッド先生にも感謝申し上げます。私達が学生あるいは大学院生であった時にいろいろなアイデアを出していただき、またサポートをしてくださいました。そしていろいろなディスカッションにいつも参加して下さいました。ロン先生を介して、私が最初に会った日本人の歯の研究者ということで川崎先生を紹介されたわけです。ここでファーンヘッド先生に改めてお礼を申し上げます。

　さて、今日の私の話ですが、私達がおこなったウ蝕、歯のエナメル質に関する初期の研究、あるいは最近の微小分析化学の研究についてお話したいと思います。私の話がおそらくバックグラウンドとなって、その後の講演が展開していくことになると思います。エナメル質の構造、化学組成の話をしますので、この後の話の土台作りということで聞いていただきたいと思います。

　スライドお願いします。私がこれから細かく話をしていくエナメル質の構造についてまとめたスライドです。歯の研磨標本については皆さんよくご存知だと思います。歯冠部がこの部分でエナメル質がここにあり、本日の話の中心部分です。ここが最初にウ蝕に罹患する部位であり、そしてエナメル質のウ蝕に対する闘いが、勝つか負けるかという重要な部位です。 Fig. 1

　エナメル質は象牙質へと続きますが、象牙質ウ蝕はもっとずっと後の段階で生じることになります。エナメル質を拡大して見ますと、エナメル小柱が見えてきます。これは齧歯類のエナメル質ですが、とてもきれいに撮れていると思います。エナメル質のアパタイトの結晶が束状になって配列しています。非常に規則的に並んでいるのが分かります。これがウ蝕に罹患した場合はどうなるか、という話をさせていただきます。

　さらに強拡大のエナメル小柱の断面です（Fig.2）。スライド左半の大部分が横断で、こちら右側には縦断の結晶断面を見る事ができます。このような小柱構造が全てのエナメル質を構成しているといえます。これらの結晶が破壊される、またそれらが修復される、あるいは置換されるという現象、それが脱灰およ Fig. 2

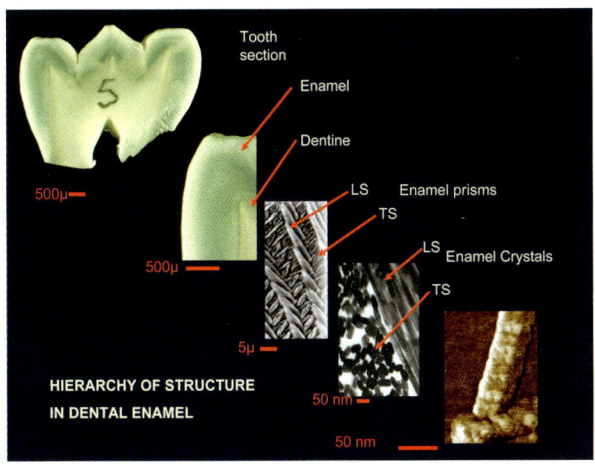

Fig. 1

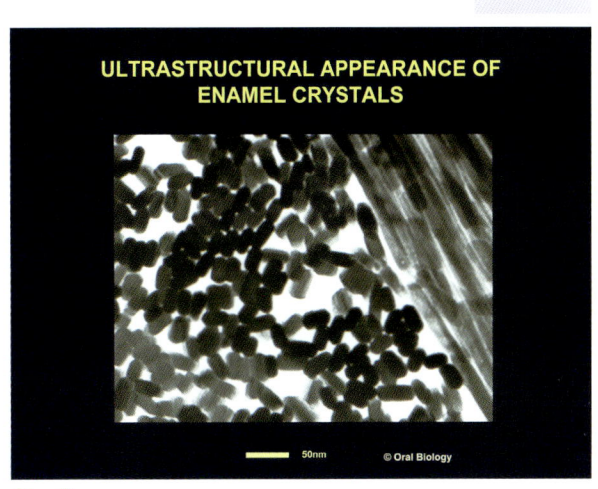

Fig. 2

■ インターナショナル・エナメル・シンポジウム

び再石灰の中心的なテーマになります。

　ここに出ている最後の写真（Fig.1）ですが、単一結晶です。エナメル質のアパタイトの単結晶ですが、比較的新しいテクノロジーを使っています。原子間力顕微鏡を使って撮ったものです。これにより結晶の基本構造を見ることが出来ます。そして結晶の表面状態をより詳細に確認することが出来ます。

　私の話の終りの方では、原子レベルで結晶を見ていきたいと思います。まず、エナメル質のウ蝕の話から始めさせていただきます。ウ蝕部位での化学構造、それからエナメル小柱にどのような変化が起きるのか、結晶がどう変わるのか。そしてひとつひとつの結晶の表面について見ていきたいと思います。ということで、このような流れで話をさせていただきます。

　これがアパタイトの結晶です。形態的には非常に安定しているように見えますが、化学的には不安定です。そして化学組成にいろいろなバリエーションがあります。ですから、ただ単にアパタイトと呼べる均一なものはありません。そしてこの言葉はギリシャ語からきていますが「ディシート」、欺くという意味があります。というのも、その化学組成が環境に大きく依存するところがあるからです。

　では結晶構造を見てみたいと思います。スライドは模式図にするとこんな感じだということをお見せしています。この結晶単位を見ますと（Fig.3）アパタイトの化学組成がよく分かります。

Fig. 3

　ここに6つのカルシウムの腕があります。そしてカルシウムでできたトライアングルがあり、リンのトライアングルがあります。これを食事のお皿だと思って下さい。もう一つ同じようなお皿を持ってきて、60度回転させます。そしてこの上に乗せます。そして、もう一つ、もう一つと重ねていきます。そうするとアパタイトの構造が出来上がってきます。しかし、この図からも分かると思いますが、リン酸がカーボネートあるいは重炭酸で置き換わる場合があります。

　ここでお見せしたかったのは、置き換わることにより結晶が変形するということです。格子に歪みが生じると結晶の挙動が変わります。炭酸イオンが入っている場合はより結晶が不安定になり、また、酸性の環境下で溶けやすくなります。

　マグネシウムについても同じことが言えます。マグネシウムはカルシウムに置換しますが、これもやはり結晶のパターンを歪めます。ですから、カーボネートやマグネシウムがある量入ってきますとその結晶は反応しやすく、また溶けやすくなります。この2つのイオンについて後ほどもう少し詳しく説明をしたいと思います。

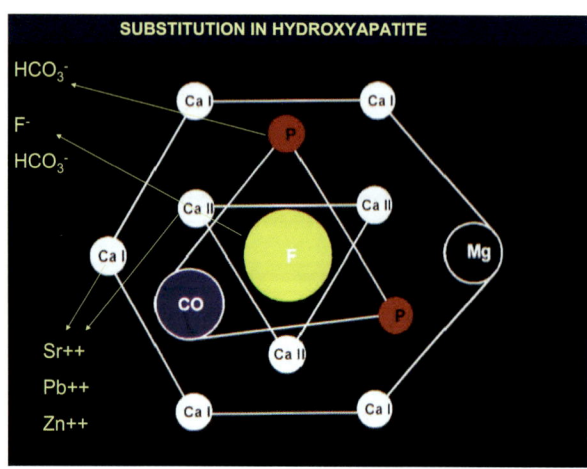

Fig. 3

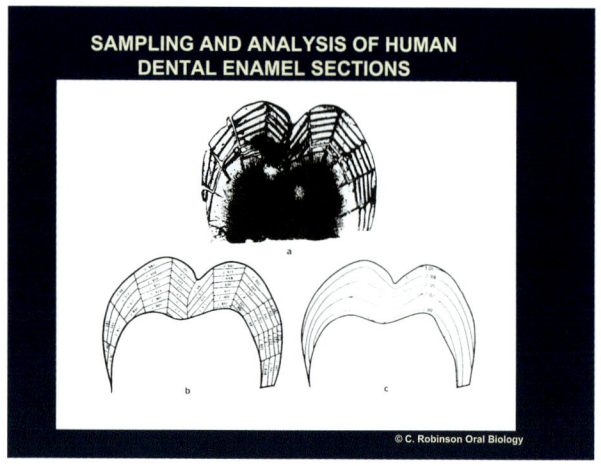

Fig. 4

真中にあるのは、通常はヒドロキシル基グループです。これはフッ素により置換しうるイオンですが、これらのグループは他のグループと異なります。なぜなら、結晶格子に歪みを与えないからです。ヒドロキシル基よりも更に結晶格子にフィットしますから、フッ素が入ることにより結晶がより安定します。

　この結晶の模式図から、結晶化学が大切だということがお分かりいただけると思います。特にカーボネートとマグネシウム、そして他にもヒドロキシル基に置換するイオンとしてストロンチウム、亜鉛、鉛などがありますが、ここではそれらについては言及しません。

　実際のところマグネシウム、カーボネート、フッ素が結晶の溶解・再結晶化に非常に大きな影響を与えます。これらのイオンの存在が、生成した沈殿物とアパタイトの溶解度積solubility productを変化させます。

　カーボネート、マグネシウムが多く含まれると、溶解度積が高くなります。そしてフッ素がたくさんあると溶解度積は低くなります。つまり再結晶形成、再石灰化、歯の修復というのは、基本的にこれらのイオンにより支配されると言ってもいいと思います。

　まず、最初に考えなければならないことは、エナメル質の化学組成は一貫していないということです。結晶は部位により、マグネシウム、カーボネート、フッ素の量が変わっています。そこでエナメル質の全体の化学組成について見ていきたいと思います。

　これは何年も前の研究です。人の大臼歯の切片です。非常に薄い、しかも連続する非常に小さなピースに切りました。各ピースは20から50μm程度です。そして、それぞれのピースのカルシウム、リン酸、カーボネート等の濃度を測定し、それをもとにこのような図を作りました。この情報からこのようなケミカルマップ、道路地図のようなものを作りました。これはエナメル質の化学組成の地図です。この地図からエナメル質は化学組成の観点から非常に多様性があるということが分かってきました。

Fig. 4

　そしてエナメル質の密度についてこういう地図が出来ました（Fig. 5）。これは大臼歯ですが、生体の元素の密度を見ていますが、歯の外側は密度が高く、象牙質に近づくほどその密度は低くなっていきます。

Fig. 5

　こんどは切歯ですが、同様にして表面の密度が高いことがわかります。なぜこのようなマッピングを行ったかということですが、ウ蝕は外側から内側に、つまり象牙質に向かって進んでいきます。したがってその密度パターンが重要です。

　無機質の容積比を見ると外側はかなり石灰化しており、象牙質に向かって少なくなっていきます。例えば、ある部分では無機質が少なめになっています。ですから、無機質の質量の変異はレントゲンで見るほどスムーズではないということです。

Fig. 6

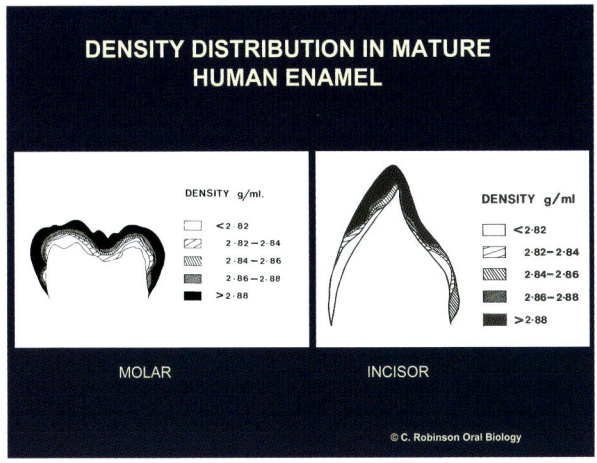
Fig. 5

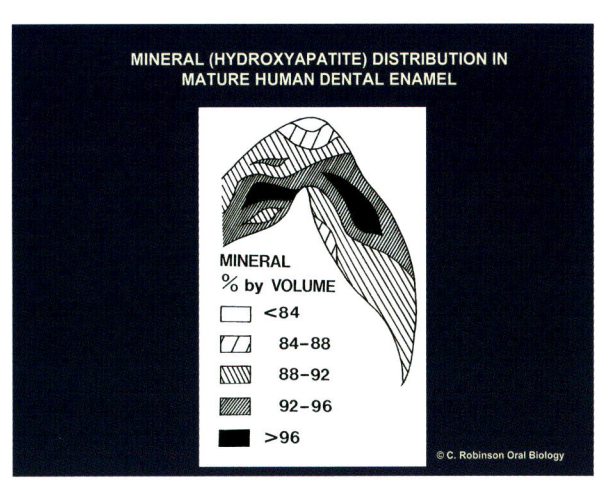
Fig. 6

■ インターナショナル・エナメル・シンポジウム

　次にタンパクの分布ですが、分布パターンは全くスムーズではなく非常に変化に富んでいます。一般的な傾向として、タンパクは象牙質に向かって増えていきます。タンパクの密度が高くなるところ、例えば小窩裂溝のところですが、あるタンパクは非常に溶けにくいことがわかっています。ほんの数ヶ月前に分かったことですが、このタンパクは非常に高頻度にクロスリンク（架橋結合）しているということが分かりました。現段階ではまだよくわかっていませんが、これがどのような意味を持つのか、後でまた考えていきたいと思います。タンパクの分布パターンというのは均一ではありません。　Fig. 7

　次はカーボネートですが、この分布パターンはとてもきれいです。非常にスムーズです。外層から内層に向かって高くなって2.5％から4％程度に増えます。このことはそれ自身が200％近く増えるということを意味します。つまり結晶の化学組成は、エナメル質の表面から象牙質に向かうにつれてドラマチックに変化して、より溶けやすい物質が増えてゆきます。調べた物質の中でも、カーボネートはこのようになめらかに表面から象牙質に向かって非常に大きく増えていくことが分かります。　Fig. 8

　マグネシウムですが、これもおおむねスムーズなパターンです。大臼歯の表面について見た結果ですが、マグネシウムは外層から内層に向かってやはり増えています。カーボネートよりもずっと低く0.1％です。カーボネート量の10分の1ですが、3倍つまり外層から内層へ200〜300％増えてゆきます。　Fig. 9

　そしてウ蝕のプロセスは、このように化学組成が変異する中で、病変は次第に象牙質に向かって進行していきます。

　次の断面は、先ほどのものとは切断方向が異なります。マグネシウム、カルシウム、リン酸について近

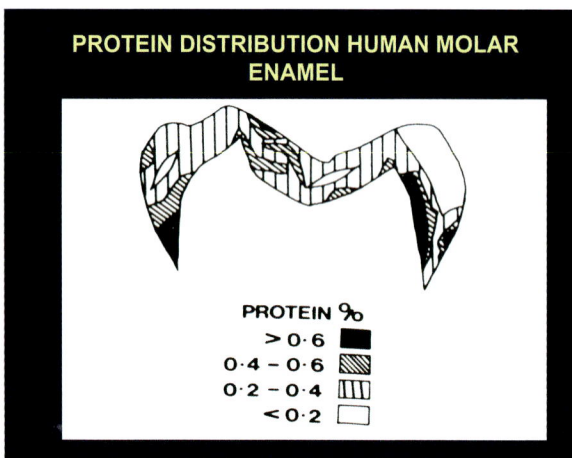

Fig. 7

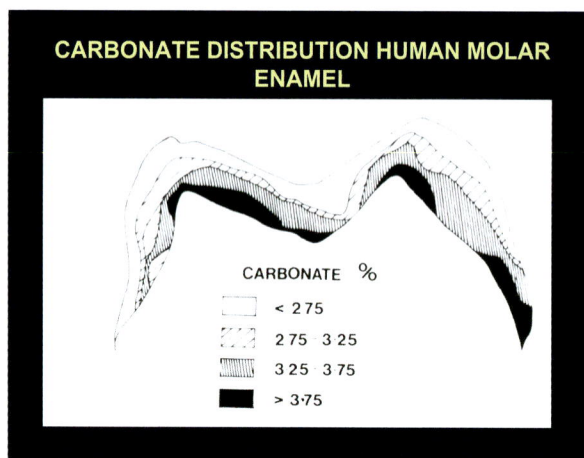

Fig. 8

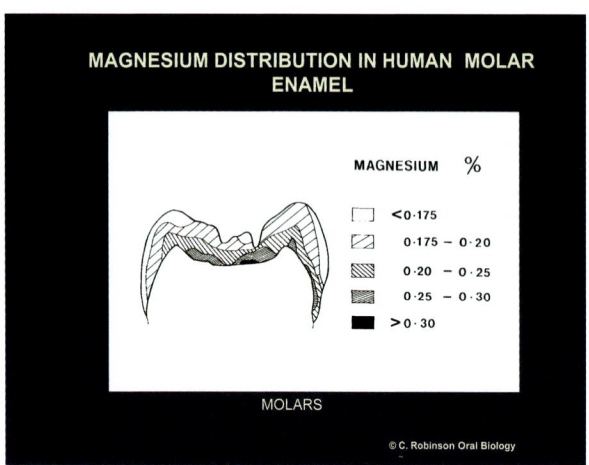

Fig. 9

遠心方向に観察した図です（Fig. 10）。理由は、隣接面ウ蝕に注目するためです。マグネシウムは、表面から中に向って高くなりますが、ポケット状に疾患部位に突出するように濃度が高くなっています。ウ蝕病巣がどの方向に動いていくかというパターンとの関連が疑われます。

それからフッ素イオンについてもお伝えしましょう。フッ素のパターンもきれいなパターンですが、このパターンは先程のマグネシウムやカーボネートと全く逆です（Fig. 11）。フッ素は表面で高く、象牙質に向うにしたがって低くなっていきます。ですから、カーボネートやマグネシウムと逆になっています。ところどころフッ素が高いポケットが存在します。ここはタンパクがあるところと一致していることが多いのですが、フッ素の分布パターンはカーボネートおよびマグネシウムの逆であることがポイントです。

Fig. 12で一番表層の部分を見てみましょう。エナメル質の表層の部分50μmくらいでは、フッ素は非常に高いことが分かります。1000ppm、場合によっては2000ppmほどです。

最も興味深いことは、歯の表層のフッ素は加齢に伴って咬耗・摩耗で削りとられるということです。私もかなり齢をとっていますから、私の健全なエナメル質には、ほとんどフッ素がないということになります。咬耗・摩耗によって削りとられるということはウ蝕を考える際にとても大切です。健全なエナメル質のフッ素濃度は高いのですが、加齢にともない摩耗・咬耗が生じて、フッ素の高い部分が削り取られてなくなってしまうということです。

これまでエナメル質の無機質の分布パターンについて見てきました。どれも表面から中に向って変化します。カーボネートとマグネシウムは濃度が上がり、フッ素の分布は深層に向かうにつれて下がっていき

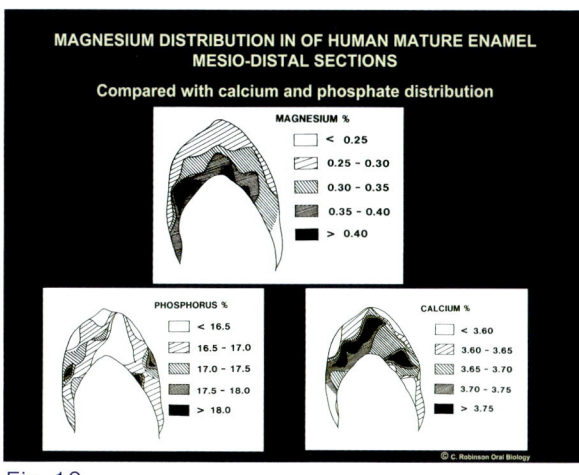

Fig. 10

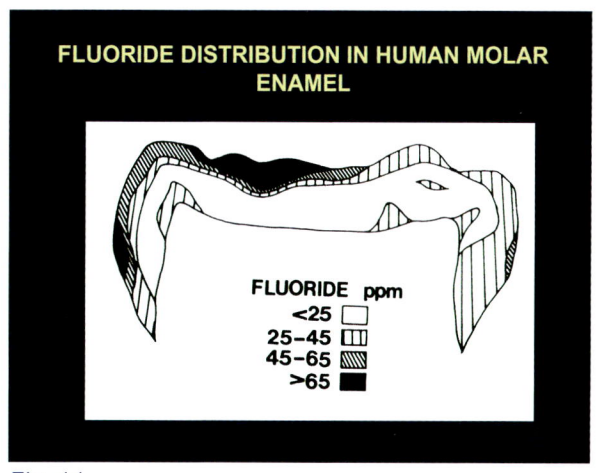

Fig. 11

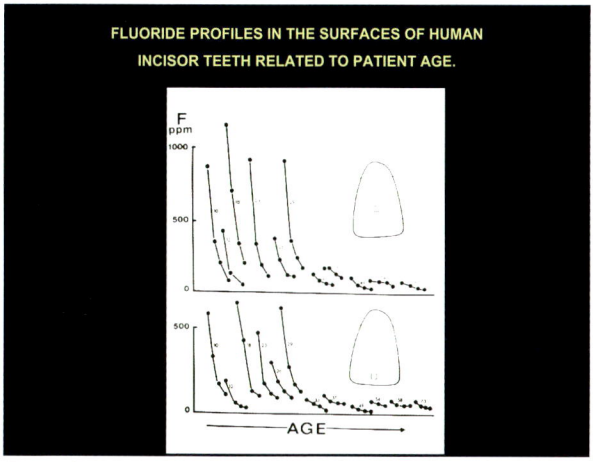

Fig. 12

ます。結晶の挙動もエナメル質の表層からの深さによって、そして病変の進行状況もかなり異なってきます。

次にウ蝕病変部について見ていきます。エナメル質の化学組成と病変部の化学組成とエナメル質の構造を組み合わせて考えていきたいと思います。

これは皆さんご存知のウ蝕です。歯の切断面を見開きで見ていますが、エナメル質は裂溝直下の部分で溶けて多孔性になっています。表層下のエナメル質が溶けています。ですからウ蝕は実際にはこのように多くの孔ができるのです。表面が酸で溶けるのではなく、エナメル質の中が溶失し、表面が崩壊する前に中の部分が失われます。これはよく観察されるウ蝕の典型的なパターンです。 Fig. 13

ここで、切片の小窩裂溝下の多孔性のところに何か透明になるものを入れると、裂溝部から侵入して、この場合はクロールナフタレンが侵入して、ウ蝕になっている範囲を観察することができます。 Fig. 14

面白いことに私達が見た裂溝のほとんどの部分で、エナメル質の一部が病変にならずに守られています。そしてそこは必ずタンパクがたくさんあるところ、不溶性のタンパク質で、かつクロスリンクしているタンパク質が豊富に認められました。非常に新しい知験です。

しかし、ウ蝕の初期変化に関する研究では隣接面に生じたホワイトスポットが多く使われます。裂溝部のエナメル質は複雑ですが、それに比べて隣接面ウ蝕は形態がシンプルです。歯冠があり、歯根があり、そしてホワイトスポットがあれば、隣接面で見た方がたやすく研究できますので、隣接面ウ蝕についてお話します。 Fig. 15

非常に薄い切片を病変部から取り、こちらがエナメル質表面でこちらが象牙質の側ですが、マイクロラ Fig. 16

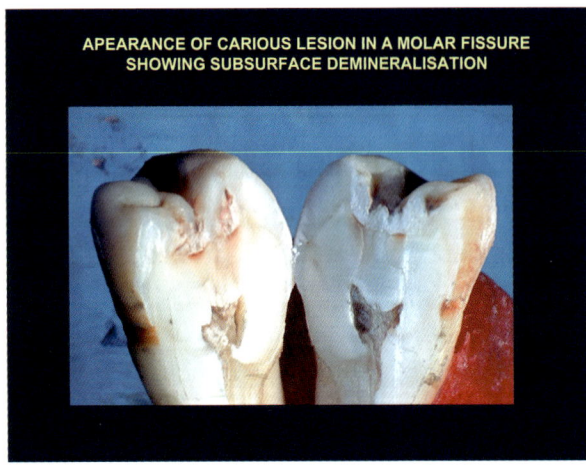
Fig. 13

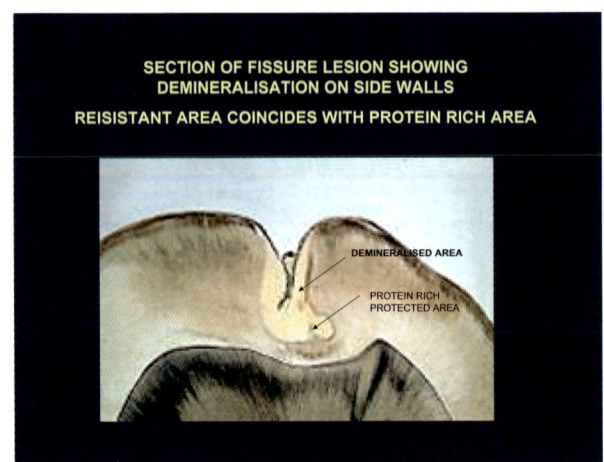
Fig. 14

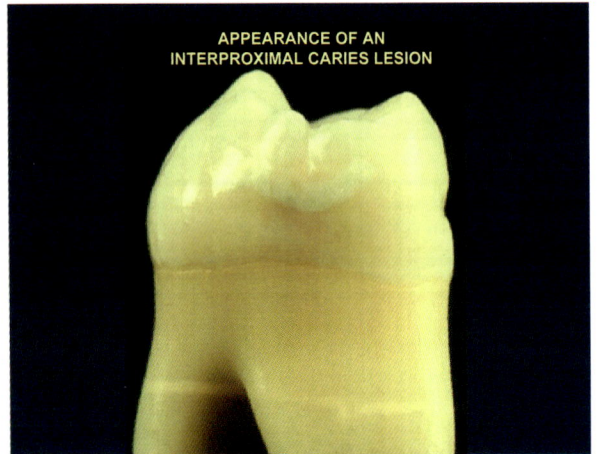
Fig. 15

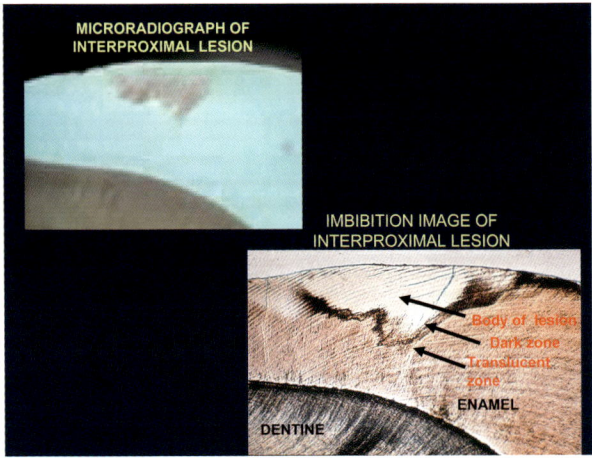
Fig. 16

ジオグラフィーを撮ります。そうするとエナメル質から多量の無機質が失われているようすがわかります。表面の部分は比較的健全です。後ほどエリオット先生が、この部分の脱灰の特徴についてもっと詳しくお話をされます。

しかし、この部分を偏光顕微鏡あるいはインビビジョンinbibition溶液を用いて観察しますと、何かが多孔質に入っていて、病変部に非常にはっきりとしたポアporeの構造があることが分かります。古い定義では、ここが健全なエナメル質で、それに接して非常に狭いトランスルーセント・ゾーン（明帯）があり、ここが病変部の先端に相当します。ちょうどここの部分がウ蝕の最先端になります。ですから最初の変化は、トランスルーセント・ゾーンで生じ、この段階ではミネラルが1％ほど失われています。

次にダーク・ゾーン（暗帯）の部分ですが、ダーク・ゾーンでは大体5％くらいミネラルが失われ、病変が進行しています。このポアの構造は非常に特徴がありますので、後ほど少し説明いたします。

最後に病巣のボディ（体部）ですが、ここでは20％、場合によっては50％もミネラルが失われていることがあります。

ダーク・ゾーンはこれまでいろいろと議論になったところで、この部位の議論は自然の脱灰から研究をはじめたシルバー・ストーン先生の研究にまで遡ります。つまりトランスルーセント・ゾーンが1％、ダーク・ゾーンは5％、ボディの部分は20％から50％の無機質が溶失していて、これを放置するとウ窩になってしまい歯科医が修復することになります。

このポアの部分の構造を注意深く見ていくと、トランスルーセント・ゾーンのところはまだ全ミネラルの1％しかなくなっていません。ポアサイズは比較的大きいのですが数はあまり多くありません。まだ1％しか失われていません。

さらに病変が進行すると5％ほど失われます。像が暗調に見えるダーク・ゾーンではたくさんの小さいポアがあることを示しています。これはちょっと不思議な感じがします。なぜなら脱灰が進行すれば普通ポアサイズは大きくなると考えられるからです。

ここで得られるひとつの結論というのは、脱灰がここからここに続いていきますが、このポアの中には小さくなっていくものもあるということです。つまり結晶がまた成長し始め、そして新しい結晶が出来てくるところもあり、全てのポアがどんどん大きくなっていくわけではなくものによっては小さくなっていくものもあるということです。これが一つのヒントとなって、再石灰化が起きているのではないかという考えが出てきました。もちろんダーク・ゾーンでも結晶の溶解は続いています。

では、なぜエナメル質のウ蝕において溶解が続いていたのにある段階で再び結晶形成が起こるのか、ま

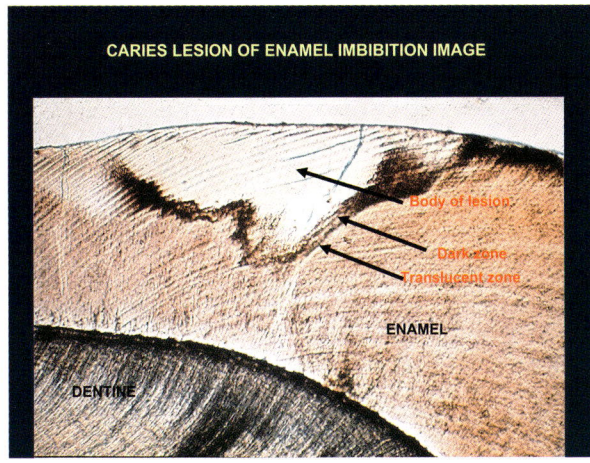

Fig. 17

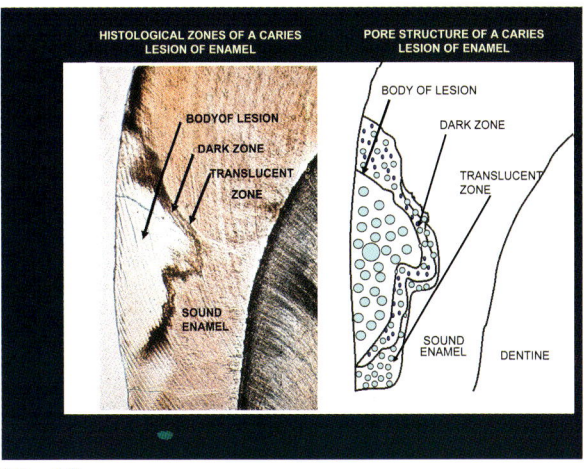

Fig. 18

■ インターナショナル・エナメル・シンポジウム

た再び、結晶が成長し出来始めるのかという問題です。ウ蝕病巣の化学を見れば説明がつくのではないかと考えられます。その方法ですが、アレン・ホールズワースいう人が行った実験で非常に良く出来た実験を紹介します。Fig. 19は病変部の切片で、象牙質、エナメル質のトランスルーセント・ゾーン、ダーク・ゾーン、そして病巣のボディが観察されます。彼はマイクロニードルで慎重にそれぞれのゾーンを分離しました。表面のゾーンを採取し、ボディの部分を採取しました。ダーク・ゾーンも、トランスルーセント・ゾーンも採取しました。そして残っている健全なエナメル質も採取しました。

採取されたそれぞれの部分は15〜20μgくらいです。カルシウム、マグネシウム、リン、カーボネート、フッ素の定量分析を行い、そしてウ蝕が進行していない健全なエナメル質と結果を比較しました。

こうしてウ蝕の各ゾーンのポアの構造とその化学組成がどうなっているかということが分かってきたわけです。Fig. 20はそのデータをまとめたものです。

ここでカルシウム、リン、カーボネート、マグネシウムに注目したいと思います。健全なエナメル質の平均的な割合は、カルシウム37%、リン18.5%、カーボネート2〜4%、マグネシウム0.2〜0.4%です。もし健全なエナメル質を溶かしたら、その溶けたものはこのような組成になっているはずです。物理化学的にはこのような組成として示されていますが、貴重な分析結果です。

今度は失われたミネラルが、トランスルーセント・ゾーン、ダーク・ゾーン、それから病巣体部でどうなっているかを見ますと、意外な結果になっています。トランスルーセント・ゾーンについてミネラルは1%しか失われていないのです。にもかかわらずそのポアサイズは大きいわけです。1%の喪失というのはアパタイトのような構造の喪失ではありません。とりわけカーボネートとマグネシウムについて着目すればそうなります。トランスルーセント・ゾーンの失われたミネラルというのを見てみると、カーボネート28%、マグネシウム2%となっています。ウ蝕の初期段階ではただ単にアパタイトが溶解しているというのではなく、あきらかにフェーズが異なります。カーボネートとマグネシウムが失われていると考えられます。ですから、ウ蝕の初期段階ではただ単にアパタイトが溶解しているのではなく、非常に特異なフェーズであるといえます。

ダーク・ゾーンを見てみますと、大小さまざまなポアとともに5%のミネラルが失われている段階です。この段階でも健全なエナメル質とはずいぶん違うことが分かります。失われたミネラルの中にはカーボネートが3%、マグネシウムが3%です。体部は大きなポア構造になっていて、エナメル質の15%〜20%が溶失し、溶失した無機成分量は、これは非常におもしろい現象なのですが、それぞれのゾーンでの化学組成の変化が各ゾーンで相互に影響し合っていると考えられます。

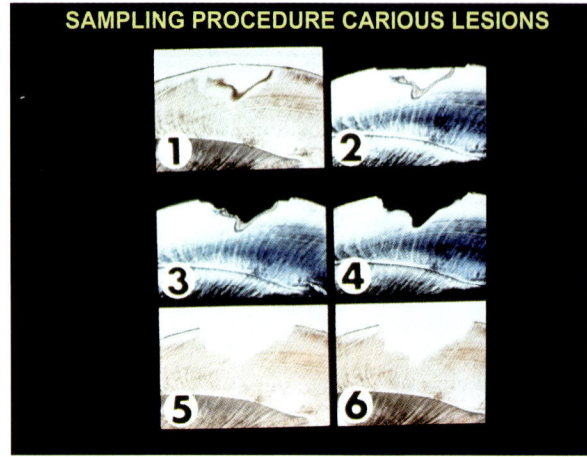

Fig. 19

CHEMISTRY OF THE CARIOUS LESION
Composition of mineral **REMOVED**

	SOUND ENAMEL	TRANSLUCENT ZONE	DARK ZONE	LESION BODY
CALCIUM	37%	~30%	~35%	~37%
PHOSPHORUS	18.5%	~13%	~16.6%	~18.5%
CARBONATE	2-4%	~28%	~3%	~1%
MAGNESIUM	0.2-0.4%	~2%	~3%	~0.16%

Fig. 20

フッ素の分布はもっとばらついています。カーボネートとマグネシウムは内側で高くなり、フッ素は内側で低くなるわけですが、Fig. 21でわかるように健全なエナメル質の方が隣接するトランスルーセント・ゾーンよりも低くなっています。ダーク・ゾーンと病単体部は健全歯質より高いのです。つまり病変部はフッ素を蓄積しているわけです。先程お話ししましたように健全なエナメル質はフッ素を蓄積しません。表面のほとんどの部分というのは加齢とともに摩耗・咬耗して失われてしまいますが、ウ蝕病変部においては、フッ素を獲得します。フッ素が増えるのです。

Fig. 21

これについて病変部の表面から見てみたいと思います。Fig. 22は歯冠ですが、ホワイトスポット（白斑）の部分を表しています。ドットで表されている部分は分析を行ったところです。ここは健全なエナメル質、そしてここは病変部です。つまり病変部の表面のところではフッ素が蓄積されていて、トランスルーセント・ゾーンにおいてすらフッ素が蓄積されていることがあることがわかります。

Fig. 22

このような所見は、全体の無機イオンを考慮すると、とても重要な因子と考えられます。病変部では多くのカーボネートとマグネシウムが失われてゆきますが、これらは結晶格子に歪みを生じさせます。そして結晶格子を不安定にするイオンであり、溶解性を高めます。さらにカーボネートとマグネシウムは、結晶の再沈着を阻害します。実際のところ溶解度積はマグネシウム、カーボネートイオンの濃度が高いと大きくなり、結晶は溶解し易くなります。それのみならず結晶が沈着するのが難しくなるというわけです。溶解度積が高いということは本質的にマグネシウムとカーボネートの濃度が高いということと同義で、結晶はより溶解しやすくなり、アパタイト結晶は形成されにくくなることを意味します。つまり再石灰化や結晶の修復がより難しくなります。

しかしながらフッ素はその逆で、より安定した結晶を作ります。そして溶解度積を下げ、新しい結晶形成を促し結晶成長を促します。フッ素は病変部で増えており、カーボネート、マグネシウムは逆に減っているのです。

では次に、このことを病変部で何が起きているかという文脈の中に入れてみたいと思います。マグネシウムとカーボネートはアパタイトを不安定にし、そして再沈着あるいは再石灰化を難しくします。トランスルーセント・ゾーンでは失われたものを見てみると、マグネシウムとカーボネートが非常に多い。ですから、最初にあったマグネシウムとCO_3は溶失した1％の範囲の中で失われていくということなり、再石灰化のための容積は増えることになります。

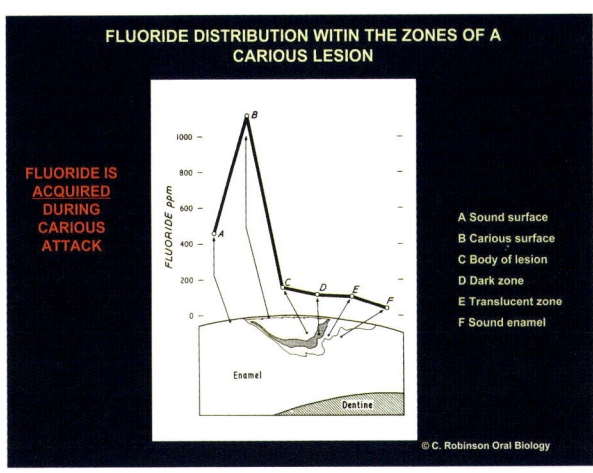

Fig. 21

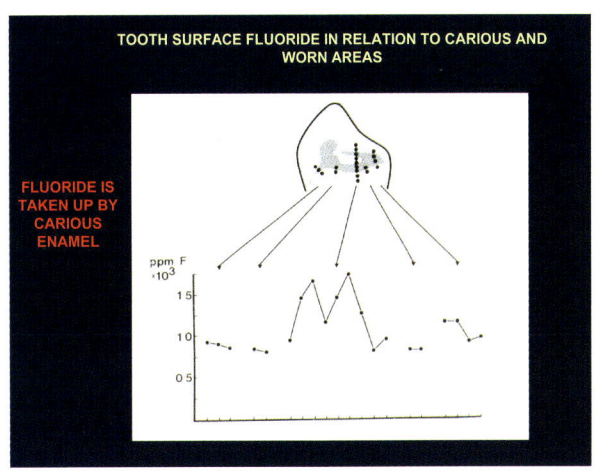

Fig. 22

■ インターナショナル・エナメル・シンポジウム

　一方、フッ素はアパタイトを安定化させます。結晶格子の中央に入っていたのを覚えていると思います。そして結晶形成を促し、再石灰化を助長します。フッ素はトランスルーセント・ゾーンにも集まるのです。ここに注目したいと思いますが、ウ蝕の最初の段階であるトランスルーセント・ゾーンはまだ1％しかミネラルは失われていませんが、このごく初期の段階でマグネシウム、カーボネートの多くが失われ、そしてフッ素の取り込みがおこなわれます。少しポア構造がどんなものかわかってきました。 Fig. 23

　一体何が起きているかというと、歯垢で産生された酸がエナメル質の中に入り、トランスルーセント・ゾーンに浸入して、周囲のエナメル小柱とその結晶表面を溶かします。そのようすを私たちは電子顕微鏡で見ているわけです。 Fig. 24

　ダーク・ゾーンのところは引き続き結晶は溶けると想像されます。この段階になるとエナメル小柱の中心部分もそうです。しかしこれに加えて、溶解している結晶が再び成長しはじめるのです。これが暗調に見える理由でダーク・エリアというわけです。そしてここでは新しい結晶も生まれます。非常に奇妙な、変わった形状の結晶も出てきます。このことがポアのいくつかが小さくなる理由です。ですから、ただ溶解するだけでなく、結晶の再成長がポアサイズを小さくするのです。 Fig. 25

　それから病変の体部ですが、結晶は溶け続けているわけですが、興味深いことに、これは後ほど説明しますが、外側からだけではなく結晶の真ん中の部分からも溶解が起こります。結晶の溶解が進めば究極的にはウ窩が形成されます。そして治療代金として1000円の請求書がくることになってしまいます。日本ではこの金額で合っていますか？

　ダーク・ゾーンという病変は自然修復の例です。歯は明らかに歯それ自体に修復機能を持っています。しかし、そのことと病変部の化学組成の関係はどうなっているでしょうか。トランスルーセント・ゾーンでの無機質全体の溶失量はわずか1％です。しかしながら、その中に占めるマグネシウムとカーボネートは大幅に減少します。一方、歯垢の酸に由来するプロトンが増加するようにフッ素も増加します。ですからトランスルーセント・ゾーンの結晶の溶解によってイオンは溶け出し、それによってその結晶自体は不安定になり、そしてウ蝕病巣の最先端から溶け出したマグネシウムとカーボネートを含む溶液は周囲に拡散することになります。

　ただそれだけではなく、フッ素がトランスルーセント・ゾーンでも増加してくるということです。ということは、ある時点になれば、結晶の周辺にある溶液の中のカーボネート、マグネシウムは増加し、フッ素に関しても増加するわけです。そうすると、溶解溶液中に存在している無機イオンが何であれ、溶解度積は下がることになりますので、再び結晶成長が起こることになります。

Mg AND CO₃ IONS DESTABILISE APATITE AND MAKE REPRECIPITATION DIFFICULT-

　　　Mg AND CO₃ ARE LOST!!

FLUORIDE ION STABILISES APATITIE AND HELPS REPRECIPITATION-

　　　FLUORIDE IS GAINED!!

H₂PO₄ IONS DESTABILISE APATITE

　　　H₂PO₄ IONS ARE GAINED!!

Fig. 23

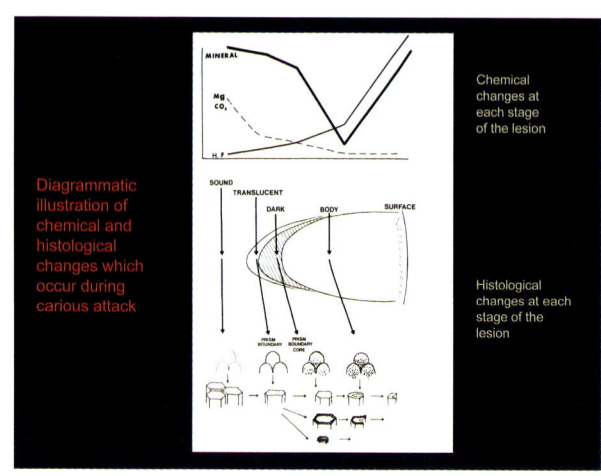

Fig. 24

言い変えれば、カーボネートとマグネシウムの影響、いわゆる不安定要因が排除され、そしてそれらのイオンが拡散してゆくことによって、フッ素が増えて、幾つかは結晶成長を始めるわけです。その結果ダーク・ゾーンではポアのサイズが小さくなっていくものもあります。これが自然の再石灰化、自然の修復というわけです。

しかしながら、別の問題があります。

その問題というのは、ダーク・ゾーンで再結晶化が起こっているとして、ではなぜフッ素が増加し、低カーボネート状態、低マグネシウム状態であるにもかかわらず、隣接する病巣体部ではミネラルの溶失が起こってくるのかということです。そのシンプルな答えがあります。

つまり表層からのpHの傾斜ですが、表面からpHに変化が起こってくるわけで――アメリカのジェリィ・フォーゲル先生が提示されたデータなのですが――ダーク・ゾーンから病巣体部に行けば行くほど酸性度が高くなります。ですから、病巣体部では十分な酸が存在している、あるいは、プロトンが十分に存在している。そうすると、再沈着した安定な無機質をも溶解させます。酸を除去すると、より大きなダーク・ゾーンができることからもそのことが分かります。さらに多量にフッ素を中に入れればダーク・ゾーンが増えることからも理解できます。エナメル質の化学組成から、また、病変部の化学組成を考えることによって、何故再石灰化が起こるかということ、そしてフッ素がどのように作用するのかということが説明できると思います。そして、カーボネート、マグネシウムを排除しなければならないことも分かると思います。

もう一度ここで復習をしたいと思います。健全なエナメル質、エナメル小柱、そして結晶も形成されたままの状態です。トランスルーセント・ゾーンでは、ミネラルは1％失われます。エナメル小柱の境界の結晶表面で多くのカーボネート、マグネシウムが溶解、放出されていくわけです。ダーク・ゾーンでは、小柱の中心部でより溶解が進行しますが、新たな結晶沈着や古い結晶の再結晶化も起こってくるのです。病巣体部のところですが、ポアの拡大とともにウ窩が出来て、ウ蝕の修復治療をしなければならない状況になるのです。

ここで問題なのは“このようなウ蝕の進行プロセスで再石灰化を促進し、脱灰をいかに喰い止めることができるか?”と言うことです。

化学組織の話の最後として酸が添加されたときの別の変化についてお話します。結晶の表面のリン酸にプロトンの付加が生じます。つまりPO_4であったものがHPO_4になり、そしてH_2PO_4へと変化していきます。H_2PO_4というのは安定していません。つまり、カーボネートのように結晶格子の中で安定せず、格子の歪みが起こります。そうすると、結晶の溶解が始まります。そこでこの現象を原子間力顕微鏡で見ることにします。 Fig. 26

Fig. 25

PROTONATION OF PHOSPHATE IONS IS OF EXTREME IMPORTANCE

Concept of critical pH

Above pH 5 Ca^{2+} X HPO_4^{2-}

Below pH Ca^{2+} X $H_2PO_4^-$

Retention of H_2PO_4 by the lattice is very difficult

Fig. 26

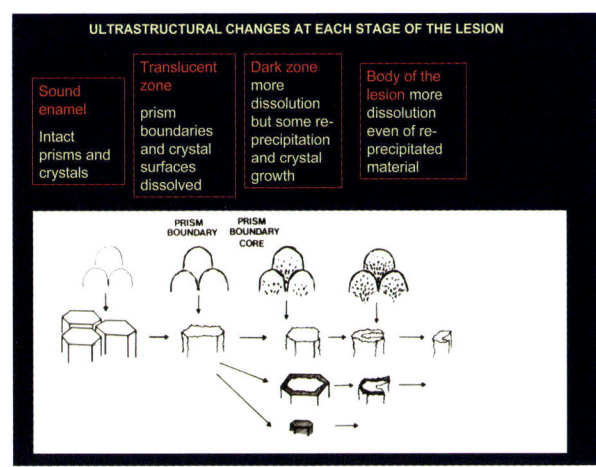

大雑把に言えば、pH5以上ではHPO$_4$が生じ、沈殿が起き始めます。酸の濃度がpH5以下ではH$_2$PO$_4$が生じて、結晶は大変不安定になり、溶解が起き始めます。ここで私が注目したいところはpHについてです。このような現象は、私たちがエナメル質表面のプロトンの量あるいは数を測定し、プロトンが付加されたときに生じる結晶の形態変化で観察されたのです。Fig. 27は原子間力顕微鏡の模式図です。私くらいの年齢の方であればレコードプレーヤーをご存知だと思いますが、プローブはレコードプレーヤーのアームです。レコードは大きなディスクでした、円盤です。その上にレコード針を置いてその振動を感知して音楽に変換するわけですが、それと類似していると思います。ただ、このプローブのサイズが20ナノメートルほどの非常に小さいものです。ステージメカニズムは非常に洗練されています。プローブを試料表面上で動かした時にプローブの先端と試料間の距離を感知する、あるいは常に原子間に働く力を維持しようとします。そして、そのトポグラフィー（凹凸）を感知させようというものです。巨大なレーザー・ビームで何キロという距離を測るのと同じで、表面の形状を見ていくことが出来ます。プローブ先の振動を増幅するわけです。コンセプトは簡単です、しかしながら、構造は著しく複雑です。

それからもう一つ出来ることがあります。何かの化合物、例えばカルボキシル基に対してマイナスにチャージしたプローブとの関係を考えてみましょう。プローブを表面まで落としていくと、表面がプラスにチャージしているとくっついてしまいます。それを外す時にプローブにかかった力を測定します。この方法も大変有効です。なぜなら、エナメル質の結晶表面にプラスイオンの水素イオンがあれば、それがあればあるほど結合力は高くなる、つまりプローブ先端部分と表面との間での結合力は高くなるのです。それを応用してプロトンの付加状態を測定したわけです。このような原理を用いてH$_2$PO$_4$が結晶表面に存在しているか否かを測定しました。

Fig. 28は原子間力を定量的に表現したアパタイト表面の凹凸像です。横軸がpHで、ここがpH10です。そしてマイナスにチャージしたプローブを落とします。試料表面もプローブもどちらもマイナスにチャージしていますから、この時点ではまだ結合力が生じていません。しかしながら、pHをどんどん下げていくとプロトンが増えるわけです。そしてプローブの先はより強く結合し始めます。ですから、結合力はpH6.5までは上がっていくわけです。その後下がってきますが、変動幅がかなり大きいことがわかります。その時のターニングポイント（変曲点）はpH6.5と出ています。

これは結晶の表面で起こっている現象です。何がここで起こっているかというと、H$_2$PO$_4$ができてくると、H$_2$PO$_4$は結晶ではないのでプローブに結合します。そうするとエナメル質表面がpH6.5というレベルで不安定になっているわけです。pH5ではありません。言い換えるとエナメル質の結晶表面はpH6.5でドラマ

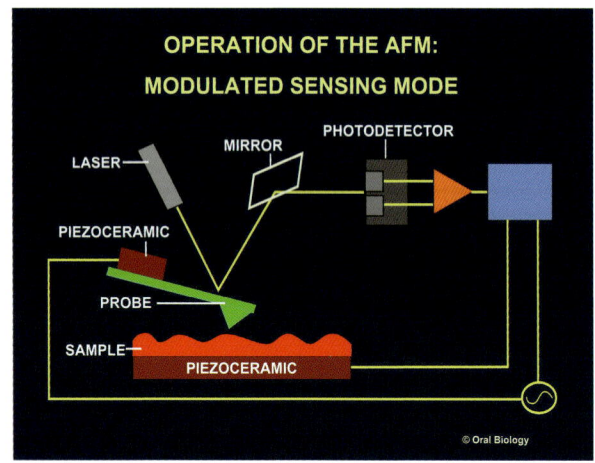
Fig. 27

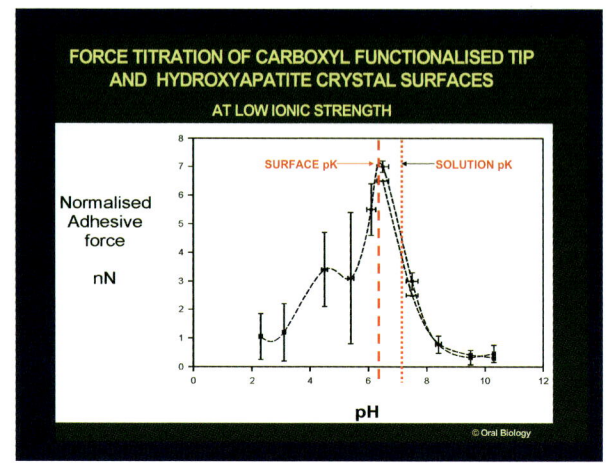
Fig. 28

―エナメル質ウ蝕：結晶化学と構造解析―

チックに変化します。この時点でHPO₄にプロトン付加が起こっているので、不安定になるのです。溶液ではそのようなプロトンの結合はpH6.8で生じます。

ですからエナメル質の結晶の変化というのは、私たちがウ蝕病変を認めるより、もっとずっと前から起こっているわけです。

Fig.29はこのプロセスを図示したものです。プローブの先端はカルボキシル基に触れています。アパタイトの結晶格子は下半分の部分です。結晶表面にはリン酸イオンがあります。pH10などpHが高い時にはリン酸もカルボキシル基もどちらもマイナスにチャージしていますので結合しません。そこにプロトンが付加されると結合が生じます。そしてカーブが頂上に来ることになります。カーブの頂上ではプロトンがより多く結合してH₂PO₄になり、プローブに強く結合します。このH₂PO₄は、今やしっかりと表面に存在することができなくて引っ張り出されてしまい、結晶表面が不安定になります。これが起こるのがpH6.5の段階です。ですから化学組成が変化しはじめるのは、pH5よりもずっと前から起こっていることが分かりました。

Fig.30は下半分がエナメル質、上半分がプラークの細菌により産生される酸によりプロトンがHPO₄に結合し、H₂PO₄に変わっていきます。

水素イオンの置換がナトリウムイオン、カルシウムイオンでおこり、pH5以上でエナメル質に大きな変化が生じているのです。

結論をFig.31に示します。pHの下降とともにAFMのプローブとプロトンの結合は強くなるわけですから、pHが下がるにしたがって結晶表面のリン酸塩にプロトンが結合する困難さは増す、別の言い方ではプロトンが結合する割合は下がることを意味しています。このようなプロトンの結合は、結晶の溶解がは

Fig. 29

Fig. 30

Fig. 31

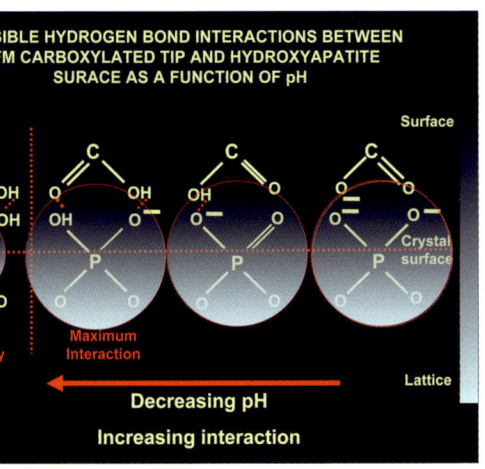

Fig. 29

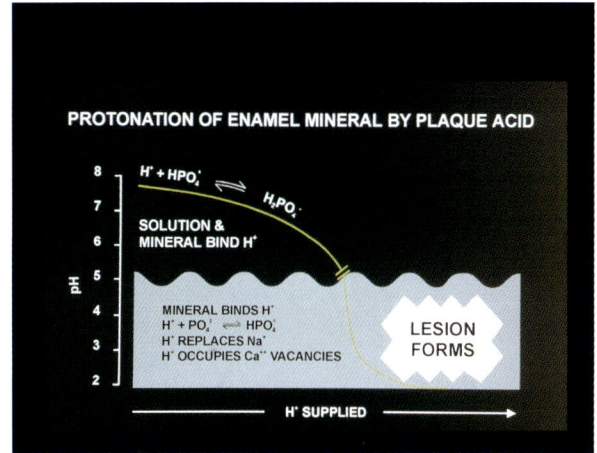

Fig. 30

CONCLUSIONS

1. Increased AFM tip binding in relation to pH indicates protonation of enamel apatite.

2. Lower pK of surface phosphate compared with solution

3. Instability - dissolution starts at about pH 6.5

Fig. 31

じまるずっと高いpHで起きています。結晶の溶解へと進むカーブの変曲点はおよそpH6.5です。

では、フッ素について見ていきたいと思います。全く同じ実験をフッ素を使って行いました。カルボキシル基をマイナスにチャージしたプローブで結合力を調べる、そして結晶全体を低いpHに露すということをやってみました。

Fig. 32

このカーブですが、pH10の時には全く結合はなく、酸性度が強くなるほど結合力は強くなります。この辺りまでくると不安定になって、H_2PO_4が引き出されます。プローブの先に付いてくるわけです。しかし、結晶にわずか10ppm程度のフッ素を含んでいますと、全く異なる太線で示す曲線が描かれます。プローブとの結合力が生じるのはずっと低いpHです。変曲点のピークはpH6.5ではなく、pH4.5のところです。一方の曲線はフッ素を含まないので、両者を比べるとフッ素を含む曲線は安定度が高いと言えます。

何を意味しているかというと、フッ素は結晶表面へのプロトンの付加を困難にする、ということになります。ですからプロトンを添加したときに、もしそこにフッ素が存在するとプロトンが結合することは難しくなります。つまりフッ素は結晶表面全体を安定化させることになります。フッ素を含む結晶ではpHが変曲点のpH6.5になっても、リン酸塩を結晶から引き出すことは非常に難しいわけです。したがってフッ素が存在すると、結晶表面全体にプロトンを付加することも最終的に結晶を溶解することも難しくなります。

先程と同じような図ですが、プローブの先端はマイナスにチャージしていますが、こんどはFを加えています。そうするとpK10ではまだ結合は起こっていません。pHが下がるにつれて、プロトンの結合がどんどん増えてきます。しかしここまでくると、フッ素がある場合では表面のリン酸はロックされて、リン酸イオンを溶液中へ放出することが難しくなります。図の中の円で表わしたリン酸イオンが離脱しない理

Fig. 33

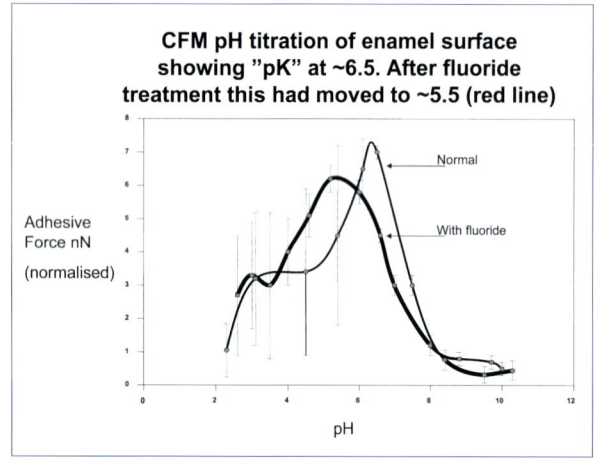

Fig. 32

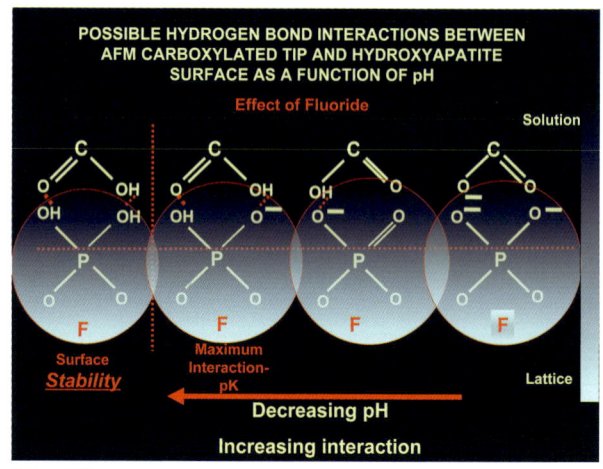

Fig. 33

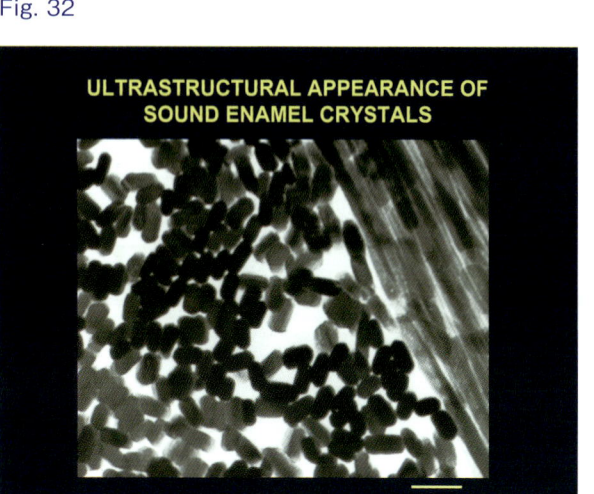

Fig. 34

由がお分かりになると思います。

　以上を要約しますと、フッ素によって結晶表面のリン酸のpKは低下しますし、アパタイトへのプロトンの付加が難しくなり、プロトンを付加するためにはより低いpHが必要になります。この状態を表現するとほとんど別の対数グラフで表現することになります。

　では最後に、結晶の溶解についてお話します。文献も交えてお話します。結晶の溶解が始まると結晶の外側だけではなく真ん中の部分も溶けだします。これは特徴的な現象です。これが先ほど示しました結晶の横断と縦断のスライドです。　　　　　　　　　　　　　　　　　　　　　　　　　　　　Fig. 34

　次にエナメル質ウ蝕の透過型電子顕微鏡像です。矢印のさすところ、ここがエナメル小柱、そしてここ　　Fig. 35
が小柱の境界です。ウ蝕のエナメル質の結晶では真ん中に穴が見えています。全ての結晶の横断面の真ん中に穴が出来ています。そして結晶の外側の表面も溶けています。そこでこのような現象に何か説明がつかないだろうかと検討しました。その結果、原子間力顕微鏡でいくつかの情報が出てきました。これは、2つのエナメル小柱の画像ですが、pHは4です。　　　　　　　　　　　　　　　　　　　　　　　　　　　Fig. 36

　そこでの所見ですが、結晶表面は滑らかでなく、いくつもの球状のデコボコの直らなくなった状態が観察されます。酸によって明瞭に選択的に溶解して、結晶の球状の隆起構造がわかります。　　　　　　　　Fig. 37

　それからもう一つ、このAFMを使うことによって化学組成についても分かってきました。これはネガ　　Fig. 38
ティブチップを使ってプロービングをしました。しかし、マイナスとマイナスでは何も起こらない。しかしながら、プラスチャージしたところでは、結合してプローグ先端がねじれプラスのチャージがかかっていることがわかります。

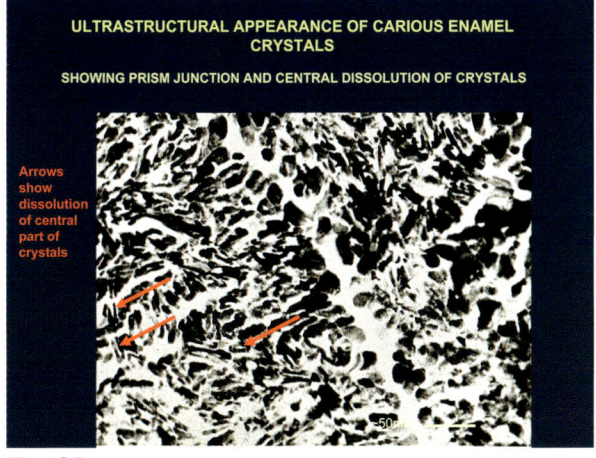

Fig. 35

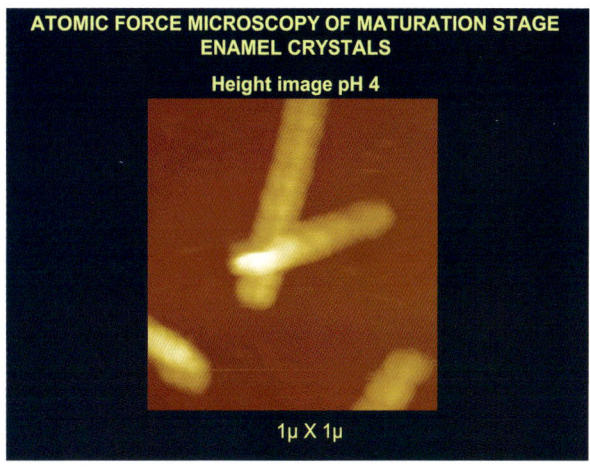

Fig. 36

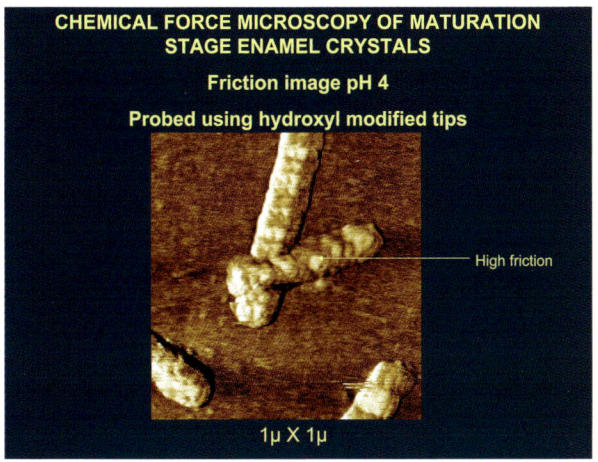

Fig. 37

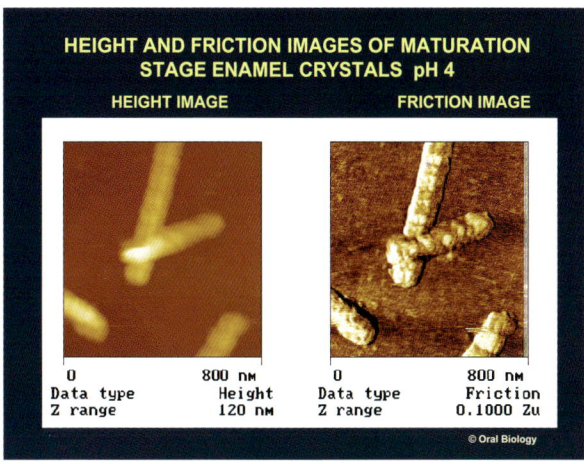

Fig. 38

■ インターナショナル・エナメル・シンポジウム

　ですから、酸がその表面を選択的に溶かして球状のサブユニットの構造を明らかにしました。そして、化学的にはそこはプラスにチャージしているところだということも分かりました。問題は"結晶の溶解"の観点から、これがどのような意味を持つのかということです。我々の見解では、結晶がはじめに形成された時には、球状のおそらく六角形ユニットとして出来上がっていると考えています。

Fig. 39

　こちらは先程ご紹介した像ですが、注意深く研磨をしたヒトのエナメル質です。非常に丁寧に細かく研磨しいていますが、その図の横断では実際のところこのような螺旋構造になっています。これは酸を用いたのではありません。非常に注意深く薄くしたものです。この結晶の真ん中のところや外側周辺は研磨によって失われたところです。ということは、"結晶の外側、そして内側は柔らかい"のでしょうか。あるいは"不安定性"なのでしょうか。あるいは、"化学的に異なる組成を持っている"のでしょうか。

Fig. 40

　これは結晶の断面の模拭図です。長い結晶ですが、真ん中のところにスロットがある、ということは穴があるということです。そこで先程申し上げましたように、ユニットはスパイラル、螺旋形に六角形になっていて、成長し癒合してゆくと考えられます。次にどのようにして結晶形成はスタートするのでしょうか。化学的にこういったユニットは、例えば、不純物——カーボネート、マグネシウムなど——が結晶構造には邪魔なので、結晶の単位ユニットの外側に出て再結晶化するのです。こういった結晶同士に癒合が起こると、結晶の外側部分は溶けやすくなります。なぜならマグネシウム、カーボネートを多く含むからです。つまり結晶の外側がより解けやすく、また速く溶けるということになります。

Fig. 41

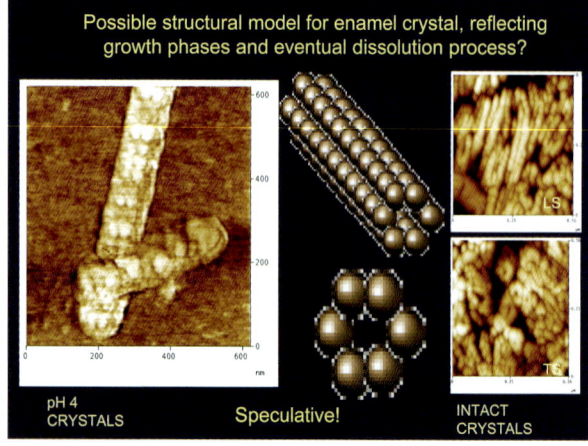

Fig. 39

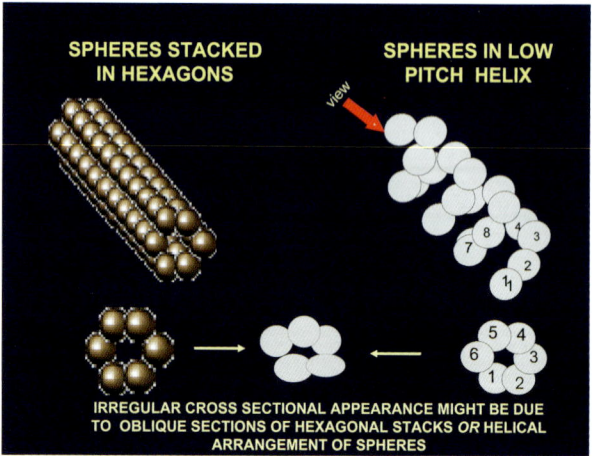

Fig. 40

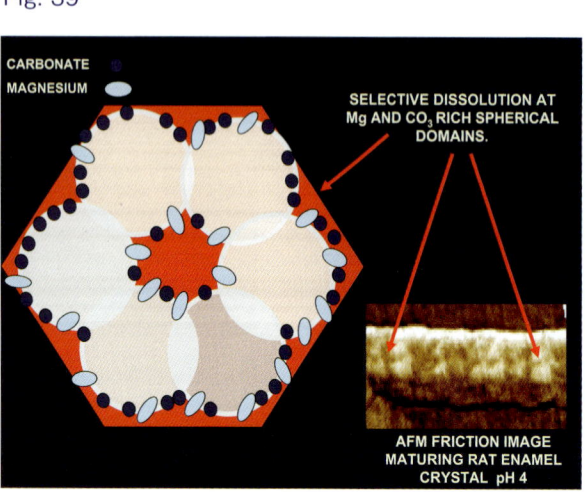

Fig. 41

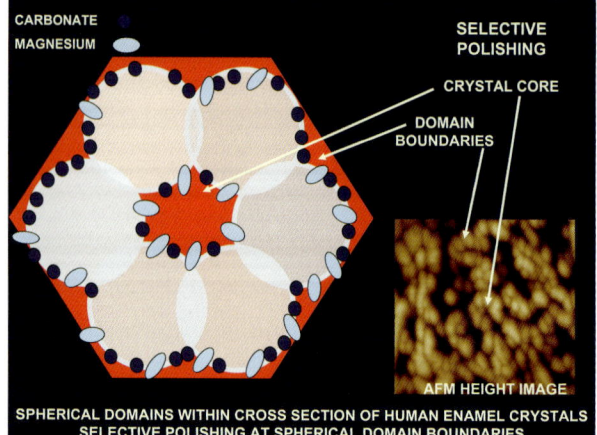

Fig. 42

―エナメル質ウ蝕：結晶化学と構造解析―

それから、こういった六角形の構造あるいは螺旋構造がつぎつぎと大きく組み合わさると、結晶の内側もやはりカーボネート、マグネシウムイオンが豊富な状況になります。このような状況はこれまで見てきた構造や化学組織のデータとよく一致します。

同様の説明ですが、マグネシウムの豊富な、つまり少し柔らかいところがあるサブユニットがあります。研磨した試料の像が右下にあって、それを見ますとサブユニットの断面中央に孔があるのがわかると思います。

Fig. 42

私たちが最も興味のあることは、"この孔の部分が初めに結晶形成されたところだと言えるのか？"そしてそのことは同様に"なぜウ蝕での結晶の溶解が、結晶の中央の溶解から始まるのか？という疑問に対する根拠としてこれは意味がある像か"ということです。

タンパクについて先程少し述べましたが、まだ、研究はそれ程進んでいません。しかしながら、我々としては、こういった問題もあるということを忘れてはならないと思います。病変部位を見つけて切り出して、ウ蝕の病変部分に存在するタンパクが、唾液に由来するタンパクであることを見つけ出す方法を検討しました。そこで、病変部から病巣を採集して破断面を作り、アルブミンの抗体を用いて、この抗体にポリスチレンの小さな丸いボールを付けて、アルブミンの存在を観察しました。小さな丸い球形があれば、アルブミンが存在することを意味します。驚いたことに、こういったトランスルーセント・ゾーンでも、まばらにアルブミンが存在することが分かりました。タンパクがこういった病巣内部に入るのは非常に難しいのですが、脱灰現象のダイナミックさを考えてみると、ポアが大きくなったり小さくなったりするときにタンパクが侵入するのではないかと考えることもできます。興味深いことにアルブミンは結晶成長を止めます。ですから、我々はこのタンパクを取り除くことに注目していなければならないのかもしれません。

Fig. 43

それからもう一つの興味あるタンパクはアミラーゼです。このタンパクがどれだけ重要な意味を持っているかは分かりませんが、存在しています。Fig. 44はエナメル質の表面ですが、トランスルーセント・ゾーンそしてダーク・ゾーンの辺りです。矢印のところまで入っていますが、これについての情報はほとんどありません。一体何をしているのか、そして何か役割を果たしているのであればどのようなものであるか、という情報も今のところありません。

Fig. 44

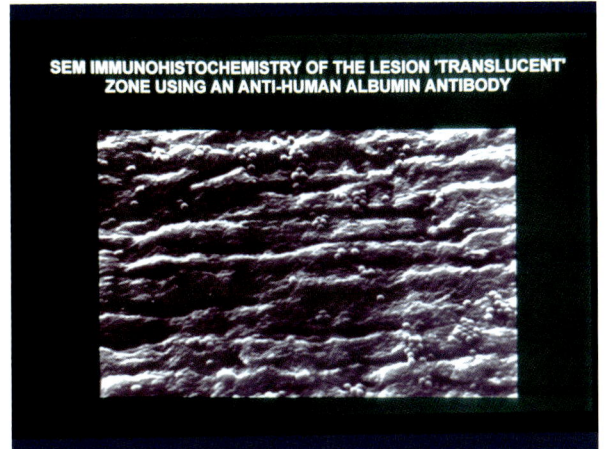

Fig. 43

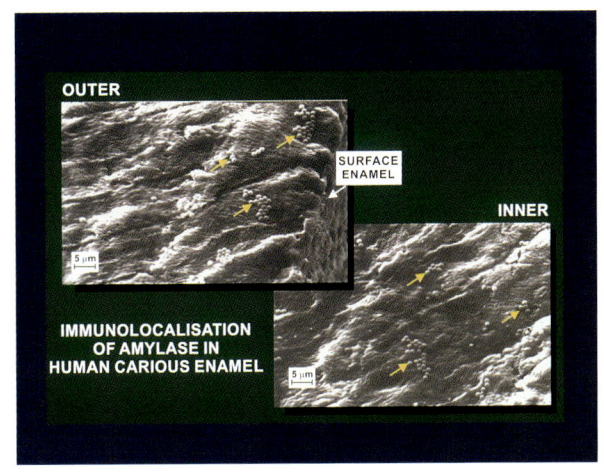

Fig. 44

■ インターナショナル・エナメル・シンポジウム

　最後に初めの話題に戻って、ダーク・ゾーンを見ていきたいと思います。"何かこういったタンパクがポアに関わっているのか"という問題です。Fig. 45ではスライド左からトランスルーセント・ゾーン、そしてダーク・ゾーン、そして右側が病巣の体部になるわけです。切片からタンパクを除去してみました。その結果、ダーク・ゾーンが減少したのがおわかりいただけると思います。ですからダーク・ゾーンのある部分については、何かタンパク、あるいは有機質が関係しているのかもしれません。

　というわけでこれが最後のスライドですが、私たちはフッ素の浸透の改善にどんなことが考えられるでしょうか。言いかえれば、このトランスルーセント・ゾーンにフッ素を入れることができれば再石灰化は起こるわけです。しかしこれは大変難しい。別の運搬方法、クルマが必要です。フッ素を運ぶことのできる斬新な材料です。おそらく、最初に抜けていくカーボネート、マグネシウムに注目してゆかなければいけないのかもしれません。私も年を取ってきましたが、そのせいか私の歯はウ蝕にだんだん罹りにくくなってきました。なぜなら、だんだんとマグネシウムとカーボネートが抜けてきたからです。再石灰化を阻害しているタンパクを除去する必要があるかもしれません。あるいは再石灰化を助長するタンパクを入れることが有効かもしれません。そして最後にお伝えしたいことは、ちょうど私と同じように、古い結晶は成長したがらない、ということです。古い結晶はじっとしていて、変化を好みません。結晶表面を活性化することが必要かもしれません。その活性化のためには逆に酸やカーボネートが用いられるのかもしれません。どうもご清聴ありがとうございました。

Fig. 45

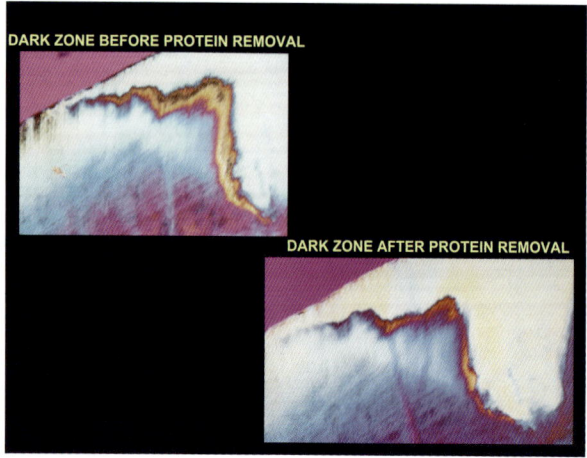

Fig. 45

REFERENCES FOR ILLUSTRATIONS
For Further Information on the Illustrations Shown See the Following References

ENAMEL CHEMISTRY AND CARIES

Figures 4-11

1995   Robinson, C., Kirkham, J., Brookes, S.J., Shore, R.C., Chemistry of Mature Enamel in; -Dental enamel from Formation to destruction. CRC Press, Boca Raton

1995   Robinson, C., Weatherell, J.A., The Chemistry of Dental Caries in; -Dental Enamel-Formation to Destruction (Eds C Robinson, R C Shore and J Kirkham). CRC Press, Boca Raton

2001   Robinson C., Kirkham J., Shore R.C., Brookes S.J., Wood S.R., and Strafford S.M., The Chemistry of Enamel Caries. Critical Reviews in Oral Biology & Medicine, 11, pp 481-495

Fig 12

1983   Weatherell, J.A., Robinson, C., Schaper, R. and Kunzel, W. Distribution of fluoride in clinically sound enamel surfaces of permanent upper incisors. Caries Res 17, 118-124

1971   Weatherell, J.A., Robinson, C. and Hallsworth, A.S. Micro analytical studies on single sections of enamel. Tooth Enamel 11 Proc. Second International Symposium on the Composition, Properties and Fundamental Structure of tooth enamel. Eds. R.W. Fearnhead and M. Stack. Bristol: John Wright & Sons Ltd.

Figure 24 and 25.

1995   Robinson, C., Weatherell, J.A., The Chemistry of Dental Caries in; -Dental Enamel-Formation to Destruction (Eds C Robinson, R C Shore and J Kirkham). CRC Press, Boca Raton

Figure 28 and 29

2004   Robinson, C., Connell, S., Kirkham, J., Shore, R. C., and Smith A. Dental enamel-a biological ceramic: regular substructures in enamel hydroxyapatite crystals revealed by atomic force microscopy. J. Mater. Chem., 2004, 14, 2242-2248

Figure 32 and 33

2006   Robinson, C. Yamamoto, K. Connell, S.D. Kirkham, J. Nakagaki H. Smith, A.D. The effects of fluoride on the nanostructure and surface pK of enamel crystals: an atomic force microscopy study of human and rat enamel. Eur. J. Oral Sci. 144, (Suppl 1): 99-104

Figure 36-42

2005   Robinson C, Connell S, Brookes SJ, Kirkham J, Shore RC, Smith DAM Surface chemistry of enamel apatite during maturation in relation to pH: implications for protein removal and crystal growth. Archs Oral Biol; 50: 267-270. 80%

2004   Robinson, C., Connell S.; Kirkham, J.; Brookes, S.J.; Shore, R.C.; Smith, A. Fine Structure of Nanosphere Subunit Structures in Enamel Apatites: Possible Initiation or Growth Sites? In: 8th International Conference on the Chemistry and Biology of Mineralized Tissues, 17-22 October 2004 Banff Centre, Alberta, Canada, pp. 220-223.

2004   Robinson, C., Connell, S., Kirkham, J., Shore, R.C., and Smith A. Dental enamel-a biological ceramic: regular substructures in enamel hydroxyapatite crystals revealed by atomic force microscopy. J. Mater. Chem., 2004, 14, 2242-2248

Figures 43-45

1998   Robinson C., Shore R.C., Bonass W.A., Brookes S.J., Boteva E., Kirkham J., Identification of Human serum albumin in human caries lesions of enamel: the role of putative inhibitors of Remineralisation. Caries Research, 32, 193-199

2002   R. P. Shellis, A. S. Hallsworth, J. Kirkham, C. Robinson Organic material and the optical properties of the dark zone in caries lesions of enamel European Journal of Oral Sciences, 110, 5 Page 392

議　長：

　どう致しましょうか。質問タイムにしましょうか。何かご質問はありますでしょうか。ロビンソン先生、非常に示唆に富んだお話をありがとうございます。最後のところも新しい知見で、少し議論してもよいかと思います。会場の方から何かご質問はありますでしょうか。…エリオット先生、どうぞ。

質　問：

　ありがとうございます。見せていただいたスライドで、結晶表面のプロトンとリン酸の反応を示したものがありましたが、ヒドロキシル基のグループとの反応はどうなのでしょうか。というのも、ヒドロキシル基の存在は、なぜアパタイトが酸の中ですばやく溶けるのか、H^+がOH^-と反応して水を形成するという反応とともに根本的な問題のひとつだと思うからです。

ロビンソン：

　そのことについて明らかにはできていません。私たちはヒドロキシル基がなんらかの影響を及ぼしていると考えています。ただ、結晶表面の主なイオンはリン酸基です。ヒドロキシル基をプロトン化すると、そこに滞まるのか結合するのか、あるいは水分子となって引き出されるのか、よく分かっていません。また、その事について調べる方法も分かっていません。けれどもリン酸基が主なイオンである点については疑いのないところだと思うのですが。

質　問：

　（エリオット）ロビンソン先生は溶解速度について見ておられるでしょう。

ロビンソン：

　しかし、私たちはプロトン化を見ているので、それ以上のことは何も言えません。ただ、pHが下がればカルボキシル基にプロトンが結合する場合が増えるでしょう。そうすると、再びpHが上がるのですが、同時にリン酸基も結晶表面に引き出されてくることになる。その事については先生ご自身が分析してプローブ先端のカンチレバーを見て実験なさってみれば、お分かりいただけると思うのですが。

質　問、エリオット：

　感覚的にはリン酸基のグループがプロトン化すればうまく説明がついて、まるく収まるとは思うのですが、ヒドロキシル基もプロトン化されるわけで…、つまり…。

ロビンソン：

　たぶん先生のお考えは正しいとは思いますが、すでにお話しましたように、もしもプロトンがプローブ先端のカンチレバーのチップの先に多量に付着した場合は、おそらく、ヒドロキシル基はまっすぐに引っぱり出される事になるでしょう。しかし、そのことがヒドロキシル基とプロトンの結合つまり、結晶の溶解にどのように関わっているかはよく分かりません。

■ インターナショナル・エナメル・シンポジウム

議　長：
その他何かご質問はありますか。そちらの方、どうぞ。

質　問：
とても素晴らしいプレゼンテーション、ありがとうございました。1つ質問ですが、確認です。安定性の概念ですが、フッ素が加わることによって、どのようにして結晶を安定させることが出来るのでしょうか。ハイドロシキアパタイトの溶解性は、類似していると思います。結晶というのは、あるいはフッ素による結晶の安定性とはどのようなことなのでしょうか。

ロビンソン：
今回お話をした実験内容で言えば…、もし、フッ素が無ければ結合力は小さくなるので、カーブ全体が下方にシフトしてきます。フッ素があればプロトンを加えてもカーブのピークに達するのにかなり量のプロトンが必要になります。しかし、変動幅はかなり小さくなります。けれどもおわかりのように結晶表面で同じ事が起きているとはこの実験からは言えません。

エリオット先生の質問に戻りましょうか、とても良い質問でした。もし、この実験にフッ素を入れたとしましょうか、おそらくこの仮定での答えがあなたのご質問の答えに近くなると思います。そうすると結晶格子の中の、ヒドロキシル基の位置は安定します。そしてフッ素とヒドロキシル基の結合によってフッ素を入れた時のカーブは大いに影響を受けることになります。別の言い方をすれば、ヒドロキシル基がプロトン化されなければ、ヒドロキシル基が結晶から引き出されてくることも起こらないという事になります。

質　問：
ハイドロキシアパタイトとフルオロアパタイトの溶解度積はよく似ていることはご承知と思いますが、そうすると結晶の安定性というのは…。

ロビンソン：
結晶の安定性という事ですが、私たちが最初に行った実験では、ただ単にフォースタイトレーション、つまり結合力を観察しただけでした。pHが下がれば低いpHになったときに急激に結合力は上がります。結晶の安定性という事に関してはこの事実で十分でしょう。およそpHが6.5に達しますと結合力の変化量は巨大になります。次第にその後、急激ではありませんが落ちてきます。

私たちが行った実験で得た事実というのは、カンチレバーのプローブ先を引き上げてリン酸を引き出そうとしているのではなく、結晶表面にあるリン酸が引き出されたという事実、そして高いpH状態に比べて表面が不安定になったという事実です。

もし、結晶を先にフッ素に晒した場合には、曲線全体が下方にシフトするばかりでなく、そのために多量のプロトンが必要になるというわけですから、そこに見えるのはある意味で結晶の崩壊、あるいはイオンの流動性が増した状態を観察する事になります。期待しているような事は起こらないと思います。結晶からフッ素イオンを引き出すという事は難しい事だと思います。

質問者：
わかりました。ありがとうございます。

ロビンソン：
　私の話は結晶表面の不安定性についてです。長期間にわたる結晶の変化についての話ではありません。例えばウ蝕で起きるような化学変化のずっと前の段階で結晶表面に変化は起きています。たとえ切片で観察したとしても、そこには夥しい化学変化が起きています。

議　長：
　それからもう一つ、質問、あちらの方どうぞ。

質　問：
　初心者の質問かも分かりませんが、マグネシウム、カーボネートが不安定要素になっているということですが、これらは歯のエナメル質の、歯の形成段階からの内因性のものですが、そもそもそのような有害なものが何故含まれているのか。一方、フッ素の方は食事などの外因性のイオンだと思いますが、先生のお話の中のフッ素は一体どこに由来すると考えればよいのでしょうか。

ロビンソン：
　マグネシウム、カーボネートですが、エナメル質の形成過程、特に最も幼若な形成期のエナメル質を見てみましょう。いろいろな動物を見てみると、カーボネートそれからマグネシウムは非常に高濃度に含まれています。そして、それがだんだんと結晶の成熟とともに下がってきます。これはアモルファスな結晶として最初に結晶が形成される時におそらく何か役割りを果たしているのかも知れませんが、なぜ、そもそもそこにあるのかということです。私たちの研究ではありませんが、カーボネートというのはエナメル芽細胞の代謝と関係があって、莫大な量のタンパクを分泌していますから、そのためにPCO$_2$が非常に高いと言われています。マグネシウムについてはよく分かっていませんが、マグネシウムというのは細胞内でのいろいろな代謝過程の補助的因子として機能すると言われていますので、そのために形成初期にそこに固定されるのではないかと考えられます。

　それからフッ素ですが、フッ素も形成段階ではかなり高いのですが、さらに細かく言えばエナメル質の成熟期に基質タンパクの分解とともに結晶成長が進行しますが、基質タンパクの分解によってできたスペースを想定するならばそのスペースが結晶の成長するスペースということになりますので、その時にフッ素が取り込まれる量は最も多くなるので、最終的にフッ素は表面に取り込まれるということになります。ですから、マグネシウムやカーボネートとは分布パターンが逆になるのではないかと思います。

　面白いことに、まだ私自身の中ではコンセプトなのですが、フッ素は加齢とともに増してゆくと言われていますが、ウ蝕の病変部でフッ素が高くなっているのを除けば、その逆です。ただ、咬耗・摩耗によってフッ素が含まれている歯質は失われてしまいます。

質問者：
　ありがとうございました。

議　長：

ご質問については記録をとっていますので、質問される時はお名前をおっしゃっていただいた方がいいかと思います。

質問者：

ローズマリー・ヘミングと申します。サンギから来ています。

ロビンソン：

それから自然の現象についても見てみると面白いと思います。ひとつ非常にうまくできた実験を紹介しましょう。フォース・タイトレーションを行っていた時のことです。pHを下げた時に、ポスドクのスタッフがやってきて、「この結晶を見てっ。ちょっと変な結晶が出てきている、とうとう見つけたぞっ。」と。もちろん結晶は溶解し始めているのですが、pHをどんどん下げて、pH4.0まで下げた時です。彼らは結晶の中に結晶を見つけ出したのです。つまり結晶の下部構造（＝サブストラクチャー）ともいうべき沈殿です。その構造は再現性があるのです。これが正しいかどうかということは、これから明らかになってきますが、ご存知のスティーブ・ワイナーのようなバイオ・ミネラリゼーションを研究している人々にとって、この実験成果はとても満足のゆく結果であり、考え方だったようです。つまり、基質の中にさらにそのサブ・ドメインとしてのユニットが見つかったのですから。つまり、再結晶化とそれらの癒合です。

議　長：

それでは、皆さん、ここでちょっと休憩に入りたいと思いますが。

ロビンソン：

ちょっと待ってください。ドーカー先生が質問があるようです。よい質問かも知れません。

ドーカー：

簡単な質問です。ロビンソン先生は、少し高いpHで不安定が生じているとのことでした。

ロビンソン：

結晶表面での不安定状態が始まるのは…。

ドーカー：

そこから不安定状態が始まるということですが、非常に面白いと思った点は、溶解性脱灰についてです。溶解性脱灰による歯の脱灰が近年歯科臨床の問題として増加してきています。一連の溶解性脱灰の現象の中で、結晶表面の化学的な不安定状態との関連について何かお考えはおありでしょうか。

ロビンソン：

私自身、その事について考えた事はありませんでした。しかし、とても重要なポイントだと思います。もし、強力な酸によって結晶表面が不安定状態になれば、歯の表面も不安定になるという点では同じで

す。侵食は生じますね、ほんのちょっとした油断で。たとえpHが5にならなくても生じてしまいます。私自身、考えてみた事もありませんでした。いい質問をしてくださいました。

議　長：

　私もそれについて、少しメモをとっておきたいと思います。きょうの午後は、演者の方々にはステージに上がっていただき、いくつかパネルディスカッションをしたいと考えておりますので、メモをとっておきたいと思います。質問はここで一区切りまして、また後ほどパネルディスカッションの時にしたいと思います。どうもありがとうございました。11時に再開です。

■ インターナショナル・エナメル・シンポジウム

脱灰と再石灰化
Demineralization and Remineralization

議　長：

　さて、11時2分となりましたので再開致します。ロビンソン教授の最初の講演は、これから紹介する講演の素晴らしい序論となっております。私は、各講演者の講演内容を議長の特権として事前に拝見しておりますが、これからの講演の素晴らしい序論となっていたと思います。さて、ジェームス・S・ウェフェル教授をご紹介致します。

　ウェフェル教授は小児歯科学の教授をされています。ヴァルパライソ大学にて1968年に学士号を取得の後、バッファローにありますニューヨーク州立大学（SUNY）で博士号を1972年に取得されています。アイオワ大学歯学部に1972年に移られ、ダウズ歯科学研究所所長、臨床研究所管理ディレクター、そして先程申し上げましたように、小児歯科学の暫定部長をされております。教育面では、大学院のウ蝕学、予防歯科治療学なども担当されています。また研究面では、早期ウ蝕の検出、フッ化物の作用機序、局所のフッ化物の応用、再石灰化現象、もちろん脱灰も入りますが、そしてリン酸カルシウム結晶成長の動力学、レーザーと歯の相互作用、二次ウ蝕、口腔内フッ化物の動力学、抗生物質、フッ素徐放性材料、それから根面ウ蝕や、レーザーによる脱灰抑制などについても研究していらっしゃいます。

　国際的な学会誌のレビューアーもなさっておられます。またナショナル・サイエンス・ファンデーションのレビューアーでもありますし、全米歯科保健基金をはじめ米国の重要な機関のレビューアーをされています。ウェフェル教授、では脱灰及び再石灰化に関して、午前中いっぱいの時間でご講演をお願い致します。

ジェームス・S・ウェフェル：

　最初に、組織委員会の方々、またスポンサーの方々に、このような機会を与えていただきましたことに御礼申し上げます。我々が、この脱灰、再石灰化に関して長年、研究してきたことの結果を、皆様にご披露できることを大変嬉しく思っております。では、早速、最初のスライドをお願いします。 Fig. 1

　先程、ロビンソン先生が素晴らしいプレゼンテーションをして下さいましたが、化学、特に細胞レベルでのお話をしていただきました。マグネシウム、フッ素等々の話をしていただいたわけです。

　こういった基礎知識をもとにもう少し一歩進んだお話をしましょう。エナメル小柱、そして歯を含めて実際の口の中でどのようにウ蝕が起こるのか。またどういった歯科材料がこういった疾患の抑制のためにな

Fig. 1

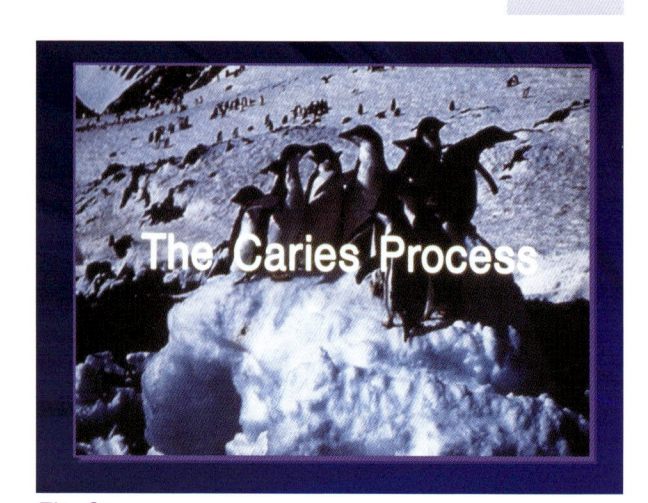

Fig. 2

―脱灰と再石灰化―

るのか、という逆の順序でお話致します。私がどのようにウ蝕のプロセスを見ているかということをまずお話し、理解を深めていただきたいと思います。このウ蝕のプロセスに関しては、皆さんよくご存知の図がこちらにあります。口腔内環境ではいろいろな相互作用があります。唾液——これは自然の緩衝能だと言われていますが——この中に鉄などのいろいろなイオン、そしてカルシウム、フッ素、リン酸などのイオンが供給されているわけです。これまでのウ蝕のプロセスに関する考え方は、例えば、コーヒーの中の角砂糖の様に継続的にエナメル質表層部から溶解が進むと考えられてきました。外側から溶けていって消滅するわけです。あるいは液体中の塩の例でも同様です。しかし、実際にはそうではないということが分かってきました。これまでの考え方が正しいのであれば、口腔内の歯の大きさはどんどん小さくなっていくわけですが、実際はそうはなりません。

そこには平衡プロセスがあることが分かりました。まず、左側にあるように、健全な歯面があります。そして右側には、ウ蝕の歯面があります。その間には、例えばバクテリアおよびそれからなるプラークと炭水化物が合わさり、またバクテリアがあることにより酸が生成され、脱灰が起こるわけです。しかし、唾液の中にはカルシウムやリン酸塩があるので、この酸性pHを今度は緩和することにより、口腔内で再石灰化が起こることが知られるようになってきたわけです。これが現在、ウ蝕の救世主になっています。

つまり、口腔内では脱灰と再石灰化が綱引きをしているということです。脱灰が起こると再石灰化が起こり、再石灰化が起きると、今度は脱灰が起こる。そして再石灰化のスピードが遅いときにウ蝕は歯髄まで達することになります。

Fig. 2

Fig. 3

Fig. 4

Fig. 5

Fig. 6

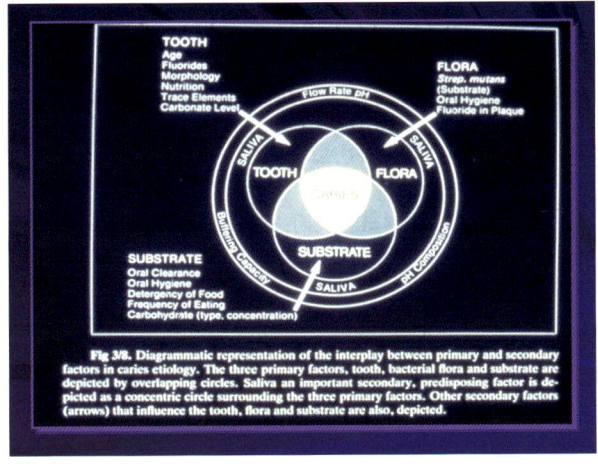

Fig. 3

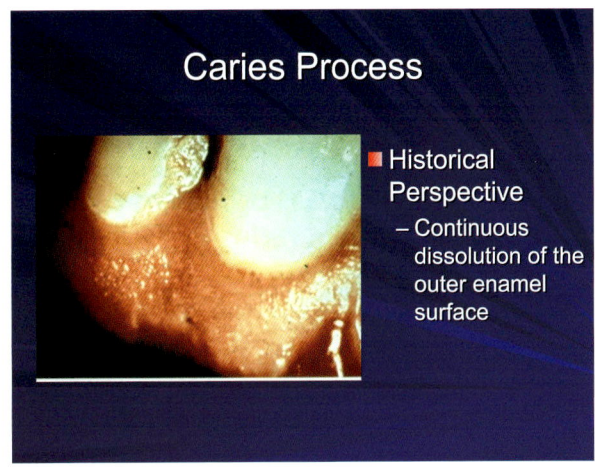

Fig. 4

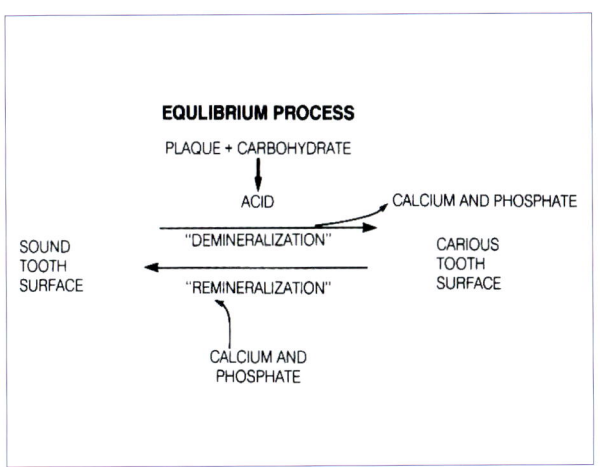

Fig. 5

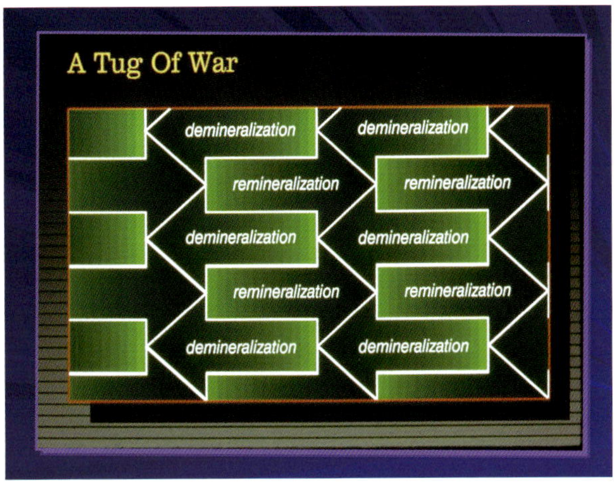

Fig. 6

この状況は口腔内の環境システムの飽和状態により左右されます。リン酸カルシウムが唾液によって提供され、飽和状態になります。唾液は緩衝液になっています。もしこういった要素に変化があるとウ蝕は進行します。また口腔内のpHはかなりばらつきがあります。そして病変が形成されるためには、物理化学的な不飽和が起きる必要もあるでしょうし、また、組織の変化もあります。そして硬組織からミネラルも拡散します。それも、かなりのスピードで行われる、そして、再石灰化が不十分である場合には、ついに歯の構造を維持することが出来なくなります。

では、化学的なハイドロキシアパタイトを見てみましょう。$Ca_{10}(OH)_2(PO_4)_6$です。そして分解すると、右辺のような形になります。また、それぞれの要素がまた合わさることにより、第2リン酸カルシウムのような酸性度の高いものに変わっていきます。

先程、ロビンソン先生のお話にありましたように、結晶は溶解します。こちらは走査型電子顕微鏡で見たハイドロキシアパタイトの結晶です。写真の上の方は酸にさらされる前のハイドロキシアパタイトです。下の方が酸にさらされている像です。周囲が脱灰しているだけでなく、中心部分にも脱灰が観察されます。

以上はこれまでの見解です。さて次に結晶レベルの変化から、組織の変化を考えてみましょう。まず最初に、超微細構造レベルでの破壊が起こり、光顕レベルで見ることができ、そして臨床的にホワイトスポットとして目視が出来るようになり、最終的にはウ窩が形成され、無機質の溶失により歯質の崩壊へ至るという過程です。

Saturation

- Maintained by saliva
- Calcium, Phosphate, pH
- pH varies the most

Fig. 7

Lesion Formation Requirements

- Thermodynamic undersaturation
- Diffusion out of hard tissue
- Significant rates
- Insufficient remineralization

Fig. 8

Hydroxyapatite Dissolution

$$Ca_{10}(OH)_2(PO_4)_6 + 8H^+ \rightleftarrows 10\,Ca^{++} + 6HPO_4 + 2H_2O$$

$$Ca_{10}(OH)_2(PO_4)_6 + 8H^+ \rightleftarrows 6CaHPO_4 + 2H_2O + 4Ca^{++}$$

Fig. 9

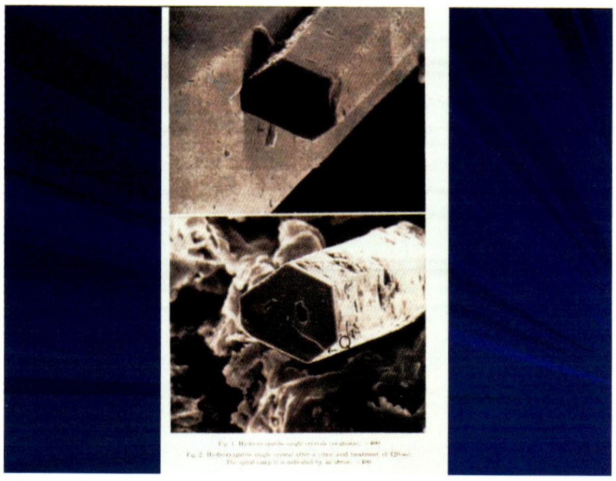

Fig. 10

―脱灰と再石灰化―

　次に、歯の構造をエナメル小柱と、小柱に沿って縦方向に配列するエナメル質の結晶を見てみましょう。歯の表面を見た場合、これが酸にさらされますといくつか考えられることがあります。aは健全なエナメル質です。bは表面が酸によってなくなった状況です。cは表層部が腐食された状況です。つまり酸蝕状態です。エナメル質が軟化しているのがc。最後に、表層下脱灰があるdの状態です。つまり、エナメル小柱に沿って表層下に病変が出来るというわけです。

　この表層下の病変あるいは脱灰が起こった場合、歯の健全性というのは温存されます。多くのミネラルが失われますが、表層が崩壊するまでは歯の構造は維持されます。これが、私が歯の破壊の特異的進行と呼んでいる理由です。この意味で脱灰と再石灰化は、表層の破壊が起きる前に再石灰化を進めていく必要があります。

　まず、酸蝕性の病変というのは、ハイドロキシアパタイト、フルオロアパタイトに対して液相が不飽和になることによって生じた脱灰であるとH. J. ラーセンは述べています。

　しかし、ウ蝕による損傷部位を見てみますと、ハイドロキシアパタイトに関しては液相が不飽和ですが、フルオロアパタイトには不飽和ではありません。ウ蝕は表面に脱灰はなく、表層下に侵食が起きている様子を示しています。

Fig. 12
Fig. 13

Fig. 14

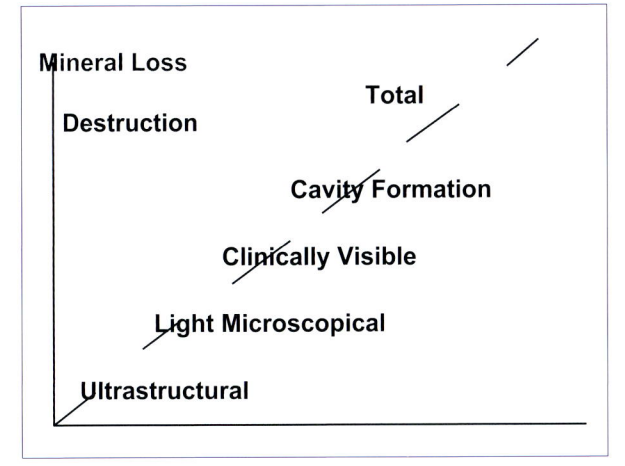

Fig. 11

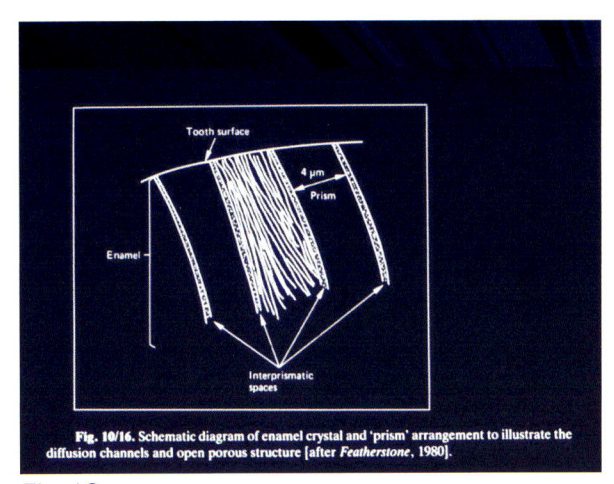

Fig. 12

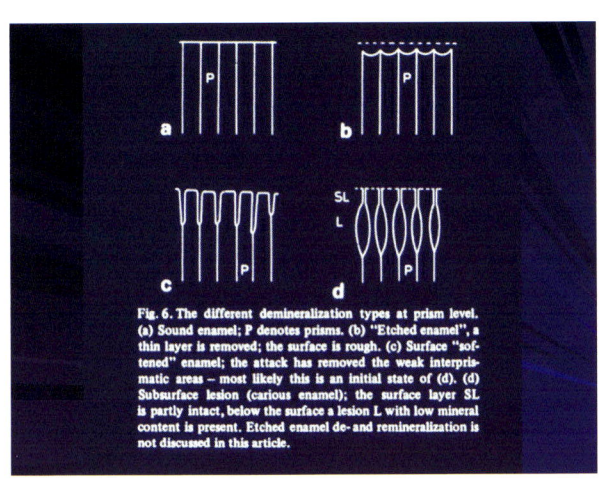

Fig. 13

The erosive lesion is the result of a demineralization caused by a liquid phase unsaturated w.r.t. both HAP and FAP, while carious injury occurs when the liquid phase is unsaturated w.r.t. HAP but saturated w.r.t. FAP.

Larsen, H.J., Scand J Dent Res 81, 518, 1973

Fig. 14

■ インターナショナル・エナメル・シンポジウム

　私たちの研究室では、偏光顕微鏡を使って研究を進めています。我々は石英の検査板を使って背景がピンク色になるようにして観察しています。スライドでは青緑色のところがエナメル質です。Fig.15の写真は、強い酸による侵蝕部分です。Fig.16では表面部分は特に侵蝕していません。下方は、青緑色のところですが、健全なエナメル質が残っています。

　Fig.17の病変では表面のところはきちんと残っています。しかし、表層下に病変があります。青緑色のところは先程の健全なエナメル質の部分と同じように見えます。水で封入して観察していますが、大体5％未満ぐらいポア・ボリューム（孔質部分の体積）があります。

Fig. 15

Fig. 16

Fig. 17

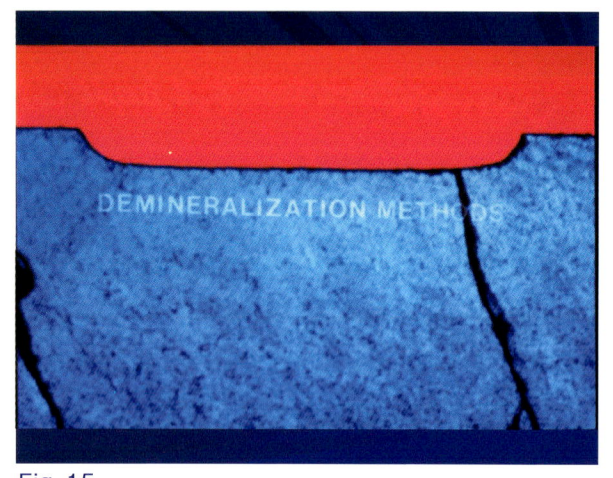

Fig. 15

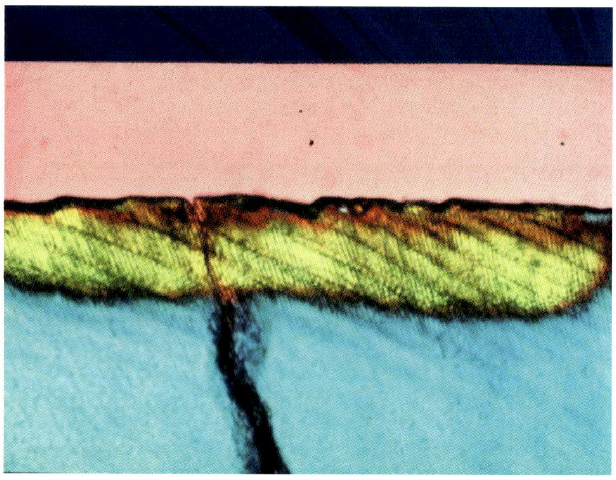

Fig. 16

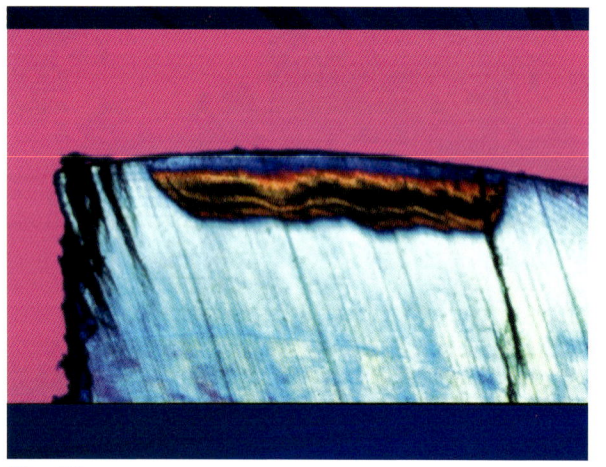

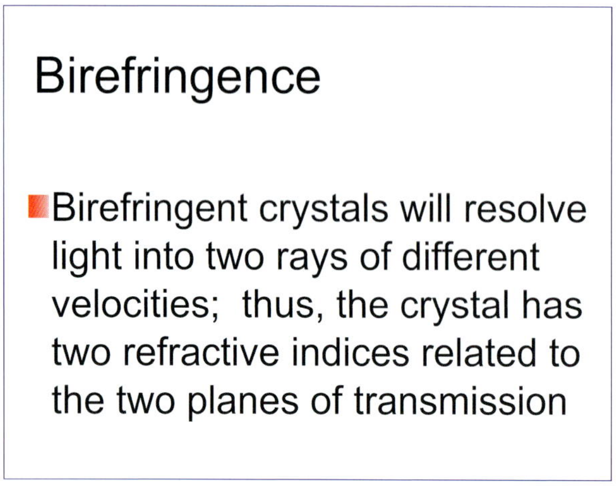

Fig. 17

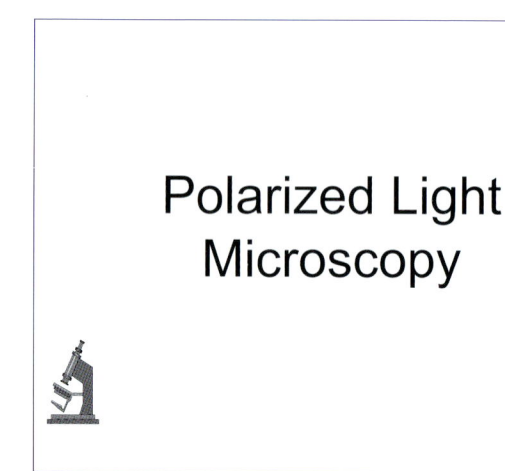

Fig. 18

Fig. 19

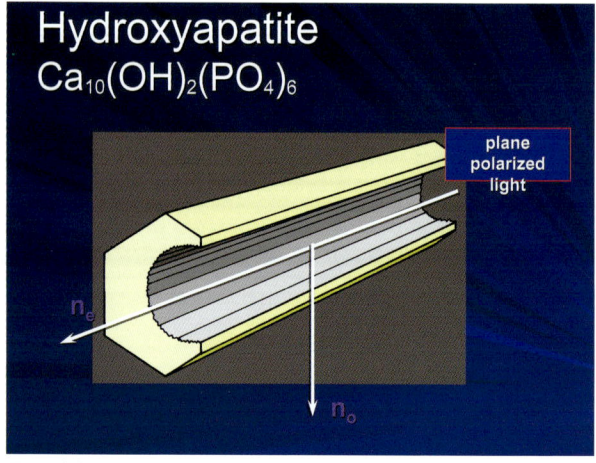

Fig. 20

32

―脱灰と再石灰化―

では、どのように偏光顕微鏡を使った研究が出来るかについて見てみましょう。偏光顕微鏡法は本来、構造を見るためのものです。エナメル質の本質的な構造、つまり結晶の配向を見る目的で複屈折性を利用して観察します。複屈折性を示す結晶というのは、偏光下で2つの異なる干渉色を示します。つまり結晶というのは透過した光の方向性によって2種類の屈折性を示し、結晶のC軸に対して平行に進む面と直交する面があります。ハイドロキシアパタイトの結晶というのは本来、複屈折性を持っています。そしてC軸に対して負の複屈折性を示します。図でおわかりいただけると思いますが、長軸方向に速いスピードで光が通過します。エナメル質は結晶とそれ以外の物質があるため、エナメル小柱は複合体であると考えられます。棒状成分からなる形や影、例えば結晶のようなものに、タンパク、水というような媒介となる物質を含むスペースによって偏光が分けられます。

そういった意味での間隙が健全なエナメル質には13％あります。また健全なエナメル質には0.1％のポアボリュームがあります。ですから仮に1％のポアボリュームがあるという場合には健全なエナメル質の10倍の無機質が失われていることになります。

左側が健全なエナメル質、右側がウ蝕になったエナメル質を示しています。Fig. 23で、ウ蝕では結晶と結晶の間隙が大きくなって、逆に結晶は小さくなっています。間隙が増えるということは、複屈折性を示す部分も増える事になります。つまり、結晶の間にスペースがあるために複屈折が見られるということです。同じ複屈折ですが、エナメル質の結晶からなる複屈折とは違います。エナメル質の結晶は屈折率が1.62ですから、他の物質の屈折率との違いを測ることが出来ます。

このように歯の切片を偏光顕微鏡で観察しますと複屈折性を示します。そして観察される視野の中には

Fig. 18
Fig. 19
Fig. 20
Fig. 21
Fig. 22
Fig. 23
Fig. 24

Intrinsic Birefringence

- Produced by the crystal or material itself
- In enamel, the sign of birefringence is negative with respect to prism length
- The faster ray (N_e) travels parallel to prism length while the slower ray (N_o) vibrates at right angles to the prism

Fig. 21

Rodlet Mixed Body

- A system of rod-shaped elements, such as crystals, separated from each other by spaces containing a medium
- On a volume basis, 87% of enamel is mineral with the remaining 13% of the space occupied by water and organic material

Fig. 22

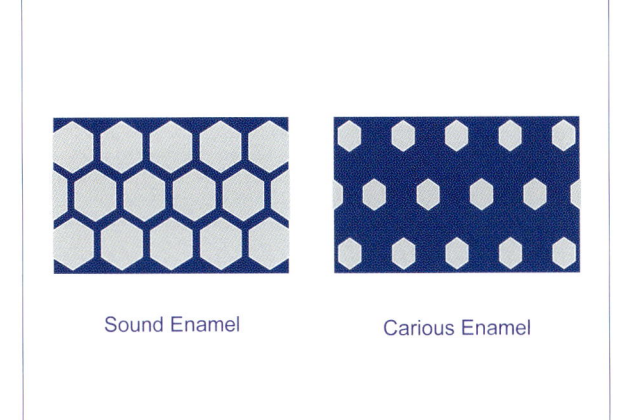

Sound Enamel   Carious Enamel

Fig. 23

Form Birefringence

- Produced by the spaces between two crystals containing a medium having a different refractive index

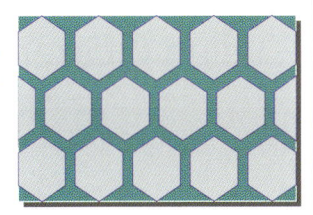

Fig. 24

33

■ インターナショナル・エナメル・シンポジウム

物質固有のもつ複屈折性を示すところとそうでない部分があり、この場合、歯のエナメル質は負の複屈折性を示し、それ以外の部分は正の複屈折性を示します。健全なエナメル質は先程見ていただきましたようにブルーグリーンになるわけです。結晶の間の部分が大きくなりますとそこの屈折率が優位となり、正の複屈折を生じて先程のスライドのように茶色を示すことになります。つまり、偏光顕微鏡で観察しているところは、観察対象本来の部分とその間を埋める物質とから成り立っています。 Fig. 25

いろいろな封入剤、あるいは異なる浸漬液を使うことにより、1、1.3、1.41、1.47などそれぞれ異なる屈折率で試料を見ることが出来ます。こちらは先人のダーリン・シルバーストーンらの研究から引用した表ですが、これを使いますとウ蝕でどのくらいのミネラルの喪失があったか、ポアボリュームがどのくらいなのかということを推定できます。例えば、封入剤として用いる水、空気などを見ると、1％、5％、10％、25％になっています。では、それぞれの屈折率を見てみましょう。 Fig. 26

病変の生じたエナメル質の断片を取り出して見ていますが、現在は空気を封入剤に使ったときのウ蝕像を見ていただきます。Fig. 26では空気の擬似等方性は1.0です。ウ蝕病巣の体部は茶色で、健全エナメル質はブルーグリーンに見えています。つまり、これは1％以上の孔の量の部分全てにおいて、正の複屈折性を示しています。 Fig. 27 / Fig. 28

水では、擬似等方性が5％以上の部分がここに出てきます。病巣の表層外側がはっきりと青く見えてきます。最表層にブルーグリーンのところがありますが、ここは健全なエナメル質に近いことが分かります。5％以上の場合に、複屈折が正になるということで、このように見えています。また屈折率が高くなる程、差は小さくなります。このスライドでは10％以上のところを示しています。また25％以上の領域が Fig. 29 / Fig. 30

Fig. 25

Observed Birefringence

- The sum of the intrinsic birefringence, produced by the crystals, and the form birefringence, produced by the media within the spaces

Observed = Intrinsic + Form

Fig. 26

Imbibition Media Utilized In Polarized Light Microscopy

Medium	Refractive Index	+ Birefringence	Pseudo-Isotropy	− Birefringence
Air	1.00	>1.0%	1.0%	<1.0%
Water	1.33	>5.0%	5.0%	<5.0%
Thoulet's 1.41	1.41	>10%	10%	<10%
Thoulet's 1.47	1.47	>25%	25%	<25%

(Pore Volume)

Fig. 27

Polarized Light Microscopy using different Refractive Indices

Fig. 28

Air—RI 1.0

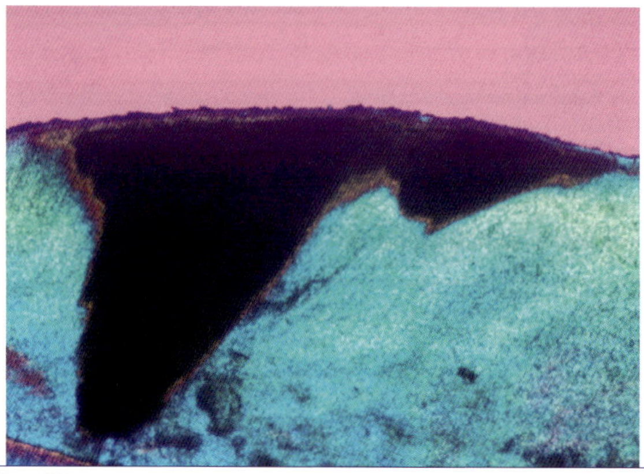

分かるサウレット液も、こちらで使っています。このスライドでは少し象牙質（スライド左下）も見えていますが、象牙質とエナメル質の一部にミネラル喪失率25％以上の部分が観察されます。　Fig. 31

　また、キノリン、クロロナフタリンは、先ほどの演者も話していましたが、屈折率はエナメル質と同じ1.67です。この暗調部が病変の周囲に見られます。そしてところどころにはトランスルーセント・ゾーンも見られます。　Fig. 32

　では、ロビンソン先生がおっしゃった、エナメル質のウ蝕の病理組織像を見てみましょう。キノリンによる封入の場合ですが、アーサー・ダーリングが定義し、後にレオン・シルバーストーンが使用したもの　Fig. 33　Fig. 34

Water– RI 1.33

Fig. 29

Thoulet's Media- RI 1.41

Fig. 30

Thoulet's Media—RI 1.47

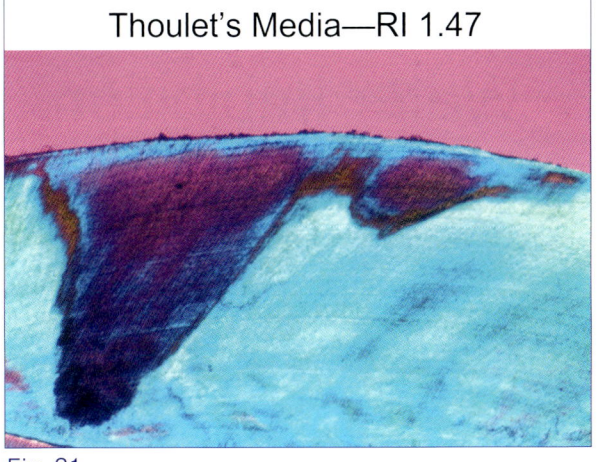

Fig. 31

Quinoline– RI 1.67

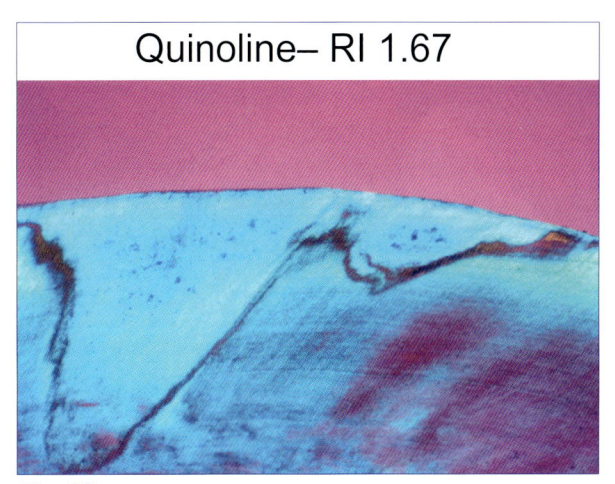

Fig. 32

HISTOPATHOLOGY OF ENAMEL CARIES

Fig. 33

Quinoline Imbibition

Zone 1	Zone 2
The Translucent Zone −1% Pore Volume	The Dark Zone −2-4% Pore Volume

Fig. 34

■ インターナショナル・エナメル・シンポジウム

として、ゾーン1とゾーン2があります。トランスルーセント・ゾーンは、1％未満の早期のエナメル質の喪失、そしてダーク・ゾーンの場合は、2～4％のミネラルの喪失です。

　この画像はキノリンを使った場合のものです。下のところが象牙質です。そして、さらにその下の赤い個所ですが、脱灰が象牙質に達しています。水の浸透性を使って、このように病変の本体とそれがどこまで達しているかも見ることが出来ます。 Fig. 35 Fig. 36

　そうすると、同じ病変から別の像を見ることが出来ます。ブルーグリーンのところが表面にありますし、また表面が崩壊し始めている状態も見えます。実際には5％以上のミネラルロスが生じていることがわかります。さらにウ蝕がエナメル象牙境までせまっている状態もわかります。 Fig. 37

　さらに同じ切片のマイクロラジオグラフィーを見てみましょう。これはフィルムに切片を置き、X線を照射する方法です。そうするとこのようなX線写真ができます。詳細は本日の午後にお話いたしますが、歯のミネラル密度をこのようにX線写真で知ることが出来ます。 Fig. 38 Fig. 39

　このような方法により病理組織学的に4つのゾーンに分けることができます。サーフェイス・ゾーンそれから病巣体部、ダークゾーン、トランスルーセント・ゾーンに分けることが出来ます。こういったゾーンをよく見ると、病変が拡大しつつあるのか、再石灰化により縮小傾向にあるのかを見ることが出来ます。 Fig. 40

　このような評価手法を長年私たちの研究室では使用してきました。それでは、ウ蝕がどのようにエナメル質自体に影響を与えるかをこれから見ていきましょう。

　まず最初に食事による、例えば炭水化物や糖の摂取による脱灰の過程を見て、それから再石灰化につい Fig. 41

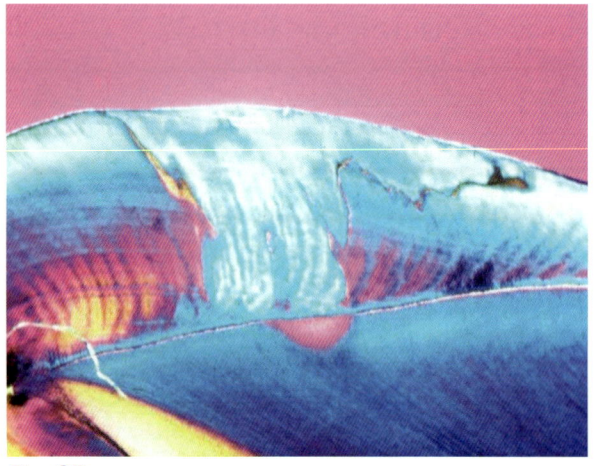

Fig. 35

Water Imbibition

Zone 3　　　　　　Zone 4

The Body of the Lesion　　　The Surface Zone
 – 5-30% Pore Volume　　　 – < 5% Pore Volume

Fig. 36

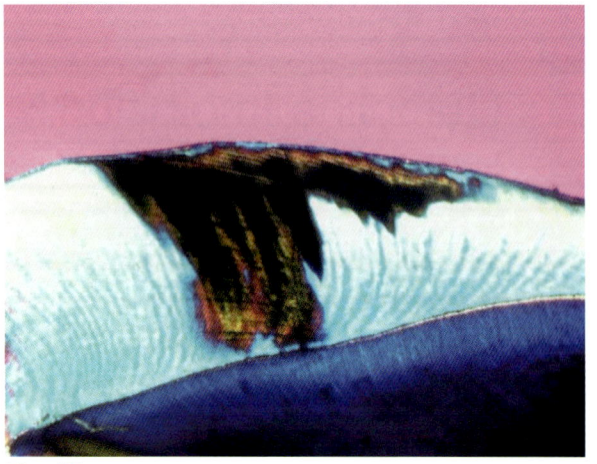

Fig. 37

MICRORADIOGRAPHY

Fig. 38

―脱灰と再石灰化―

て後で見ましょう。最初に、昔からなじみのある食事の問題を見ましょう。それから実際に、糖の摂取が多いとどうなのかを見てみることにします。こちらはアメリカ中西部の中心にあるアイオワの地元新聞です。ポップとキャンディの販売を通じ、学生報奨プログラムにお金を出しているという新聞記事です。

Fig. 42

しかし、はたして健康について、正しいメッセージを学生に発しているのでしょうか。しっかりと食品を見て格付けし、更にウ蝕原性を見れば、様々な形で検討可能です。1つは糖の成分を見ることです。それはラベル表示を見ればいいわけです。

Fig. 43

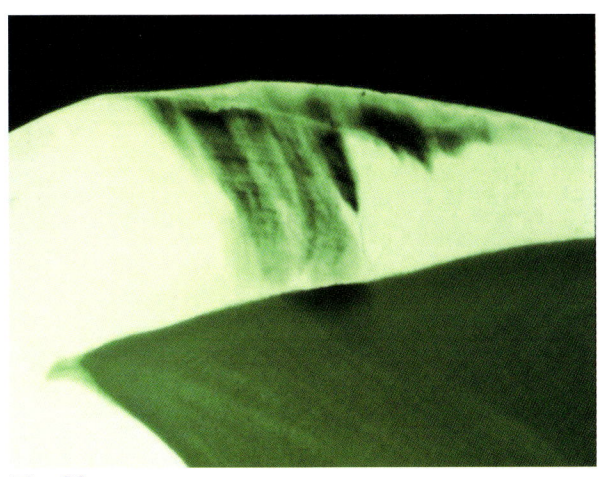

Fig. 39

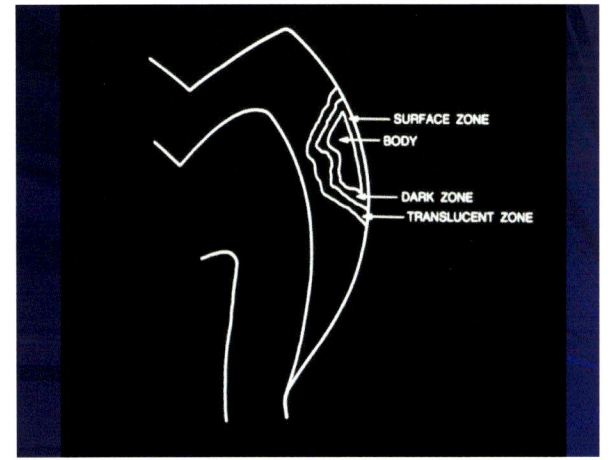

Fig. 40

Fig. 41

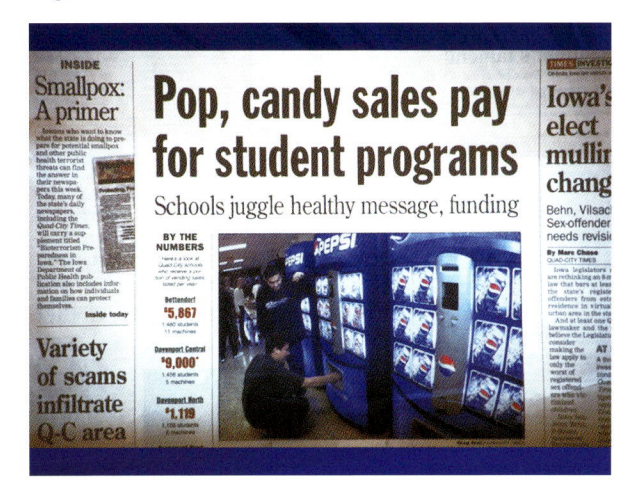

Fig. 42

Fig. 43

37

■ インターナショナル・エナメル・シンポジウム

　これをご覧下さい。これはアイオワの地元の歯科医が行った方法です。例えば、このように典型的な炭酸飲料水が自販機にありそれを学生が飲むわけです。そして後ろのラベル表示から糖分の量を見ます。スプーン1杯は、それぞれ5gの砂糖を表しています。炭酸飲料水には、このように多量の糖分が入っています。同じようにコカ・コーラもそうです。ゲータレードはスポーツドリンクで水分を補給するものですが、糖分含有量の観点からは少しましな飲み物かも知れません。

　ポップとキャンディの販売機のことは先程述べた通りですが、同様に、子供たちが手にしやすいスナックについてみてみますと、スナックには健康的なものもあれば、望ましくない、もっと糖が入っているものも

Fig. 44
Fig. 45
Fig. 46
Fig. 47
Fig. 48
Fig. 49

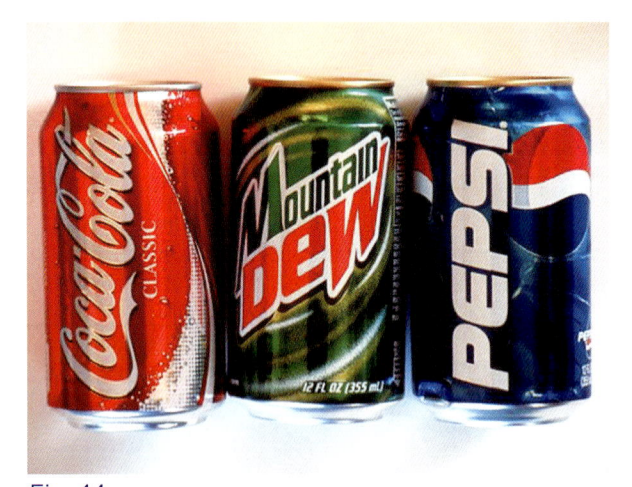

Fig. 44

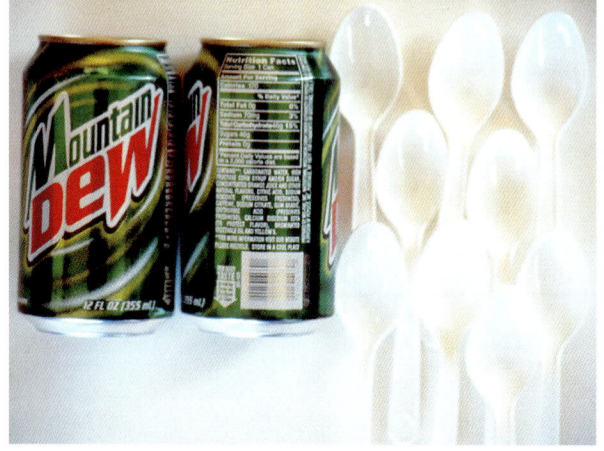

Fig. 45

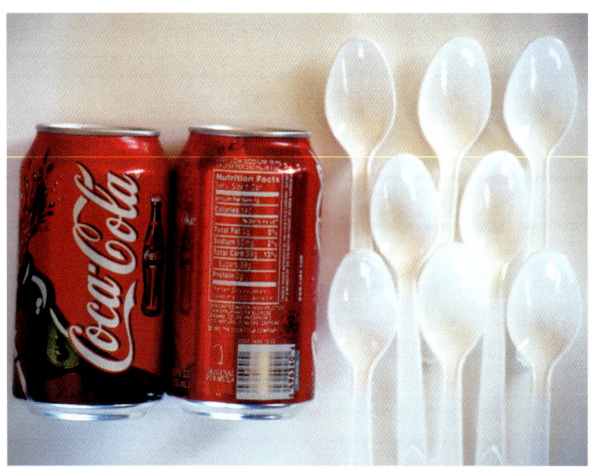

Fig. 46

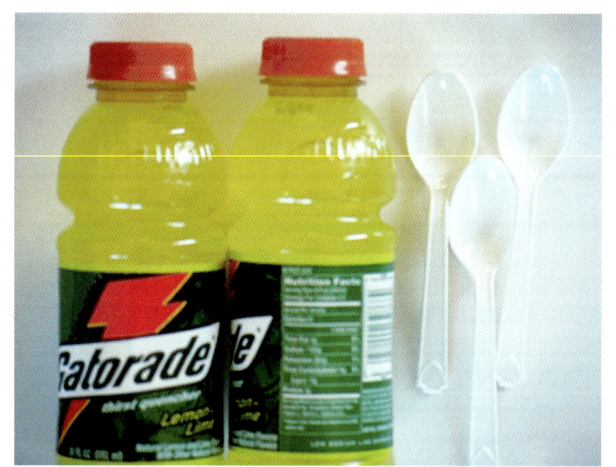

Fig. 47

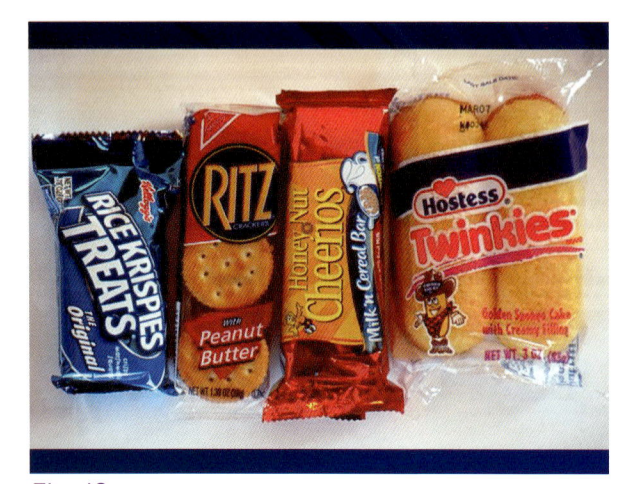

Fig. 48

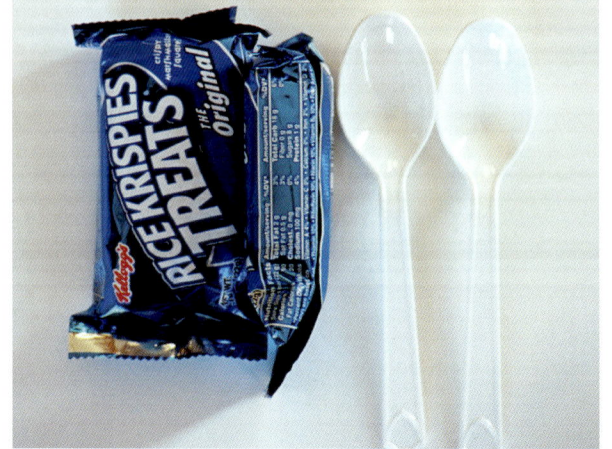

Fig. 49

−脱灰と再石灰化−

あります。このスナック中で健康的な物はティースプーンで2杯分しか、糖が含まれていませんでした。

しかしチョコレートのスナックを見ると、糖の含有量は格段に多くなっています。例えばミルキーウェイの場合、かなりの糖分を含んでいます。また残念なことに、最悪の2つを組み合わせると、相当量の糖を摂取することになります。子供たちがこのようなスナックを学校などで食べていると、ウ蝕発症率が高くなることは言うまでもありません。

糖分含有量の視点で食品を考えると、単純な形でその食品のウ蝕原性を見ることが出来ます。ここで大事なことはどういった炭水化物なのかということ、そして摂取量を見ていかなければなりません。

Fig. 50
Fig. 51
Fig. 52
Fig. 53

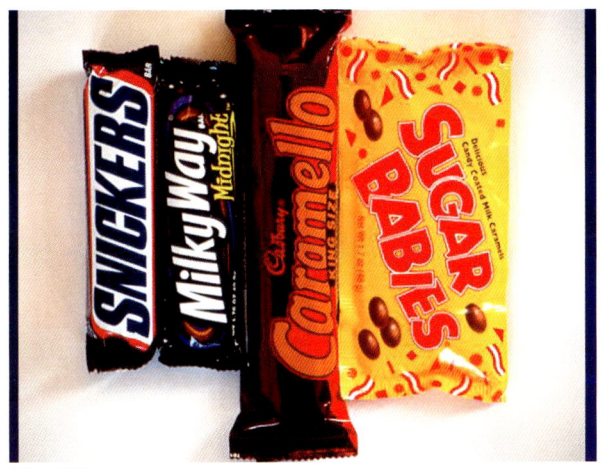

Fig. 50

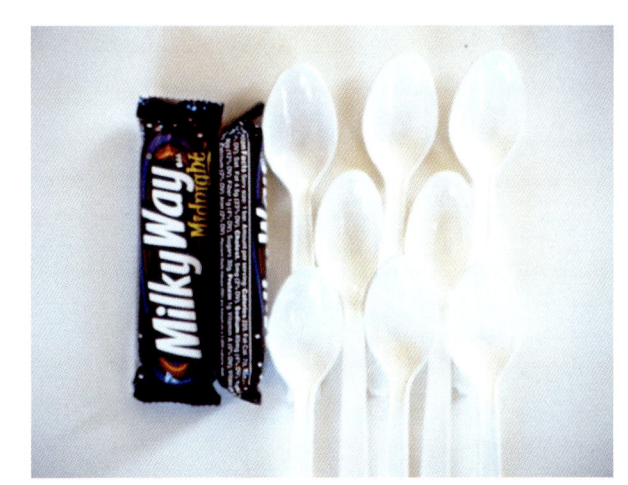

Fig. 51

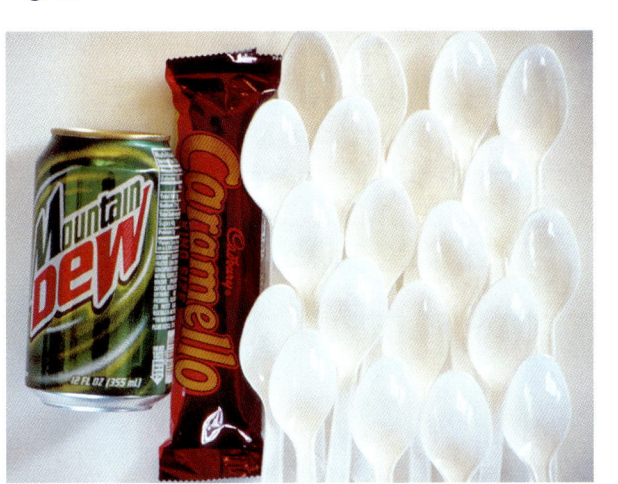

Fig. 52

Fig. 53 Type of Carbohydrate

■ インターナショナル・エナメル・シンポジウム

Fig.54にはいろいろな食物が取り上げられています。どれだけの酸が形成されるかを見ると幅がありますが、16から4.3が一番低いと思います。

Fig. 54

しかし、この値は別の実験を行った場合にはエナメル質の溶解量に違いが認められました。食物によって歯のウ蝕防御因子に違いがあるのではないかということがわかりました。こういった食べ物は調理法などによって歯のウ蝕防御能力が変わってきます。例えば、なまの人参と調理した人参では、なまの人参の方が健康的です。ピーナッツの方が、ピーナッツバターよりもヘルシーですし、砂糖を加えたピーナッツバターは健康にあまり良くありません。食べ物のヘルシーさは、食べ方や食べあわせによって変えることが出来ます。

Fig. 55

Fig. 56

このように食物をウ蝕誘発性で格付けするには、まず食物のウ蝕原性を知る必要があります。しかしこれは難しい。何故なら実際に臨床治験をやらなければ、正確なウ蝕原性を知ることは出来ないからです。口腔内試験を行なうことで初めてその食品がウ蝕にいいか悪いかを見ることが出来ます。一歩下がって、次善の策は何かという事を考えてみました。1つの方法は、食物の酸誘導性・誘発性を測定する事です。どれだけの水素イオンあるいは酸が産生されるかということです。従来のショ糖溶液を与えたステファンカーブです。このようにpHが下がっています。極端なケースではpHは5以下に下がります。また、上の方の曲線ではpHが下がっていないのでウ蝕原性は不活性です。ということでウ蝕の誘発性は低いことになります。

Fig. 57

Fig. 58

Table 7. Acid formation and enamel demineralization inversely related in cereal products and candies

Food	Acid formed 0.05 M NaOH ml	Enamel dissolved ms
Whole Wheat Bread	11.0	0.2
White Bread	8.4	0.4
Corn Flakes Cereal	4.3	0.5
All Bran Cereal	16.2	0.1
Chocolate Coconut Bar	11.1	1.1
Milk Chocolate	13.2	0.1
White Flour	4.9	1.0
Graham Flour	5.1	0.2

Fig. 54

Modification of Food By Physical Form

Fig. 55

Examples

- Cooked carrots
- Peanut butter
- Dry powder diet
- Fresh apricots
- Raw carrots
- Peanuts
- Gel form diet
- Dried apricots

Fig. 56

Cariogenic Potential vs Acidogenic Potential

Fig. 57

―脱灰と再石灰化―

　この口腔内のpHを測定する方法に関しては、いろいろな研究会が開催されています。アメリカにおいても、私たちは全国カリエスプログラムという研究会を10年続けてきました。アメリカ歯科学会が食品の栄養価の評価プログラムを行い、どのようにすれば食べ物をウ蝕に関してランク付け出来るかを検討してきました。1つは、プラークのpH評価です。いくつかの方法が考えられます。例えば、プラークのサンプリングです。実際にプラークを口から取り出し、それをラボでpHの測定をします。あるいはタッチ型の電極を歯の中に入れプラークのpHを測るのです。さらにpHの遠隔測定法（telemetry）を使う方法もあります。

Fig. 59

　我々の研究室では幸運な事に、ミネソタで博士の学位論文としてpHの遠隔測定法を研究したマーク・ジャンセンという研究者が実験に参加してくれました。彼はスイスのトーマス・イムフェルから学んだ非酸性食物探索のためのプラークpHの遠隔測定法を用いて研究をすすめました。

　これはその図ですが、口の中で実際に食品の酸性誘発性を検討しました。ガラス繊維の電極を歯冠咬合面に入れます。歯冠に電極と同軸ケーブルを入れ、ケーブルが口から出るようになっている装置です。このように歯に直接・接する電極を口の中に入れ、実際のプラークを使ってプラークのpHを測るわけです。

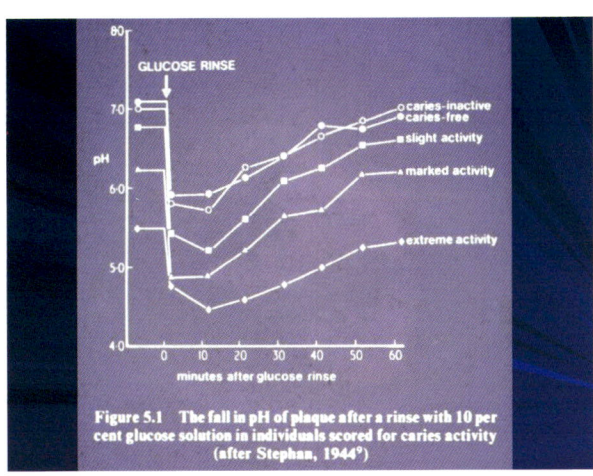

Fig. 60
Fig. 61

Fig. 58

Fig. 59

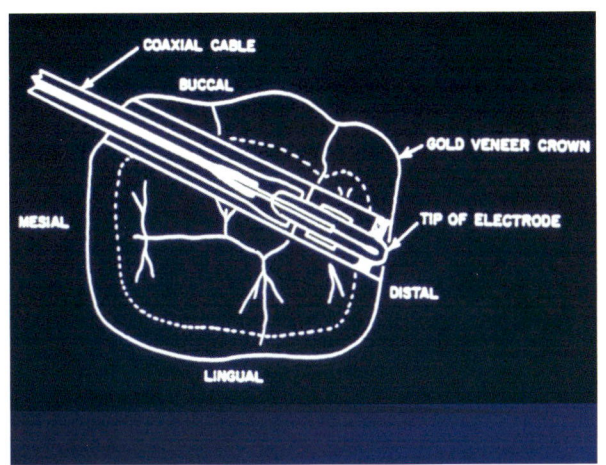

Fig. 60

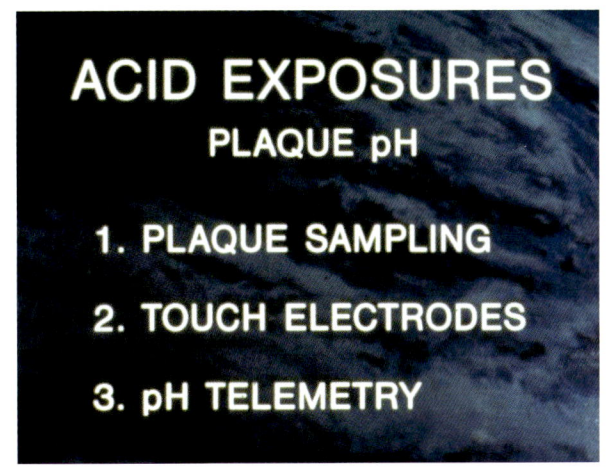

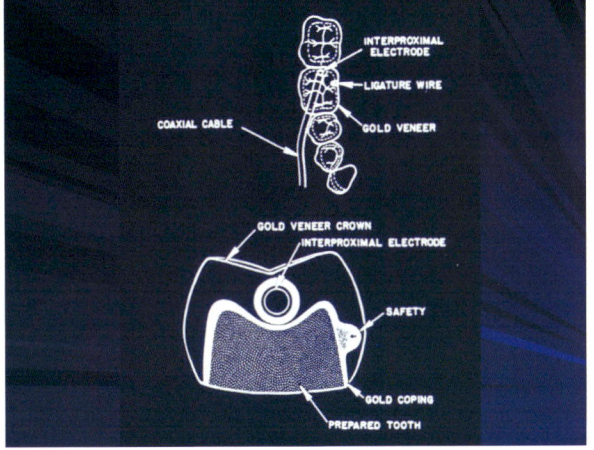

Fig. 61

41

■ インターナショナル・エナメル・シンポジウム

そうすると、この場合は10%のショ糖溶液をリンスとして使うことによって、酸性のプラークが電極に蓄積されているかどうかを測定するわけです。もし蓄積されていればプラークの中のpHが非常に迅速にpH5〜4以下に下がるはずです。ただ、グラフの真ん中のところではプラークを中和させています。つまりPCを噛むことで口腔内を中和しているわけです。PCはパラフィン・チュウ（Paraffin Chew）というもので、口腔内のpHを中性にするように唾液の分泌を刺激します。この実験では、どうやって様々な食品の酸誘発性をランク付けが出来るかということを試験しています。口腔内が中性になってから食品を使って実験します。この場合は例としてピーマンを使っています。ピーマンの結果ではあまり酸は発生していません。 Fig. 62

同じような手法を使い、パラフィン・チュウによりpHを中性にもどした後で、サッカロースについて調べてみます。今度は果物のブドウで試してみますと、ブドウにはクエン酸があるのでかなりプラークのpHを下げます。 Fig. 63

次に、フルーツバーです。これは甘くしてあります。歯の中のプラークのpHが急激下がって、4ぐらいにまでさがり長時間その状態が続きます。つまりここにはパラフィン・チュウのように中性に戻すものが存在しないというわけです。 Fig. 64

食べ物はこのようにランク付けできるのでしょうか？ジャンセン博士が、このようなことを一連の食品に対して行いました。チェダーチーズ、スキムミルクパウダー、ポテトチップ、ウイットフレーク、チョコレート、コーンフレークなど、いろいろな食品をサッカロース・リンスで実験したわけです。残念ながら、チェダーチーズとスキムミルクの2つの食品だけ異なる値を示し、他の食物は最低pHが4.0付近にあり、有意差が出なかったため、いろいろな食物の差を見るのにはあまり役にたちませんでした。 Fig. 65

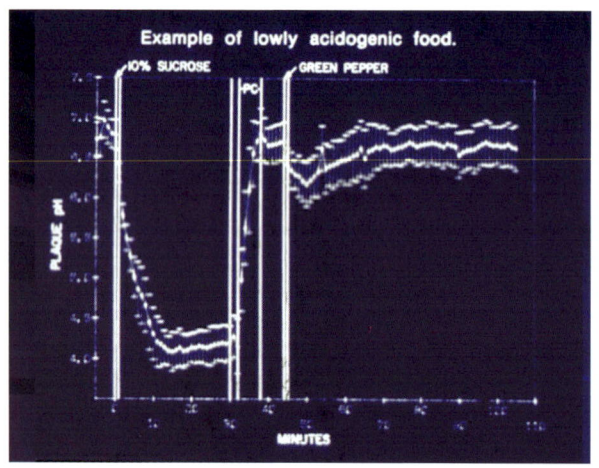

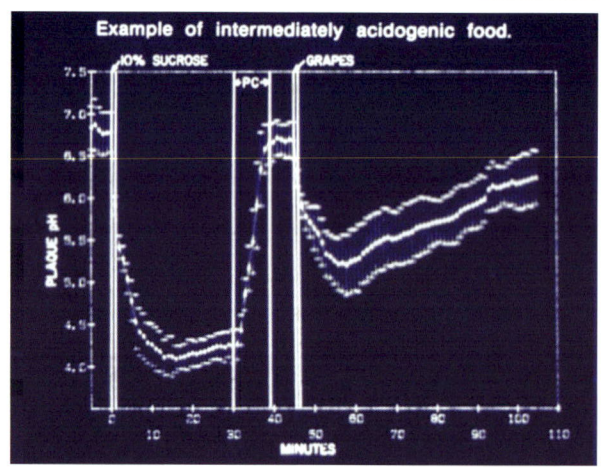

Fig. 62

Fig. 63

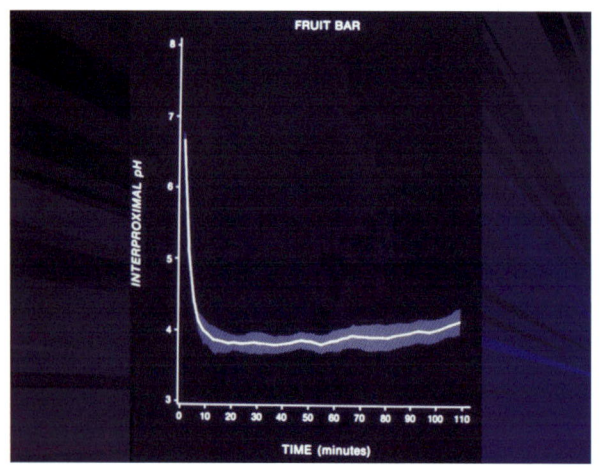

Fig. 64

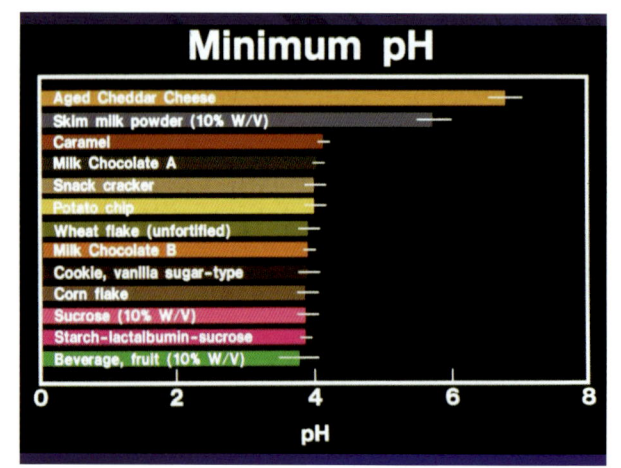

Fig. 65

―脱灰と再石灰化―

　もう一つのデータの取り方として検討したのは、"プラークのpHが5.7以下に停滞する時間を観察する"という方法を考えました。この方法ですとはっきりといろいろな食物が識別出来るわけで、問題を起こす食物はpHが長時間低い状態を維持することから区別することができます。さて5.7というpHの値ですが、すでにロビンソン先生の話をお聞きしましたので、もしかしたら、pH6.0か6.2の方が良かったかもしれません。電極表面が不安定だからです。しかしどちらの値でも問題ないでしょう。熟成のチェダーチーズがこのリストの最も下にあり、プラークのpHに変化が少なく、歯に良いことが分かります。

Fig. 66

　このような方法は非常に複雑な実験方法となりました。単純にpHを測定する代わりに食物の種類によって、どれくらいの時間、pHが一定値よりも低いかということを測定して、食品をランク付けする方法だからです。

Fig. 67

　もう一つは、食べ物の摂取する順番を変える実験で、これも時間因子と同様に大きな影響を与えているようでした。例えば、サッカロースの後に別の食物を摂取するとどうなるか、pHをもっと下げるような組み合わせはあるかと考えました。この実験結果から、興味深いことにいくつかの食べ物の摂取する順序によってpHに影響を及ぼす例が見つかりました。

　こちらにあるのは、塩漬けのピーナッツを検討したものです。塩漬けのピーナッツというのは、かなり唾液の分泌を刺激するため、pHがそれほど低いままの状態にはないだろうという仮説の下でおこないました。

Fig. 68

　もう一つの例は洋梨です。これはシロップ漬けにしたフルーツ梨です。シロップ自体が糖分なので、プラークのpHが非常に早く下がりました。食べた直後から下がりました。そのあと同じ梨を食べても熟成したチーズを食べた後に食べると、チーズそのものがプラークのpHが下がるのを防ぎ、pHをある一定レ

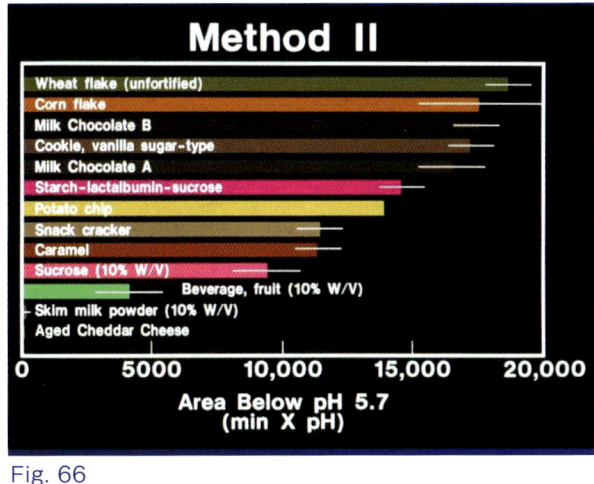

Fig. 69

Fig. 66

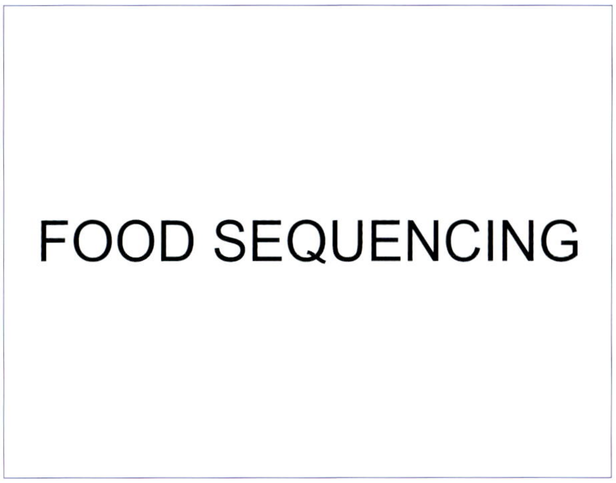

Fig. 67

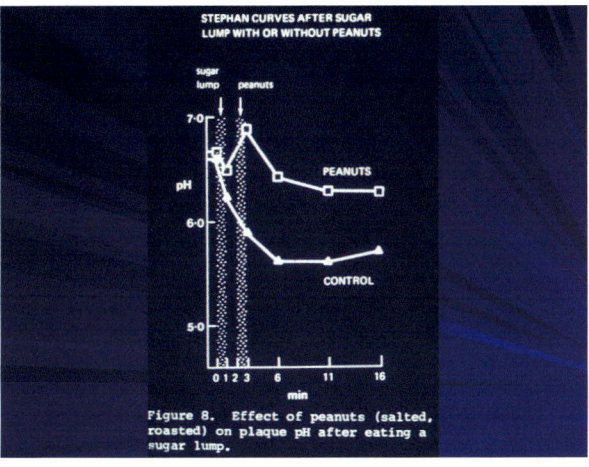

Fig. 68

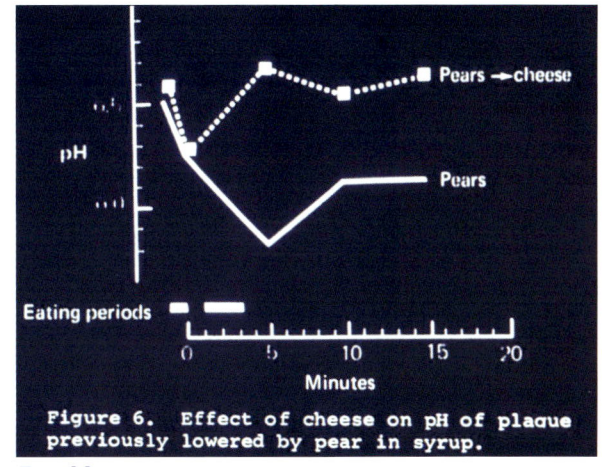

Fig. 69

43

■ インターナショナル・エナメル・シンポジウム

　ベルに維持します。ですから食べ物を摂取する順番によっては、ウ蝕の誘発性・原発生を下げることが可能なようです。そうすることによって脱灰の量や速度を抑えることが出来ます。

　幸運にも我々は研究助成金を得て、プロセスチーズのヒトのプラークのpHに対する影響を調べる事ができました。そして脱灰と再石灰化についての影響も見てみることにしました。これにプラークのpH遠隔測定法を応用したのです。10%スクロース群に対しチーズだけの群と、チーズの後、スクロースを摂取した群とを比較しました。脱灰と再石灰化について口腔内で、エナメル質ウ蝕または根面ウ蝕をモデルにして、20人の参加者を募って実験を行いました。通常の食事を摂取するグループと、通常の食事に加えて一日4回、10gのプロセスチーズを摂取するグループに分けました。これを2つのグループに分けて交互に同じ実験を行いました。

　Fig. 72でAブロックでは、10%のスクロース摂取群を見ていただきますと、プラークのpHの変化が観察されます。予想通りの遠隔測定法による結果でした。Bはチーズを摂取した場合です。アメリカンシングルズというチーズですが、チーズ自身にはそれ程発酵性がないので、プラークのpHがあまり下がりません。

　最も興味深かったのはアメリカチーズを摂取しその後スクロース・リンスを行った場合です。アメリカンチーズには一定時間pHを維持する効果がありますので、プラークのpHがスクロース・リンスのみの場合のようには下がりませんでした。チーズがプラークのpHの低下に緩衝機能を発揮するため、実際に食事の前または後に応用することが可能です。このように食物を食べる順序によって起きる影響も無視できないと考えられます。

　次に脱灰と再石灰化は、偏光顕微鏡を使って観察しました。最初の図が対照群を示します。サウレット

Fig. 70
Fig. 71
Fig. 72
Fig. 73

Fig. 70

Effects of Processed Cheese on Human Plaque pH and Demineralization and Remineralization

M.E. Jensen and J.S. Wefel

Am J Dent, Vol 3, No. 5, 1990

Fig. 71

Effects of Processed Cheese on Human Plaque pH and Demineralization and Remineralization

- Plaque pH measured with telemetry
  - 10% sucrose vs cheese alone vs cheese followed by sucrose
- Re/demin of enamel and root lesions measured using intra-oral crown model
- Twenty participants in need of full crown on first molar
  - Ten maxillary and ten mandibular
- Normal diet (control) vs normal diet plus 10g processed cheese, four times daily
  - Two round cross-over design, one month per round

*Jensen, M.E. and Wefel, J.S. Am J Dent, Vol 3, No. 5, 1990

Fig. 72

Effects of Processed Cheese on Human Plaque pH and Demineralization and Remineralization

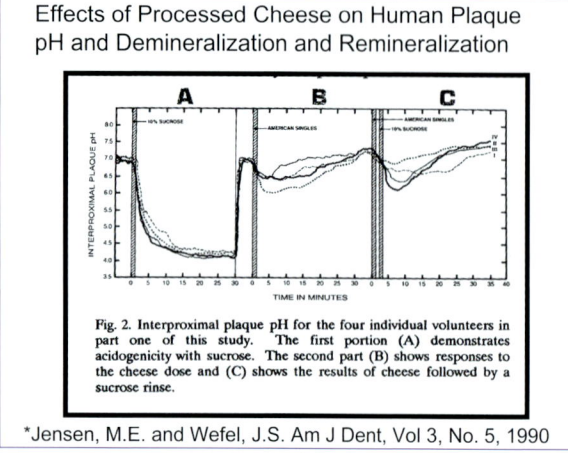

Fig. 2. Interproximal plaque pH for the four individual volunteers in part one of this study. The first portion (A) demonstrates acidogenicity with sucrose. The second part (B) shows responses to the cheese dose and (C) shows the results of cheese followed by a sucrose rinse.

*Jensen, M.E. and Wefel, J.S. Am J Dent, Vol 3, No. 5, 1990

Fig. 73

Effects of Processed Cheese on Human Plaque pH and Demineralization and Remineralization

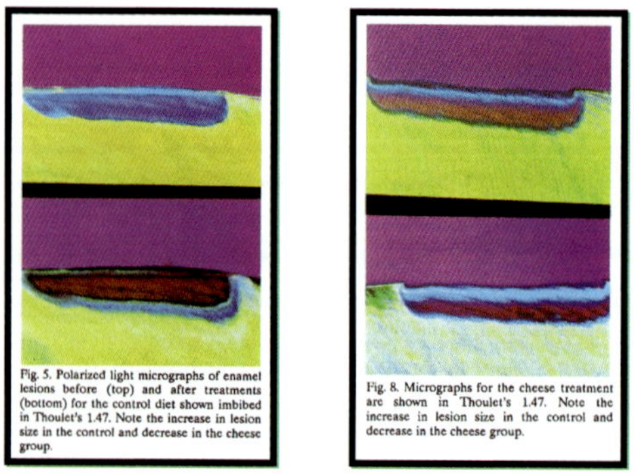

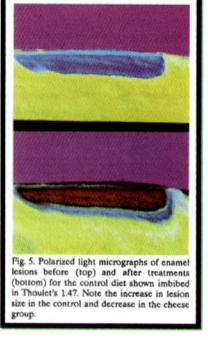

Fig. 5. Polarized light micrographs of enamel lesions before (top) and after treatments (bottom) for the control diet shown imbibed in Thoulet's 1.47. Note the increase in lesion size in the control and decrease in the cheese group.

Fig. 8. Micrographs for the cheese treatment are shown in Thoulet's 1.47. Note the increase in lesion size in the control and decrease in the cheese group.

*Jensen, M.E. and Wefel, J.S. Am J Dent, Vol 3, No. 5, 1990

―脱灰と再石灰化―

液1.47の溶液に封入して観察した時のウ蝕の様子です。25％以上の間隙率の部分を示しています。対照群では、スクロースを使った前後で比較すると、25％以上の間隙率の部位が増加しています。一方、チーズのグループを見ると、初め脱灰していた部分は、その後、正の複屈折を呈する部分が明らかに減少し、ブルーグリーンの部分が増加しています。

　Fig.74は再石灰化の影響を示しています。異なる封入剤を用いて実験前後で比較したグラフです。病巣の大きさと脱灰程度を見ています。そして、それらの変化を％であらわしています。水で封入した場合とサウレット液1.41と1.47を使った場合です。対照群では全ての場合で脱灰がかなり進んでいます。これはチーズを摂っていない群です。しかしアメリカンシングルズというチェダーチーズを摂っている群は脱灰が抑制されていることが分かります。そして根面ウ蝕の場合はエナメル質ウ蝕に比べて無機質が溶解しやすく、再石灰化しにくいことも分かりました。ほとんど脱灰の方向にのみ進行します。右下の最後のグラフにその結果が示してあります。ここでは、根面ウ蝕の脱灰も抑制されていることがわかります。

　そして炭水化物の摂取に関してはもう一つお話があります。どのくらいの頻度で摂るかというのが重要なのです。こちらは典型的なよく見る図ですが、一日三食、朝食、昼食、夕食と食べたとします。そうすると、脱灰が生じるのにかかる時間は非常に短いのですが、再石灰化に要する時間は長いことが分かります。しかし、残念なことに特に若い人達がそうなのですが、我々大人の中にも間食を好む人も多勢います。そうすると、下のようにかなり脱灰のチャンスは増えてきます。このように、間食は減らした方が良いのですが、間食として推奨されるものもあります。

　こちらがその結果です。我々が研究に使ったもので、上のいくつかは乳製品です。アップルジュース、

Fig. 74

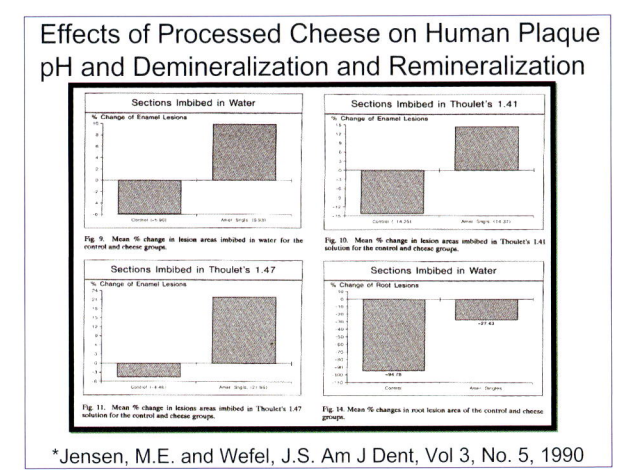

Fig. 75 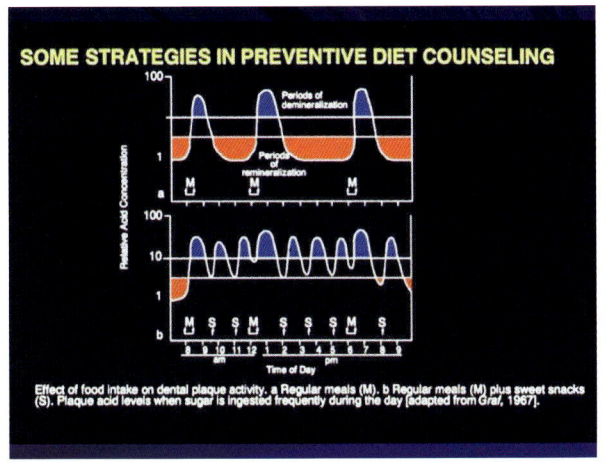
Fig. 76

Fig. 77

Fig. 74

Fig. 75

Fig. 76

Fig. 77

45

■ インターナショナル・エナメル・シンポジウム

コーラ、オレンジジュースなどが続いています。エナメル質と歯根についてどのような影響があるかを見てみました。それぞれの病変について摂取前と摂取後で比較しました。

　上のグラフは象牙質の結果です。象牙質の場合には、先ほど説明しましたように脱灰が起こりやすいのですが、ほとんどの食品において、例えばヨーグルト、コーラ、アップルジュースなどによって脱灰が起こっています。一方、チーズではほとんど脱灰が起きておらず、わずかですが再石灰化も認められます。下のグラフはエナメル質についての結果です。ご覧のように脱灰も再石灰化も両方起きています。ヨーグルト、コーラ、アップルジュースの場合には脱灰が起こっています。そして、その他の酸性化の傾向が少ない食品でも再石灰化が促されています。概して乳製品は歯の再石灰化にとって良いことが分かります。つまりウ蝕予防に関して間食——例えばアップルジュース、コーラ等の飲料水、また、ヨーグルトなど——を摂らないことがウ蝕予防につながるということ、そしてスナックがどうしても欲しい場合にはチーズあるいは乳製品を摂ることが望ましいということがこの研究から分かりました。

　多くのスナック食品にはプラークのpHを安全域のさらに下に下げる可能性があります。しかし、唾液には自然の防御メカニズムとしてpHを元に戻す効果があります。したがって、戦略の一つとして、パラフィン・チューのような機械的な刺激媒体の使用により、唾液の分泌を促進することでpHの緩衝剤として役立てることができます。さてチューインガムはどうでしょうか。

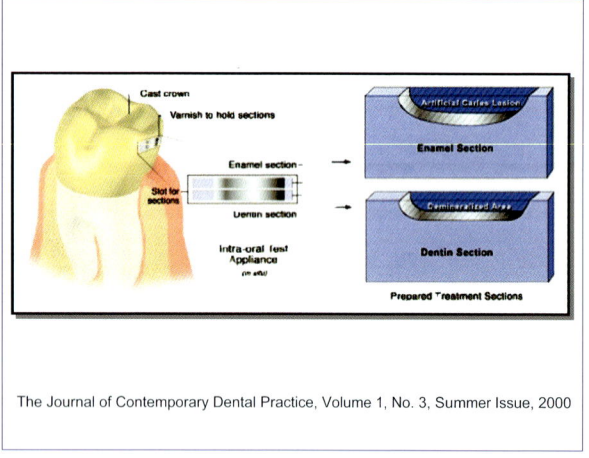

Fig. 78

Fig. 79

Fig. 80

Fig. 81

Conclusions

Caries prevention can be aided by the elimination of apple juice, cola beverages and sweetened yogurt as between meal snacks. If between meal snacking is necessary, cheese and other milk products should be considered.

Fig. 80

Many snack foods cause plaque pH to fall below safe levels

Saliva is the mouth's natural defense mechanism in restoring plaque pH

Fig. 81

―脱灰と再石灰化―

　この実験は、ジャムサンドイッチを食べた後です。酸が産生されますが、その後にペパーミントガムを噛むと、このようにpHが回復しています。ジャムサンドを食べると一旦pHは下がるわけですが、ペパーミントガムを10分間噛むと十分な唾液が出て緩衝能が働くことにより、ガムを噛んだ後の30分間はpHが維持されることが分かっています。では、シュガーレスガムを噛むことにより、こういったスナック菓子の有害作用を緩和することが可能でしょうか。そこでM&Mキャンディーを使って試してみました。左側の棒グラフはM&Mキャンディーのみ、そして右側の棒グラフはそのM&Mのキャンディーを食べた後にシュガーレスガムを摂取した場合です。このように脱灰した部位の面積はシュガーレスガムを噛んだ群の方がはるかに小さいことがわかります。これは歯根とエナメル質の両方で同じ結果です。こちらは米国の報道でかなり使われてきたチューインガムの宣伝ですが、プラークのpHがいったん下がりますが食後にガムを噛むことによりこれが中和され、その後のプラークのpHは安全域に維持されるということで、チューインガムの企業が宣伝に使っていたグラフです。これは何を言っているかというと、ウ蝕のリスクを下げることが出来る、つまりウ蝕のリスクを下げるためにはフッ素添加の歯磨剤を頻繁に使いフロスを使うだけではなく、間食する代わりにあるいは間食をした時にはチューインガムなどを噛んで、唾液の分泌を促すことが重要であることを示しているわけです。

　こんどは脱灰、再石灰化をコントロールする因子について見ることにしましょう。発酵性のある炭水化

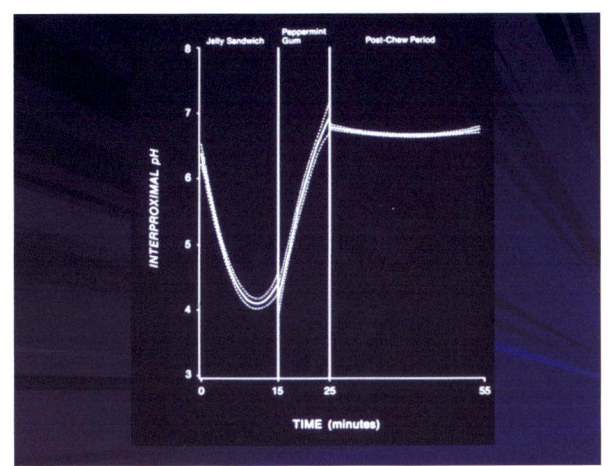

Fig. 82

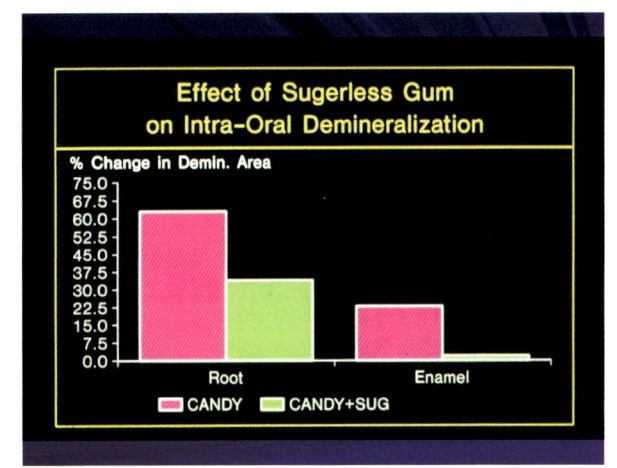

Fig. 83

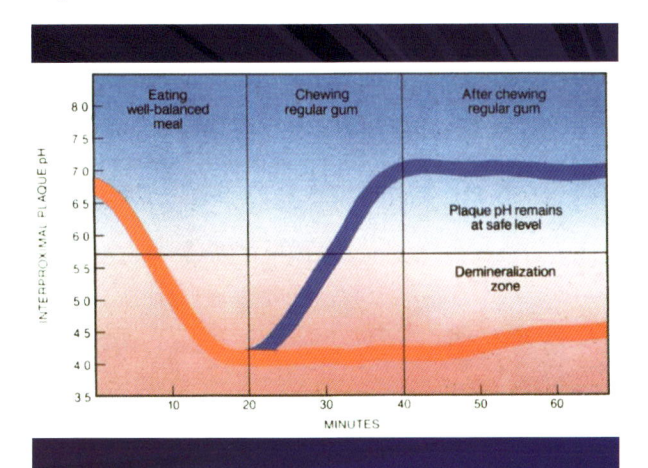

Fig. 84

Fig. 85

Fig. 82

Fig. 83

Fig. 84

Fig. 85

Reducing the Risk of Caries

- Brush frequently with a fluoridated dentifrice.
- Floss properly each day.
- Reduce frequency of snacks with fermentable carbohydrates.
- Facilitate the natural protective mechanisms of saliva by chewing sugarless gum after snacks (or instead of between-meal snacks).

■ インターナショナル・エナメル・シンポジウム

物によりどのように硬組織に影響を及ぼし、口腔内のpHが変わるでしょうか。脱灰、再石灰化に関して別な方法で見てみたいと思います。

　私たちの研究室では*in vitro*の実験モデルで脱灰についてさまざまな実験をおこなってきました。まず人工的なホワイトスポットからはじめました。口腔内ではよく見かけるホワイトスポットですが、研究室ではどのように作るのでしょうか。例えば、リン酸カルシウムに部分的に不飽和な溶液を使う場合もありますし、あるいは酸を使う方法もあります。また、エナメル質表面を維持するために、脱灰に対するインヒビターを加えることも多くあります。歯による組織構造の違い、ヒトの歯を用いるかそれとも牛の歯を用いるか、自然な表面かそれとも人工的に平面に仕上げて用いるか、あるいはペリクルがある場合など、このように考えられる限りのバリエーションについて実験を行いました。

　様々なバリエーションは実験モデルのシステムの中で行うことができます。そしてpHのコントロールですが、サイクリング・メソッドというのを使い、脱灰と再石灰化を繰り返す方法で行ないました。これによって口腔内のpHの変化をシミュレーションしました。それぞれのシステムについて、フッ素、カルシウム、リン酸塩、シーラントを使って実験をしてみました。どういった効果があるかを調べたわけです。*In vitro*のカリエスモデルというのはいくつかの利点があります。例えば、試験管内で実施するため、一つの実験と別の実験で再現性が得やすいということ、また、他のウ蝕治験に比べて安価に実施できるということ、また、セットアップ操作も簡単です。通常ですと、ウ蝕の形成に時間がかかるわけですが、実験室で行っているので短期でホワイトスポットを得ることができます。また、データの収集や分析も容易であるというメリットもあります。

Factors Controlling Tooth De/Remineralization

Fig. 86

In Vitro Model Systems

- Artificial White Spot Lesion Formation using partially saturated solutions
  Organic acids
  Surface dissolution inhibitors
  Natural-flatten-pellicle tooth surface
- pH cycling methodology—Demin/Remin episodes
- Treatments—F, Ca + PO4, sealant

Fig. 87

In vitro caries models have certain advantages:

1. Control and standardization of environment
2. Reproducible
3. Inexpensive
4. Easy to "set-up" and operate
5. Short term
6. Data collection and analysis, relatively simple

Fig. 88

Artificial Caries Formation

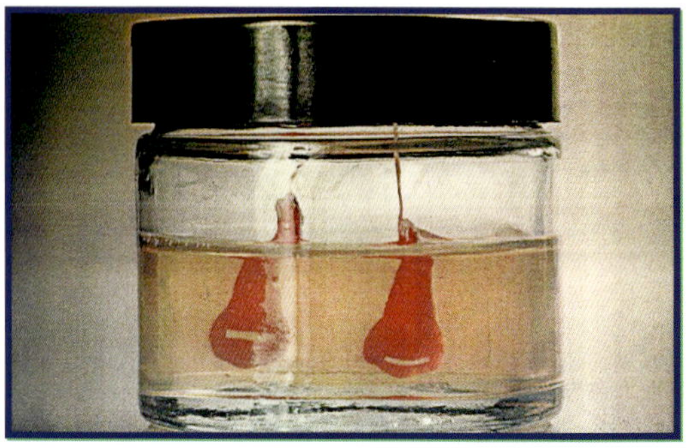

Fig. 89

―脱灰と再石灰化―

　このような理由で人工的なウ蝕の実験システムが開発され、世界中の至るところの多くの研究室で実験が行われてきています。シルバーストーン先生が英国からアイオワに来られて、私たちのチームに参加して下さり、私に偏光顕微鏡の技術と人工ウ蝕の作成法を教えて下さった事はとても幸運でした。こちらは人工的にウ蝕を形成しているところです。小さな窓を開け、それ以外のところはネールポリッシュで歯を覆いました。そして、ゼラチンジェルに漬けてウ蝕を形成しています。そして試料の評価方法ですが、現在このような技術があります。つまり in vitro あるいは in situ で実験を行う場合ですが、実験の終了した試験片を口腔内から取り出し化学的に分析を行います。あるいは、組織学的な方法ではマイクロラジオグラフィーを使います。あるいは電顕を使って超微細構造を分析する方法、エネルギー分散法による元素分析、原子力間顕微鏡解析を使う、などなどいろいろな方法があるわけです。私たちの研究室では主に偏光顕微鏡で脱灰と再石灰化を評価しました。

　比較的新しい方法としては、in vivo の実験中でも同時に評価を行おうという試みです。その方法の中には早期に検出するための方法、例えば、QLF（定量蛍光法）あるいは電気伝導率測定法、赤外線反射の測定、さらにデジタル・ファイバースコープなどもあります。

　in vitro の実験モデルのシステムに戻りましょう。私達の研究室で行っている方法ですが、歯の切片を硬組織薄切機を使って大体100～120ミクロンの厚さの切片を切り出しました。そして、切り出した試料を顕微鏡で観察します。Fig.93の下の方がその切片で、上の方が偏光顕微鏡像です。Fig.94が偏光顕微鏡の

Fig. 89
Fig. 90
Fig. 91
Fig. 92
Fig. 93

Evaluative Techniques

In vitro or in situ
- Analytical Chemistries—Ca, PO4, F, etc.
- Histology—Polarized Light Microscopy
- Microradiography—TMR/LMR
- Ultrastructure—Electron Microscopy
- Energy Dispersive Analysis

In vivo
- Early Detection—QLF, ECM, IR, DIFOTI, etc

Fig. 90

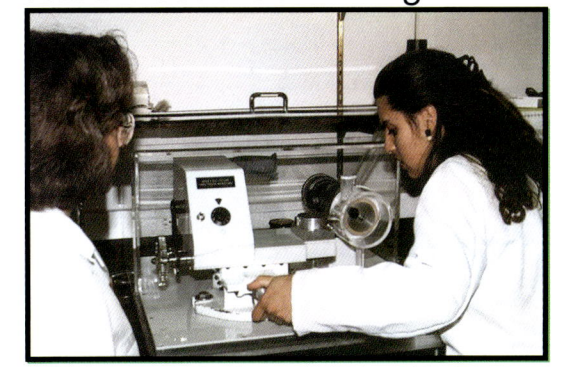

Hard Tissue Sectioning

Fig. 91

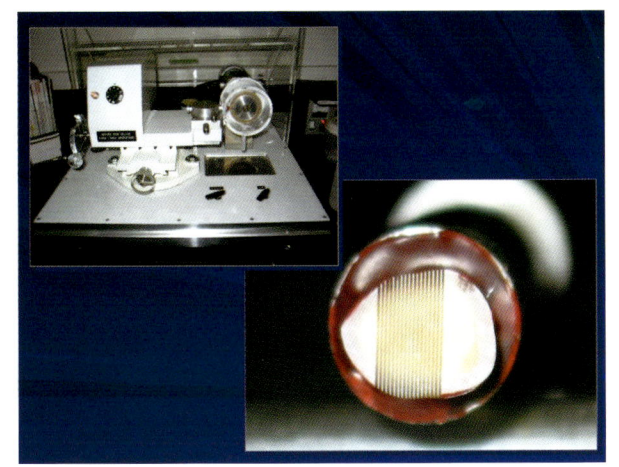

Fig. 92

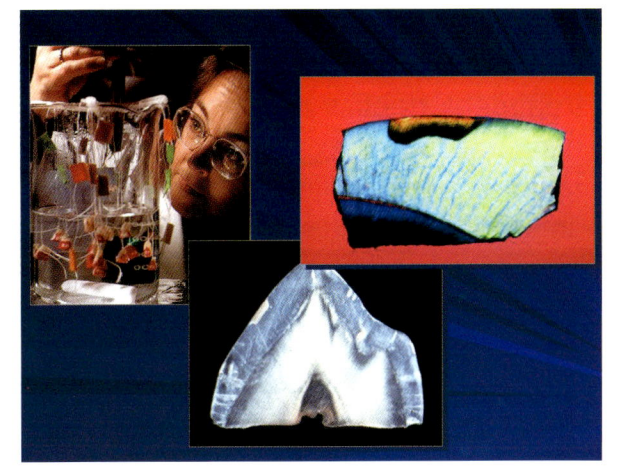

Fig. 93

49

■ インターナショナル・エナメル・シンポジウム

装置です。カメラが付いていて画像を撮影することも出来ます。Fig.95がある切片から作られた画像解析による濃度等高線図です。先程、少しお話を致しましたように、封入剤を変えて観察します。封入剤を使った場合、ポア（孔）ボリュームが1％、5％、10％、25％という形で表示させることができます。以前は濃度分布のトレーシングは手で行っており、測定も全て手作業だったわけですが、今では画像解析が容易に出来ます。そうすると、ある条件下での実験対照群と別の条件下での結果を比較することができます。逆に1枚の切片を用いて、実験を行う前後での変化を見ることが可能です。

しかし2001年NIHのカリエス・マネージメント・カンファレンスでも謳われているように、現在はウ蝕は抜歯よりも修復治療、治療よりも早期発見と、非侵襲的な処置へと推移してきました。そしてそこには再石灰化の概念も含まれています。

そこで次に、自然治癒を促進する in vitro の再石灰化のための様々な方法を見てみましょう。再石灰化のための典型的な戦略を見ていただきます。まず、ロビンソン先生がおっしゃいましたように、マグネシウムとカーボネイトを含む結晶からマグネシウムとカーボネイトを含まない結晶に変えていく、というのが一つの戦略です。エナメル質の結晶を改善し、純粋なハイドロキシアパタイトやフルオロアパタイトにしますと溶解度が下がり結晶自体の性質が改善されます。口腔内の酸性状態が短いほど歯によいわけですから、一つは中性に近い状態に保つことと、唾液やその他の溶液の中にフッ素が含まれているような環境をつくるという戦略も考えられます。

外部からこういったフッ素を提供するということでは2つの方法が考えられます。歯磨剤やその他のフッ素を口腔に供給する製品と、もう1つはエナメル質自身に含まれるフッ素から供給する形も考えられます。

Fig. 94

Fig. 95

Fig. 96

Fig. 97

Fig. 98

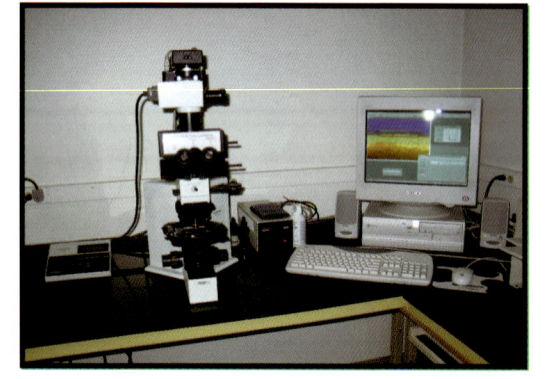

Fig. 94

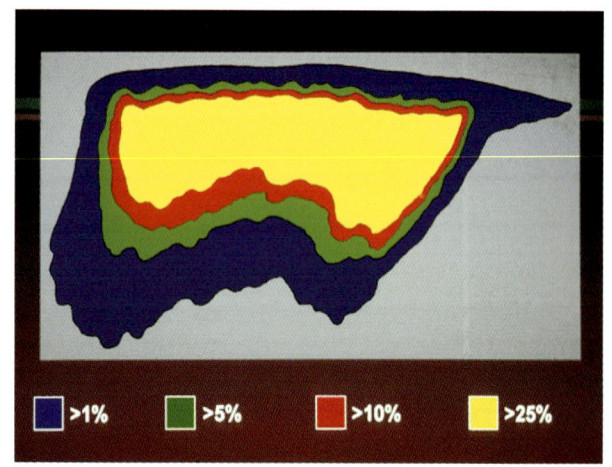

Fig. 95

"In the development of caries treatment, dentistry has moved historically from extraction to surgical restoration. Identification of early caries lesions and treatment with non-surgical methods, including remineralization, represent the next era in dental care."

NIH Caries Management Conference 2001

Fig. 96

In Vitro Remineralization

Fig. 97

―脱灰と再石灰化―

　酸によってはじまる結晶の溶解では、結晶自身に含まれるフッ素も溶出してやがて結晶あるいは組織全体をとり囲む溶液中に拡散し、再び結晶の中に侵入することによって再石灰化を促すことになるかも知れません。

　そこで、もう一度アパタイトの化学組成をみてみることにします。歯のエナメル質は決して完全なアパタイトではなく純粋なアパタイトでもありません。ロビンソン先生の話にもありましたように多くの不純物を含んでいます。そして、できるならマグネシウムとカーボネートを、つまり溶解性を高めるイオンを取り除いて、より溶解し難い結晶状態をつくりたいのです。

　そうすることによって結晶の溶解性を下げることになり、ハイドロキシアパタイトやフルオロアパタイトのような溶解性の低い結晶状態をつくりだすことができると考えられます。レジェロス博士が主張しましたように、エナメル質のアパタイトに比べて骨は溶けやすい性質を持っています。しかし、その理由を"なぜか"と考えてみますと、骨はカーボネイトとマグネシウムが多いからです。これに関しては、私の前のプレゼンテーションの中での非常にエレガントな研究にもあったとおりです。

　すでに申し上げましたように、幸運にもシルバーストーン先生がアイオワの私達の研究室でカリオロジーの研究を一緒にしてくださいました。先生は私達が持っていなかった再石灰化の実験方法の数々を教えてくださいました。その概略を申し上げますと、ゼラチン・ゲルを使ってウ蝕病変を作製します。そして病巣の評価に偏光顕微鏡を使います。そして、どういった方法にどのような効果があるというのを観察しました。彼は当初から2つの目的を持っていました。一つは再石灰化溶液に果たすフッ素の効果を確かめること、もう一つはより良い再石灰化溶液を作ることでした。

Fig. 99
Fig. 100
Fig. 101

Remineralization Strategies

- Replace poor crystals in enamel with a F containing apatite (less Mg and CO3)
- Increase plaque and salivary Ca and PO4
- Decrease acid periods in mouth
- Release of F into solution from enamel or various F agents

Fig. 98

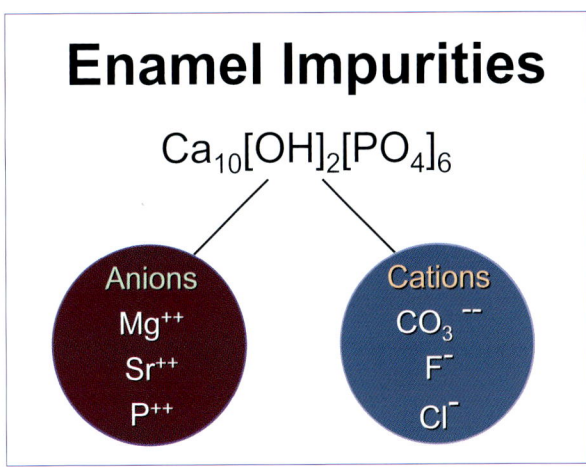

Enamel Impurities

$Ca_{10}[OH]_2[PO_4]_6$

Anions
Mg^{++}
Sr^{++}
P^{++}

Cations
CO_3^{--}
F^{-}
Cl^{-}

Fig. 99

Solubility of Apatites

The lower crystallinity and higher solubility of dentin and bone, as compared to enamel apatite, may be attributed to the higher concentrations of carbonate and magnesium in dentin and bone apatites.

LeGeros, R., J Clin Dent., 10: 65-73, 1999

Fig. 100

Leon Silverstone Remineralization Experiments

- Gelatin Gel to create lesions
- PLM for evaluation
- Low vs High calcium containing Remin Fluids
- Addition of Fluoride to Remin Fluids
- Comparison to Oral Fluid

Fig. 101

■ インターナショナル・エナメル・シンポジウム

　そこで私たちはカルシウムの低濃度溶液と高濃度溶液の比較をしました。そこで想定した溶液の一つはもちろん唾液です。Fig. 102に示すデーターは、口腔内唾液を模した溶液にフッ素を加えた場合にどのような変化が起きるのか、という事を示します。このように少しですが再石灰化率が上がっています。口腔内で人工唾液がプラスに影響しています。8％から11％にウ蝕病巣の容積が減少しています。次に再石灰化溶液に3mMのカルシウムを加えると、ウ蝕病巣は当初の11％に減少します。次にフッ素を添加すると20％まで上昇します。ところが最もインパクトがあるのは下段の値で、1mMのカルシウムを添加するとおよそ30％くらい、さらにフッ素を加えると60％以上にまで上昇しているということです。

　こういった実験を、図に示すような実験デザインで酸性ゲル溶液の中で行いました。歯を2つに切断し、それぞれの試験片をゲルに入れ、さらに切片を作製して、人工ウ蝕の変化を比較観察しました。対照群と1mMのカルシウムを加えたもの、そしてさらにフッ素を1mM加えた試料を比較したわけです。興味深いことに、前のデータをご記憶かと存じますが、3mMのカルシウムが大きな析出力となって、カルシウムが多量に入っているので再石灰化がより進むだろうと思ったのですが、実際にはそうならなかったのです。口腔内の溶液相もカルシウム濃度は高くありません。1mMのカルシウムは低濃度です。この値が一番高い再石灰化をもたらしています。これは私たちにとってかなり奇妙に感じられました。私たちは別の値の方が再石灰化を助長すると思っていたのです。

　しかし、この結果を評価したところ、1mMのカルシウムで明らかに再石灰化の効果が得られています。フッ素の添加とともに病巣自体にまで再石灰化の効果が出ています。対照群のグラフが1mMのカルシウ

Fig. 102

Effect of Fluoride on Remineralization
Decrease in Area of the Body

OF	8%
OF + F⁻	11%
CF (3 mM Ca)	11%
CF + F⁻	20%
CF (1 mM Ca)	28%
CF + F⁻	69%

Fig. 102

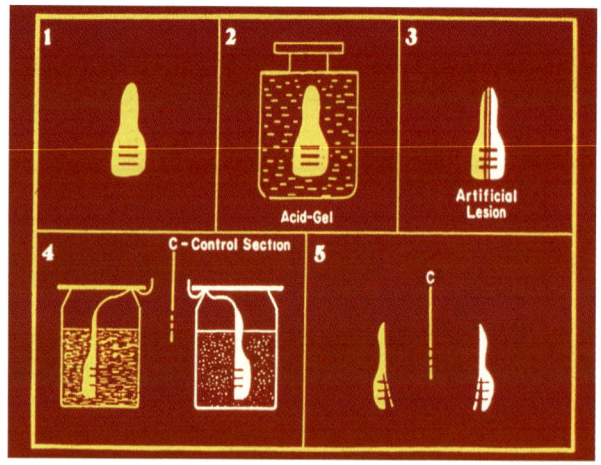

Fig. 103

Fig. 104

Calcifying Fluid

Synthetic Hydroxyaparite
(Ca/P = 1.63)

Ca⁺⁺	1 – 3 mM	per litre
PO4⁻⁻	2.5 mM	per litre
F⁻	0.05 mM	per litre
Na⁺	200 mM	per litre
Cl⁻		

pH 7.4

Fig. 104

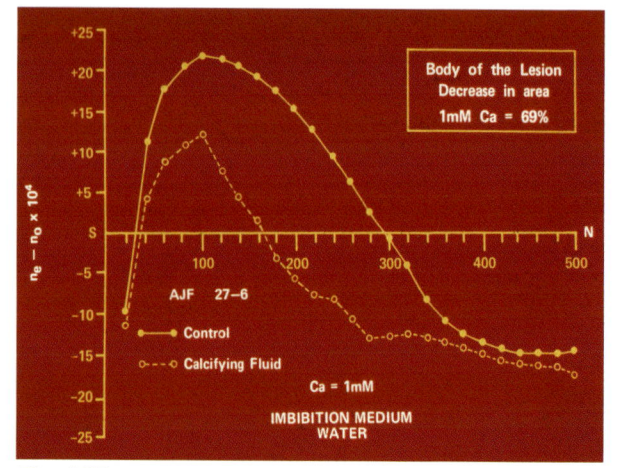

Fig. 105

―脱灰と再石灰化―

ムの場合に大きく下がっているのが分かります。これは偏光顕微鏡による複屈折性の測定結果です。レオンが問いかけた疑問に答えをだすには忍耐の必要な実験でしたが、時間もコストもかかるのでこれ以上継続することはできませんでした。

しかし、事実3mMのカルシウム濃度では再石灰化の効果が低くなるのです。このことは別の実験が必要なことを意味します。なぜ、より析出力の大きい溶液で結晶の成長と再石灰化が起きると思ったのに、そうならなかったのでしょうか。

グラフを検討したのですが、左側からまず、不飽和状態から準安定状態となり更に飽和度をあげると、不安定状態となります。この状態で多くの種類のリン酸カルシウムの沈殿が起こります。しかし、準安定層においては、混成核形成、結晶成長、既存の結晶に核形成などが見られます。 Fig. 107

ここで多量のリン酸カルシウムやフッ化物を脱灰液に加えますと、他のリン酸カルシウム相の沈殿状態が生じます。最初の3つのリン酸カルシウム系の沈殿物は酸性のリン酸カルシウムの状態です。このような沈殿が起こるのは液相動態によるですが、次第により安定したフロオロアパタイトやハイドロキシアパタイトへと転換してゆきますが、これらの沈殿物は高濃度のリン酸カルシウムの溶液下で形成されます。ですから、SEM（走査型電子顕微鏡像）の画像では、3mMの溶液ではオクタカルシウムフォスフェイト（OCP）が形成されていることがわかります。1mMではOCPは観察されません。 Fig. 108

Fig. 109

3mMの再石灰化溶液の中で何が起きているかというと、酸性リン酸カルシウムに対して過飽和な状態

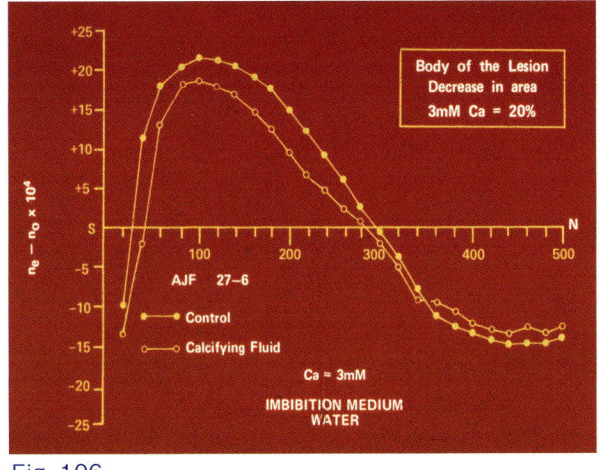

Fig. 106

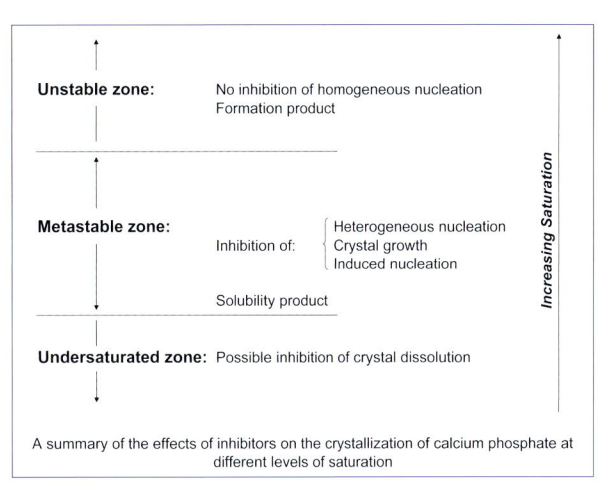

Fig. 107

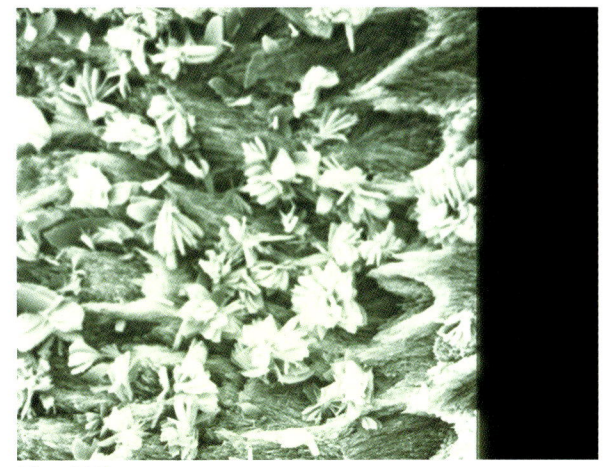

Dicalcium Phosphate Dihydrate (DCPD)	$CaHPO_4 \cdot 2H_2O$
Octocalcium Phosphate (OCP)	$Ca_4H(PO_4)_3 \cdot xH_2O$
Tricalcium Phosphate (TCP)	$Ca_3(PO_4)_2$
Hydroxyapatite (HAP)	$Ca_5OH(PO_4)_3$
Fluorapatite (FAP)	$Ca_5F(PO_4)_3$

Fig. 108

Fig. 109

■ インターナショナル・エナメル・シンポジウム

が起きています。そして、それが沈澱します。沈澱が生じるのは、溶液の熱運動力学的な要素によるものです。低分子の沈殿が生じやすい溶液状態になっているということです。そして、それらの低分子のリン酸カルシウム結晶が前駆物質となり、より結晶としての形態が安定し、やがて熱運動力学的に安定したアパタイト相へ転換が起こります。1mMのカルシウム濃度溶液ではそういった過飽和の相は生じません。ですから、熱運動力学的に大きな変化が生じることもなく、フッ素が存在することによってアパタイトあるいはフルオロアパタイトがより沈殿しやすくなっているわけです。

アパタイトが形成される場所として一番考えられるのはどこかというと、試料表面ではなくて病巣体部です。体部では結晶の溶解が始まっていますが、一方で再石灰化の受け皿となっているわけです。ですからウ蝕の体部は最も沈殿が起きやすいところで、しかも部分的に脱灰された部位だと考えられます。この実験の結論としては、唾液はそれに含まれる有機質の特性により、方向性のある無機質の増加には寄与しませんが、いろいろな沈殿物によりウ蝕表面の孔は小さくする効果はあるということです。3mMの酸性リン酸カルシウムは唾液に似た効果をもたらしますが、過飽和度が高いことにより低分子のリン酸カルシウムの沈殿相が形成され、その結果、歯の表面を塞ぎ、病巣と口腔内の液相の交通を遮断して、閉鎖された再石灰化環境が形成されていると考えられます。

さて、1mMという濃度のカルシウム溶液は、アパタイト以外のリン酸カルシウム結晶に対しては高い過飽和度ではありません。1mMという濃度は病巣全体に影響を与えるように働き、脱灰が進んでいる結晶付近にはより好ましい結晶成長を促しました。

このようにカルシウムが多過ぎても再石灰化が上手くゆくとは限りません。リン酸カルシウムの濃度が

3Mm Remineralization

Since the more acidic calcium phosphate phases are supersaturated as well as the apatitic phase, one may expect the formation of precursors because of kinetic factors. The precursor phase(s) may show a more crystalline morphological appearance and should undergo phase transitions to the more thermodynamically stable apatite phase.

Fig. 110

1mM Remineralization

Since only the apatitic calcium phosphate phases are supersaturated, one would expect crystal growth on the existing enamel substrate to predominate. The most likely sites for precipitation would be the partially demineralized crystallites in the body of the lesion.

Fig. 111

Conclusions

1. Oral Fluid produces no increase in oriented mineral but decreases the surface porosity. This is probably due to the organic phase but may also result from randomly oriented mineral.
2. The 3mM C.F. produces changes limited to the superficial aspects of the lesion. The higher supersaturations seem to result in acidic calcium phosphate phase formation which occludes the surface and restricts diffusion.
3. The 1mM C.F. effects the entire lesion since only the apatitic phases are supersaturated and the preferential growth sites would appear to be the partially demineralized crystals within the body of the lesion.

Silverstone and Wefel, J of Crystal Growth 53 (1981) 148-159

Fig. 112

Remineralization Summary

- Ca^{+2}, $H_2PO_4^-$ concentration gradient drives process.

- But a high concentration causes immediate precipitation. or worse "plugs" up (obdurates) enamel surface so that no more remineralization can occur

- Thus remineralization solutions must be dilute.

- This limits rate of remineralization.

Fig. 113

高ければウ蝕表面が塞がれて、結果が限定的になります。高濃度の溶液を用いることにより、即時に別の沈澱が生じます。そして表面の孔を少なくてしまいます。そして結果的には表層下の再石灰化が行われません。したがって、それを考えると再石灰化の溶液は希釈しなければなりません。濃くしてはいけません。濃すぎると再石灰化の速度が制限され、むしろ長時間かかってしまいます。

　同僚のジェリー・ベーゲルが得意な「図解しよう方式」でみてみましょう。左側の図は、高カルシウム濃度の場合で、歯の表面の孔がたくさんの丸い粒で塞がれています。こうなるとウ蝕の病巣本体の再石灰化が難しくなりますが、右側の図で示すように低カルシウム濃度、つまり1mMの再石灰化溶液は、孔を塞ぐことなく病巣の深部まで到達しています。これは今後、再石灰化のためのいろいろな薬剤を作っていく際に重要なコンセプトです。 Fig. 114

　また、フッ化物の濃度が高すぎるとフッ化物によって多くのフルオロアパタイトをもたらし、歯の表面の孔を塞いでしまいます。すべての状況において病巣全体で再石灰化を促すには、フッ素・カルシウム、リン酸の濃度に注意することが必要です。 Fig. 115

　使用可能な再石灰化剤を開発するためには、どのような知見が必要でしょうか。化合物の構造から分かることを整理して進める必要があります。これまで提案されているものにはカルシウム・リン酸塩による促進剤があります。これは多量のカルシウムとリン酸塩を投与し再石灰化を促進するものです。その中にはガムを噛む方法、リン酸カルシウムを含む薬剤、例えばカルシウムリンス液、リン酸塩リンス液に応用する方法もあります。例えば、リンタンパク質と非晶質リン酸カルシウムの合成物を有効成分としてチューインガムの中に入れたものもあります。もう一つは、どのように必要なところにフッ化物を導入していく Fig. 116

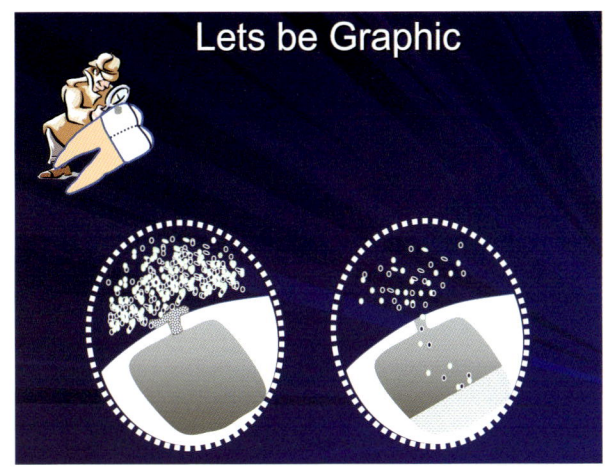

Fig. 114

Fig. 115

Too Much of a Good Thing

At high F rapid formation of FAp can (like Ca and P) plug the tooth surface stopping remineralization process.

Fig. 116

Remineralization Agents

- Ca/PO4 enhancers—Gum Chewing, Rinses with one or two components, Recaldent—CCP-ACP
- Introduce Fluoride– dentifrices, gum, beverages, foam or varnishes
- Nano-crystalline HAP paste– regrows crystals in early caries lesions

かという側面があります。例えば、ただ単に歯磨きに入れるのか、ガム、飲料物、シェービング剤のような泡状の物、バーニッシュ、といった形で導入するのか、あるいは別の方法で入れていくことができるかもしれません。

　こういった再石灰化製剤を決める場合には、やはり実際にその製品を使う集団——例えば高ウ蝕集団かあるいは低ウ蝕集団なのか、ということ——で異なる方法、対応も必要とされる場合もあるでしょう。ナノクリスタリン・ハイドロキシアパタイト・ペーストという歯磨きを文献で見つけました。ウ蝕病変の初期に結晶の再成長を促す効果があるとのことですがまだ私は見た事がありません。

　さて、このような研究結果からもっとカルシウムとリン酸塩を歯磨きに導入しようという研究がなされてきました。その歯磨剤の効果について調べてみました。モデルを使った検討です。ただ単にフッ化物を歯磨きの中に入れた場合はもちろん、より付加的な再石灰化の可能性を追求して非晶質リン酸カルシウムを加えた製品についても検討してみました。

Fig. 117
Fig. 118

　全く治療が施されていない歯を用いて実験をおこないました。1100ppmのフッ素の入った標準の歯磨剤とクレスト、それ以外にツーペースト、エナメロンという4種の歯磨剤を用いました。ツーペーストという歯磨剤は2つの成分を1つのチューブに入れた歯磨剤です。

Fig. 119

"Remineralization of Artificial Enamel Lesions Using An Experimental Two-paste System Dentifrice"

A. Omran and J.S. Wefel
Dows Institute for Dental Research

Fig. 117

The purpose of this study was to investigate a dentifrice designed not only to provide fluoride, but also promote additional remineralization by use of a two-component system.

Fig. 118

An *in vitro* pH cycling model was used to test:

- Control - no treatment;
- 1100 ppm F⁻ gold standard;
- Two-paste system; and
- Enamelon toothpaste.

Fig. 119

Lesion Formation

Acid Buffer System
50 mM Acetic Acid
2 mM Ca and PO_4
pH 4.5
Window Size - 1 x 4 mm

Fig. 120

まず、酸性緩衝溶液で人工ウ蝕を作り、それからpHサイクラーを使って再石灰化の評価実験しました。脱灰と再石灰化のサイクルの途中で2分間歯磨剤を含むスラリーで処理しました。つまり、*in vitro*で歯磨剤で処理をする間に再石灰化と脱灰のサイクルを繰り返し、これを7日間続けました。そのために歯のエナメル質に窓を作りました。窓の半分はコントロール歯面として使います。そのため歯面の半分にバーニッシュを塗ります。残り半分はそのままです。実験終了時には、その歯から切片を切り出し、露出している歯面とコントロール歯面の比較をして、その変化を観察しました。水とサウレット1.41を使用して偏光顕微鏡で観察したところ、コントロール歯面は自然に脱灰することが分かりました。私達は、再石灰化歯面でのマイナス値をツーペーストとクレストから見つけましたが、エナメロン自体には見られませんでした。ツーペーストとエナメロン歯磨剤成分は同じ化学成分を持っているはずです。つまり、歯磨剤成分ではなく配合方法やパッケージングに効果の違いがあったと考えられます。1つには2つの成分を分けておく事が出来ず、歯磨きの中で何らかの反応が起きて、チューブの中で混ざることによって機能しなくなったのかもしれません。ツーペーストとクレストは偏光顕微鏡で水で封入して観察するとコントロールと明

Fig. 120
Fig. 121
Fig. 122
Fig. 123
Fig. 124

Tooth Preparation

- Tooth covered with acid-resistant varnish
- Unpainted 1 X 4 mm "window" area exposed to artificial caries medium
- ½ of "window" covered with varnish
- Tooth acts as own control

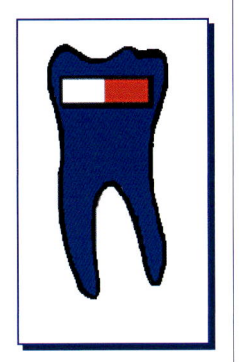

Fig. 122

Experimental Design

Demineralization Cycle	2 hours
↙ Two-minute treatment as slurry.	
Remineralization Cycle	2 hours
Demineralization Cycle	2 hours
↙ Two-minute treatment as slurry.	
Remineralization Cycle	2 hours
Demineralization Cycle	2 hours
Repeated for 7 days.	

Fig. 121

Tooth Preparation

Tooth acts as own control

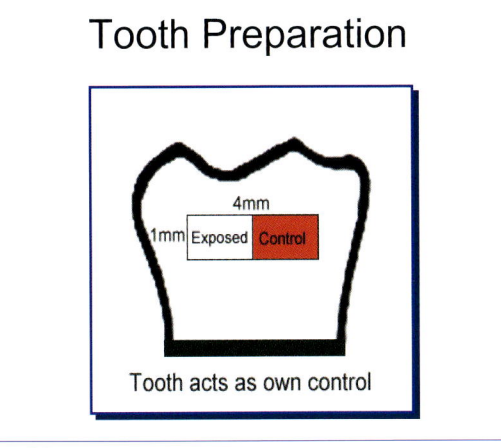

Fig. 123

Polarized Light Results

Pre- and Post-Lesion Changes

	Group	H$_2$O	Thoulet's 1.41
Control	I	15.5 ± 24.7%	19.6 ± 25.6%
Two-Paste	II	-7.8 ± 23.8%	-18.1 ± 38.6%
Crest	III	-11.3 ± 7.2%	-5.6 ± 18.1%
Enamelon	IV	4.9 ± 4.1%	-0.05 ± 21.4%

Minus Values Indicate Remin.

Fig. 124

■ インターナショナル・エナメル・シンポジウム

らかに異なっていました。しかし、ツーペーストを使ったグループはサウレット溶液で封入して観察するとコントロールと比較すると著しく異なる結果でした。結論的には、それぞれの成分に効果はありましたがまとめてチューブの中に入れた場合にはなんらかの反応が生じたためか、効果はありませんでした。

このpHサイクルの経験から、今度はもっと口腔内に近い環境で見ようと、口腔内でのモデル実験のシステムを作りました。口腔内をラボとして使う発想です。実験歯片を取り出して研究室に持ち帰りそれを測定して比較検討するわけです。

このような口腔内の実験システムを使った例は他にもありますが、この実験は取外し可能な器具を用いる方法で、可撤性のアプライアンス（義歯様の装置）を使います。頬側あるいは舌側に取り付けるアプライアンス、両側のアプライアンス、さらに、単一の切片をアプライアンス取り付けた場合とクラウンを使った場合との比較、それから、実験歯片に番号をつけることなども行いました。

Fig. 127は、可撤性の下顎用アプライアンスで、実験歯片をワックスで埋没して取り付けた例です。これはコープロン氏が開発しました。徐放性フッ化物製剤を開発し、アプライアンスを口の中に装着して、フッ化物の効果や影響を調べた時に用いた装置です。

取り外し可能な実験装置はアメリカでよく使われます。ここに紹介するのはアラバマ出身のテッド・クーロリダーが行なった実験です。ICTと呼ばれる口腔内ウ蝕誘発実験を行いました。彼は両側タイプのアプライアンスを使いました。そして装置の両側にサンプル歯片を置きました。また、サンプル歯片はその頬側フランジ部分に配置しました。しかし、サンプル歯片はくぼみに置くかダクロン・メッシュをのせるかしないかぎり歯垢は歯片にあまり付着しませんでした。

Fig. 125
Fig. 126
Fig. 127
Fig. 128
Fig. 129

Analysis

- ANOVA followed by Duncan's Multiple Range tests indicated the two-paste system and Crest™ were different than control when examined in water. Only the two-paste system was significantly different than control when using Thoulet's 1.41.

Fig. 125

Intra-oral Model Systems

- Removal appliances– palatal – bilateral– etc.
- Single Section– appliance vs crown
- Banding – teeth extracted

Fig. 126

Fig. 1—Removable intra-oral mandibular appliance with FRD mounted with wax in a recession in the midline and enamel specimens mounted in the lingual acrylic bilaterally.

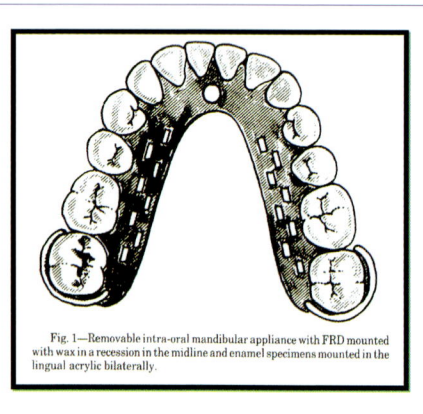

*Corpron, R.E., et al, J Dent Res (Spec Iss):828-831, April, 1992

Fig. 127

Removal Appliances

- Intra-oral Cariogenicity test (ICT)—1964
- Pioneered by Ted Koulourides in Alabama
- He used a Bilateral appliance
- Samples placed in buccal flange
- Dacron mesh used to enhance plaque accumulation—natural composition altered
- Extra-oral treatments and sugar rinse
- Hardness testing for evaluation
- Bovine– flattened surfaces used

Fig. 128

―脱灰と再石灰化―

　自然の状態と若干の差異がみられたものの、大きくは違いは認められませんでした。次いでアプライアンスを外し、研究室で糖の溶液に入れました。あるいは時間にあわせて、夜、家に持って帰り、口に戻しました。そして、表面硬さも評価しました。この実験では表面を平坦にした牛のエナメル質表層部を使いました。この図は、実際に口腔で装着したアプライアンスの状況を示しています。サンプルがこのように器具のアクリルレジンの中に埋め込まれているのがわかると思います。

Fig. 130

　このような口腔内ウ蝕試験によってたくさんのことがわかってきました。そして脱灰されたアパタイトが実際に回復することもわかってきました。しかし、ウ蝕が100％健全なエナメル質の歯質にまで回復したことはありません。アパタイトを構成する無機成分も加えることができますが、完全には回復しません。シルバー・ストーン先生が見いだしたように、フッ化物の応用は歯質の再硬化の速度を上げます。また、あらかじめ軟化しておいた歯の表面は、健全なエナメル質表面よりも多くのフッ素を取り込みます。また彼が見いだした獲得的な酸抵抗力が、歯の再石灰化を通じて起こります。ですから、脱灰と再石灰化の繰り返しはテッド・クーロリダーが名付けた"獲得的な酸抵抗力"を生じさせました。このような数々のウ蝕実験による挑戦の結果、エナメル質が再石灰化により、より酸に対して抵抗性が増すということがわかってきたのです。

Fig. 131

　テッドの何年にも及ぶ実験の結果、現在の結論に至っているわけです。フッ化物の脱灰、再石灰化への影響をまとめてみますと、固体の中にフッ素があれば溶解度は低くなり、溶液に含まれるフッ素は脱灰を抑制することが分かりました。

Fig. 132

　また、再石灰化を促進させるためには、フッ素の濃度があまり高くてはいけないということも分かりま

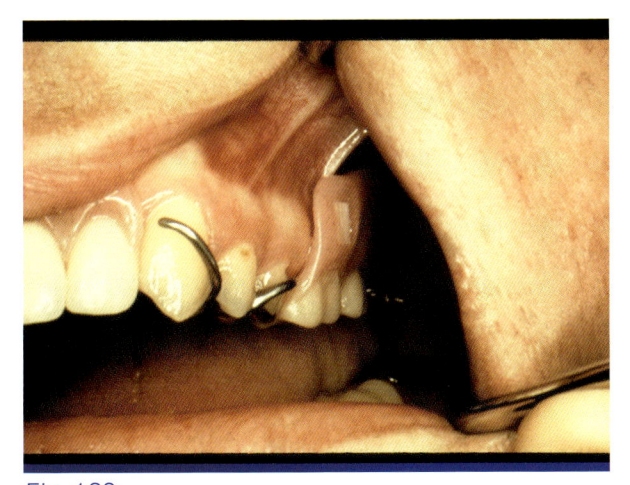

Fig. 129

Fig. 130

ICT Findings

- Some rehardening occurred by saliva but never 100%
- Fluoride enhanced rate of rehardening
- F uptake greater in pre-softened
- Acquired acid resistance through Remin
- Enamel Adaptation to cariogenic challenges

Fig. 131

Fluoride and De/Remineralization

- Fluoride in solid may lower solubility
- Fluoride in solution inhibits demineralization and high concentrations may prevent demin.
- Only small concentrations of fluoride are needed to enhance remineralization
- Remineralization is harder to measure and detect than lesion formation

Fig. 132

■ インターナショナル・エナメル・シンポジウム

した。フッ素濃度を下げることにより、再石灰化の効果が促進することが分かりました。このことは脱灰と再石灰化を考える上で大変有効です。再石灰化を検出しそれを測ることは、脱灰をつくることよりもはるかに難しいことです。そして組織の溶解を観察することは再石灰化を観察することよりもはるかに易しく、そして再石灰化には脱灰よりもはるかに長い時間を要します。そうすると、どんな装置が歯垢から生じる酸による脱灰と再石灰化を観察するのに適しているのでしょうか。これまで行われた実験の中には、両方同時に観察するシステムあるいは片方のみを見る装置も考案されました。アプライアンスの位置、例えば、頬側、舌側、口蓋側などいろいろな部位を使った実験、そして、牛、人や豚のエナメル質を比較した実験もあります。また、事前に軟化したエナメル質の表面、平らにしたエナメル質の表層、また病巣のあるエナメル質と健全なエナメル質との比較なども実施されています。またアラバマの研究では、口腔内や口腔外でフッ化物、ショ糖や他の溶液に浸して比較した研究もあります。

Fig. 133

それから、矯正バンドを使ったモデルは、ビヨルン・オルガードが1983年に行った実験が矯正学的な実験モデルとして人気があります。これは2つの支台歯に矯正用のバンドを使い、プラークが蓄積する場所を作るやり方です。そして、天然の歯面のバンドの裏の部分は選択的な場所としてプラークを蓄積させ、短期間に脱灰を起こさせます。その後、その歯を矯正的理由で抜歯しラボでその歯を評価をしたところ、4週間で表面が軟化することが分かりました。そのプラークは通常のプラークと同等であったと報告しています。と同時に保護されていた部分には強い酸抵抗性があったことも報告しています。

Fig. 134

Fig. 135

このようにバンドを使った場合には脱灰が促進されます。このことは、溶液の不透過性が亢進した結果

Other Appliance Types

- Specimen carriers-recessed for plaque (demin) but flush to study remin (less plaque)
- Approximal---buccal—lingual or palatal sites have been used
- Bovine vs human enamel
- Pre-softened, flattened, lesion or sound
- Normal oral environment vs extra-oral exposures—F, Sugar, trt.

Fig. 133

Banding Models

- Ogaard's Orthodontic model-1983
  Used two posts and band to create space for plaque accumulation
  Banded teeth earmarked for extraction
  Four wks gave surface softened lesions
  Plaque similar to normal
  Protected area gives strong acid challenge

Fig. 134

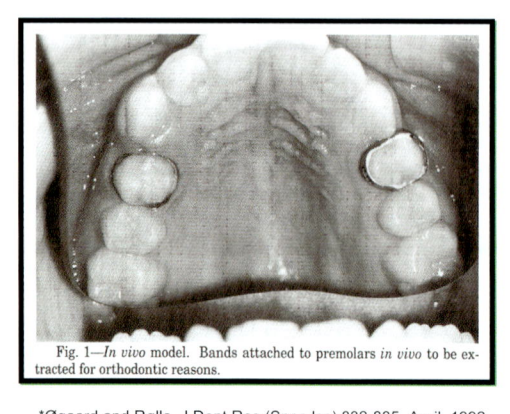

Fig. 1—*In vivo* model. Bands attached to premolars *in vivo* to be extracted for orthodontic reasons.

*Øgaard and Rølla, J Dent Res (Spec Iss):832-835, April, 1992

Fig. 135

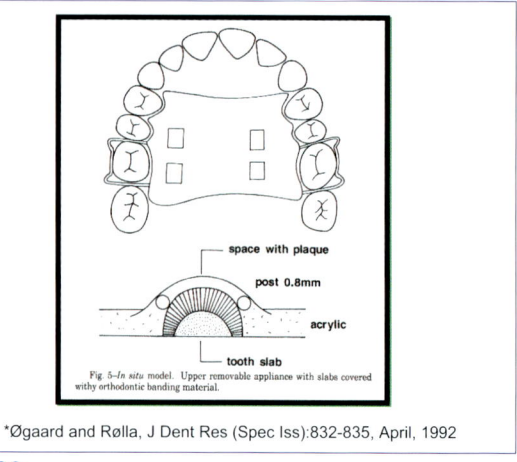

Fig. 5—*In situ* model. Upper removable appliance with slabs covered with orthodontic banding material.

*Øgaard and Rølla, J Dent Res (Spec Iss):832-835, April, 1992

Fig. 136

と考えてよいのではないでしょうか。次いで歯を抜歯する代わりに口蓋部にプレート状のアプライアンスを考案し、バンド実験と同様にプラークが蓄積するスペースを提供する実験も行っています。

　彼はいくつかの実験をこの方法で行い、いろいろなパラメータについて評価しています。このバンドモデルの良いところは、既往歴の分かっている小児の口腔環境で天然歯面を使うことが出来るということ、それから、口蓋側のアプライアンスを改良することによっていろいろな実験を行なうことが出来る点です。そして、彼は実験によってわかったことの一つとして、エナメル質よりも根面の方が脱灰が速いということを報告しています。

　そこで私達はシングル・セクション・モデルという方法で、口腔内試験をしました。クリーナーは同様の実験を類似の器具と溝を付けて実験を行っていますが、私たちは歯質が欠損した臼歯にクラウンを作って行なうモデルを開発しました。私どもアイオワ大学のクラウン・モデルは、頬側面と隣接面を使います。ステファンが行ったクリーナーの実験モデルでは図のeの床の下面に切片があり、いろいろな条件下でエナメル質の脱灰状態をしらべることができます。さらにシングル・セクションの良いところは、より自然なプラークの堆積条件下で実験することができるということです。それから、1つの歯片を使うことにより、同じ環境下での実験前・後の評価が出来ます。大きなアプライアンスは必要ありません。また、自然な歯面、根面、あるいは病巣を扱うことが出来ます。そして、比較的短期間に評価することもできます。すでに紹介しましたように、フッ化物、唾液、食事などの影響を測ることができます。

　そして私たちは、偏光顕微鏡でそれぞれの病変に関して、実験前後で比較を行ったわけです。例えば、

Fig. 136
Fig. 137
Fig. 138
Fig. 139
Fig. 140

Banding Model Advantages

- Natural surface except for slight pumicing
- Children's oral environment not adult
- Does not interfere with normal oral hygiene
- May use know history of child in studies
- Modified for palatal appliances as well
- Root surfaces demineralized 2.5 times faster

Fig. 137

Single Section Models

- Creanor et al, 1986 Appliance with slot for section
- Kotsanas et al, 1986 Missing molar space used to make contact area
- Wefel et al, 1986 Iowa Crown Model– buccal or approximal site

Fig. 138

Fig.—The intra-oral appliance, demonstrating the lingually-placed enamel-section-holding trough area (a & b), containing nail-varnished enamel sections (e), and the salivary entrance (X) and exit (Y), on its left-hand side.

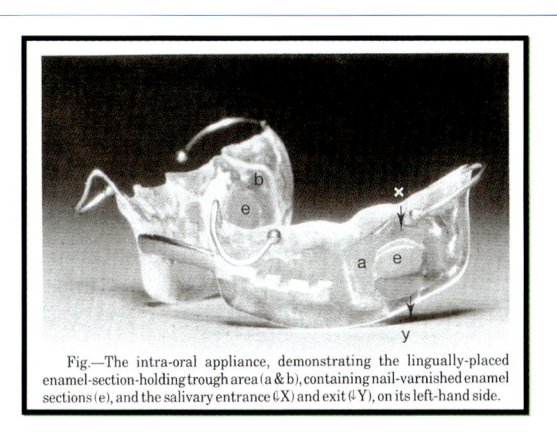

*Stephen, K.W., et al, J Dent Res (Spec Iss):856-859, April, 1992

Fig. 139

Single Section Advantages

- Natural Plaque accumulation
- Evaluation of pre and post on same section
- No bulky appliances need
- Natural surfaces and lesion enamel used
- Root surface demin also evaluated
- Changes in hard tissue in relatively short period of time
- Can measure changes from F, saliva, diet, etc

Fig. 140

■ インターナショナル・エナメル・シンポジウム

　ウ蝕病巣について再石灰化前後で、病巣内のポアサイズの割合が1％、5％、10％、25％と変化するようすを評価しました。その例ですが、中央のポア25％の部分は小さくなって、再石灰化実験終了後では三角形の領域に小さくなっていることがおわかりいただけると思います。

Fig. 141

　ダーク・ゾーンを見て下さい。脱灰深度という観点では病巣の深部にまで再石灰化が及んで、ダーク・ゾーンでの再石灰化も進んでいることが分かります。これは封入剤としてキノリンを使って観察したものです。

Fig. 142

　アイオワ大学での口腔内クラウン・モデルによる実験ですが、先程と同じテクニックを使っています。この方法では隣接面および反対側の隣接面を使って自然のプラークの堆積状態下で実験を行なうことが出来ます。そして通常の食事を維持できます。切片を作製して脱灰と再石灰化の推移を偏光顕微鏡または顕微X線法で評価しました。幸いこの方法は患者さんにも受け入れられやすい方法のようです。

Fig. 143

　この口腔内試験は歯冠にも歯根にも応用可能です。Fig. 144の左上の切片をご覧ください、トリミングしてエナメル質とその下にある象牙質だけを残しました。そして通常のクラウンによる補綴の必要な患者

Fig. 144

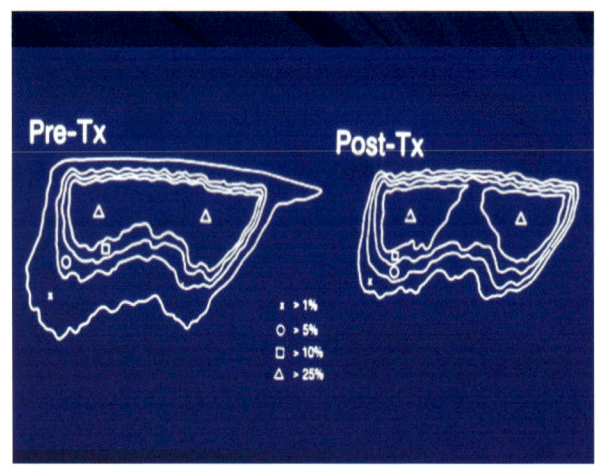

Fig. 141

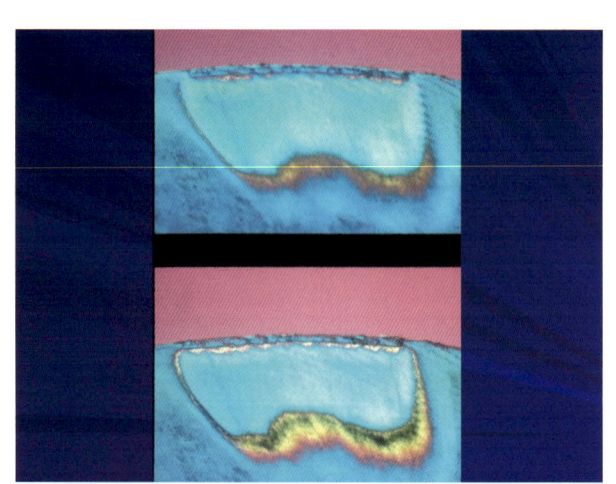

Fig. 142

Iowa Intra-oral Crown Model

- Natural Plaque accumulation
- Approximal site
- Normal Diet maintained
- Exposure to Demin and Remin periods
- Evaluation with sensitive laboratory techniques—PLM or TMR
- Acceptance high by patient

Fig. 143

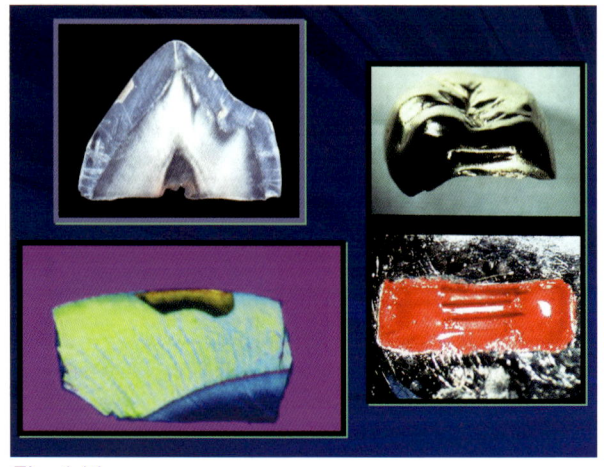

Fig. 144

― 脱灰と再石灰化 ―

　さんに、このようにクラウンの隣接面に溝をつくり、歯片をマニュキュアで被い、クラウンに留めておくだけでこの試験はできます。

　このような実験システムはマーク・ジャンセンによって開発された方法です。pHを遠隔測定法でモニタリングしながら行います。彼の協力によって1985年に、初めて私たちはこの歯冠モデルを使った試験を行いました。リン酸カルシウムの再石灰化溶液とフッ素による洗口、それから、イオン交換水をコントロールとして実験を行いました。スライドに示したケースでは、エナメル質の切片を酸性ゲルの中に入れて人工のホワイトスポットを作りました。私達は10個のクラウンを使ってクロスオーバー試験を行ない、いろいろな封入剤に浸してそれぞれの病巣の大きさの変化を評価しました。

　こちらの図はサウレット1.47で封入して観察したものですが、エナメル質の病巣の25％以上のポアボリュームの部分を口腔内実験前後で比較しています。スライドの上の方は実験前、下は実験後です。ご覧のように病巣が縮小していることが分かります。キノリンで封入したCとDに関しても同じです。当初は

Fig. 145
Fig. 146
Fig. 147
Fig. 148

Development of an Intra-oral Single-section Remineralizing Model

J.S. Wefel, G.J. Maharry, M.E. Jensen, and J.D. Harless

J Dent Res 66(9):1485-1489, September, 1987

Fig. 145

First Iowa Crown Model Study (1985)

- CaPO4 mineralizing solution vs 0.05% sodium fluoride rinse vs de-ionized distilled water
- Enamel sections with artificial white-spot lesions—acidifed gel lesion formation
- Three round cross-over design-10 subjects
- Monitored changes in lesion size after imbibition in various media

Fig. 146

Pre and post treatment changes in enamel lesions viewed using Thoulet's 1.47 (a,b) and quinoline (c,d)

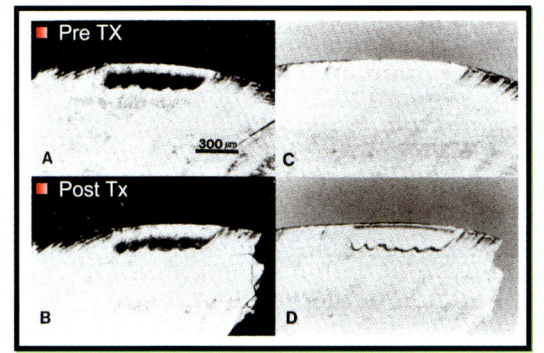

A Pre TX C
300 µm
B Post Tx D

* (Wefel, JS, et al, J Dent Res 66(9):1485-1489, 1987)

Fig. 147

Mean Percent Change in Lesion Area

Distilled Water Rinse

Medium	N	Mean	S.D.	P
Air	6	0.098	±5.536	—
Water	6	-3.908	±4.561	0.088
Thoulet's 1.41	5	-13.575	±20.397	0.210
Thoulet's 1.47	5	-2.905	±28.352	—
Quinoline	10	4/10 increase in dark zone		

Fluoride Rinse

Medium	N	Mean	S.D.	P
Air	11	-1.495	±9.289	—
Water	11	-7.331	±15.609	0.147
Thoulet's 1.41	10	-15.585	±14.235	0.007
Thoulet's 1.47	9	-15.46	±20.987	0.056
Quinoline	13	7/13 increase in dark zone		

Mineralizing Rinse

Medium	N	Mean	S.D.	P
Air	9	-3.247	±6.423	0.165
Water	9	-5.195	±7.196	0.060
Thoulet's 1.41	8	-12.804	±16.696	0.065
Thoulet's 1.47	8	-12.36	±26.693	0.230
Quinoline	9	4/9 increase in dark zone		

* (Wefel, JS, et al, J Dent Res 66(9):1485-1489, 1987)

Fig. 148

なかったダークゾーンが、実験後にウ蝕が進行している部分の先端部に見えるようになったのがわかります。蒸留水を用いた対照群では脱灰が生じました。蒸留水の洗口とフッ素の洗口を比較した実験結果では、再石灰化液の効果はフッ素洗口が明らかに優位で、例えばフッ素洗口では再石灰化領域の拡大は13例中7例において生じています。

　このシステムを使った別の実験をご紹介します。こちらは新しいフッ化ナトリウム歯磨剤の試験です。フッ化物を添加した製品の評価で、一つはフッ化ナトリウムを添加した歯磨剤、そして別の歯磨剤には新しく開発されたポリアンフォライトが添加されています。人工のウ蝕病変ですが、表層の脱灰抑制剤としてpHで粘度調節できる増粘剤のCarbopolを入れて初期ウ蝕を作りました。25歳から56歳までの25人を被検者としました。また、4項目のクロスオーバー試験として実験を実施しました。テスト製品は0ppmの歯磨剤、標準の1100ppm、2800ppmの歯磨剤、新材料のポリアンフォライト高分子が入った歯磨剤を比較しました。評価方法は偏光顕微鏡とマイクロラジオグラフィーです。

　これはその一例ですが30日間口腔内に装着後、口腔外に取り出しました。このように歯垢が付着していることがおわかりいただけると思います。

　マイクロラジオグラフィーの結果で、エナメル質の病変を見てみます。ΔZというのが脱灰量の回復率です。フッ化物が含まれていない群はコントロール群です。コントロール群では脱灰が継続しています。しかし、フッ化物を含む群に関しては再石灰化が生じています。エナメル質では新成分に1100ppmのフッ化ナトリウムを含んだ場合と、2800ppmのフッ化ナトリウムを含んだ場合に非常に大きな再石灰化量が観

Fig. 149

Fig. 150

Fig. 151

Fig. 152

De/remineralization from Sodium Fluoride Dentifrices

J. S. Wefel, M.E. Jensen, P.T. Triolo, R.V. Faller, M.M. Hogan and W.D. Bowman

Am J Dent, Vol 8, No. 4, August 1995

Fig. 149

De/remineralization from Sodium Fluoride Dentifrices

- Lesions created on human enamel/root using Carbopol® C907. Outer layer removed.
- 25 panelists between 25-56 years of age. Mean=33
- Intra-oral crown model using a four-leg crossover design and a 4-wk test period
- Test products include control dentifrice with 0ppm F-, 1100ppm F-, 2800ppm F- or toothpaste with Polyampholyte and 1100ppm F-
- Lesion change measured using Pol-X and MRG

*Wefel J.S., et al, Am J Dent, Vol 8, No. 4, August, 1995

Fig. 150

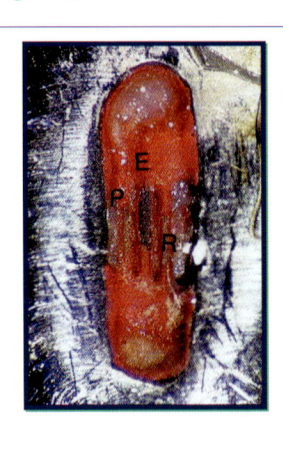

- Cast crown containing sections of root (R) and enamel (E) after intraoral exposure. Note the presence of plaque (P) on the samples.

*Wefel J.S., et al, Am J Dent, Vol 8, No. 4, August, 1995

Fig. 151

Δ(ΔZ) Enamel Lesions (MRG)

F- dentifrices	Vol % μm	N	Statistical grouping
0	467 ± 380	23	A
1100	-107 ± 401	23	B
2800	-322 ± 463	23	C
Polyampholyte + 1100	-435 ± 478	23	C

Δ(ΔZ) Root Lesions (MRG)

F- dentifrices	Vol % μm	N	Statistical grouping
0	8358 ± 5256	21	A
1100	4166 ± 4275	22	B
2800	1889 ± 2639	20	C
Polyampholyte + 1100	2112 ± 3060	20	C

ANOVA with Waller-Duncan K-Ratio Test - P<0.05

Percent Change in Root Lesion Area (Pol-X)

F- dentifrices	% change ± S.D.	N	% inhibition
0	-21.1 ± 27.3	23	—
1100	-13.2 ± 26.8	24	37
2800	-3.21 ± 30.1	24	85
Polyampholyte + 1100	1.58 ± 29.4	24	—

*Wefel J.S., et al, Am J Dent, Vol 8, No. 4, August, 1995

Fig. 152

―脱灰と再石灰化―

察されました。次に根面ウ蝕です。根面ウ蝕はすでにお話しましたように再石灰化よりむしろ脱灰が大きいのですが、コントロール群ででは8000Vol%・μmまで脱灰が見られ、順次フッ素濃度に応じて脱灰が減少する傾向が認められました。

歯根の脱灰量の変化を比較したのが表の一番下ですが、フッ素が2800ppmの製品と新製品は非常に大きな再石灰化が見られていますし、脱灰も少ない事が分かります。結果として新しい成分を歯磨剤に加える事により、1100ppmでも2800ppmの結果を上回る良い結果が得られています。

Fig. 153

最後に、最近我々が行なったプロジェクトを紹介します。クロルヘキシジンという抗菌剤を使うことにより細菌を除き、歯垢の発生を抑制しようという試みです。この実験では私達は歯冠モデルを30名に使用しました。3セットのクロスオーバー試験を行ない、プラセーボ、つまりフッ化物を添加していないものと、1100ppmフッ化物入りの歯磨剤、そしてフッ素に加えてクロルヘキシジンを添加した歯磨剤を、1日目と14日目に投与した群で比較しました。4週間実験を継続し、その間被験者自身が経過を記録し、私たちがウ蝕病巣の変化を評価しました。

Fig. 154

Fig. 155は病巣の大きさの変化を実験開始前後で比較したものです。左下のプラセーボ群の結果では、歯根表面の脱灰が進んでいることがわかります。右側ですが、サウレット1.47で封入して見たものです。クロルヘキシジンを使ったグループでは病巣が小さくなっています。

Fig. 155

Fig. 156は1100ppmのフッ素を添加した歯磨剤とクロルヘキシジンをプラスした歯磨剤の評価結果を表にまとめました。クロルヘキシジンとフッ素を添加した歯磨剤は、通常の1100ppmのフッ素を添加しただけの歯磨剤よりも良い結果を出ています。

Fig. 156

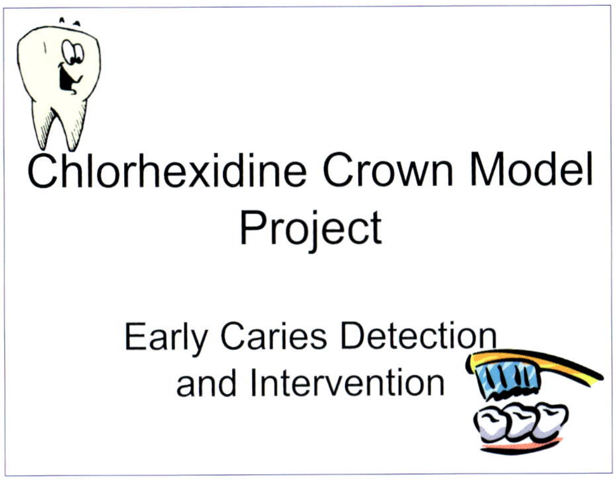

Fig. 153

Fig. 154

Early Caries Detection and Intervention
Chlorhexidine Crown Model

Methods
- Thirty patients in need of full crown were recruited
- Three round crossover design
- Brush at least for 1 min, two times daily
  - Placebo (no fluoride)
  - 1100 ppm F dentifrice
  - 1100 ppm F dentifrice with CHX @ day 1 and 14 (CHX+)
- Sections exchanged after each round (4 wks.)
- Patients record brushing times on diary card
- Lesion changes recorded and measured

Fig. 155

Fig. 156

Early Caries Detection and Intervention
Chlorhexidine Crown Model

Polarized Light Evaluation of Enamel Sections

Product Code		% Reduction in Lesion Area		
		Water	Thou 1.41	Thou 1.47
Placebo	Mean	-1.11	9.60	37.94
	N	28	28	28
	Std Dev	11.59	14.90	18.42
1100 ppm F	Mean	5.71	15.19	38.78
	N	28	28	28
	Std Dev	7.16	13.47	19.21
CHX + 1100 ppm F	Mean	8.23	18.83	51.25
	N	28	28	28
	Std Dev	8.36	9.97	15.81

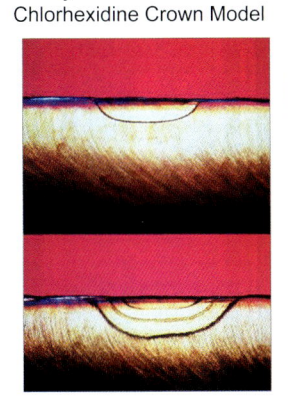

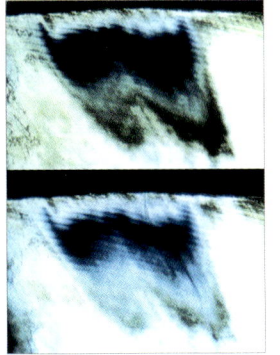

■ インターナショナル・エナメル・シンポジウム

　Fig.157は根面ウ蝕の結果です。やはり、エナメル質のウ蝕と同じようにクロルヘキシジンを含む製品において病巣が縮小していることが分かります。　Fig.157

　クロルヘキシジンと1100ppmのフッ化物を添加した歯磨剤は、プラセーボに比べてはっきりとエナメル質および根面で効果をもたらしています。クロルヘキシジンは1100ppmのフッ化物を単独で添加した歯磨剤よりも病巣を減少させました。ミネラルが喪失量の最も大きいエナメル質ウ蝕で大きな差が生じています。これはとても興味深いことでした。なぜなら最も再石灰化が必要な場所というのは最も無機質の溶失量が多い部分だったからです。つまり最も脱灰が進んでいる部分への有効打だったのです。　Fig.158

　結論として、フッ化物にクロルヘキシジンを加えることによって根面およびエナメル質のウ蝕の両方に効果的であることが分かりました。　Fig.159

　1985年に始めたヒト口腔内クラウンモデルによる実験ですが、私達はポアボリュームの大きさとミネラル含量の変化を測定するために、20種類以上の研究を実施しました。同一の切片を用いるシングルセクションの手法により、実験前と後の変化を測定することができました。これらの歯片は歯の隣接面に置くことでさまざまな実験系を組むことができます。私たちはそこで脱灰と再石灰化、口腔内常在菌叢の影響、食事中や唾液の影響などについて調べたわけです。　Fig.160

　ここで先ほどのウ蝕プロセスの図に戻りましょう。未だに解決されていない問題があります。理想的な再石灰化溶液はどういうものであるかという問題です。また、どのようにしたら脱灰を起こさないようにすることが出来るかについては明確には分かっていませんが、食事によって、あるいは宿主の環境を変え　Fig.161 Fig.162

Early Caries Detection and Intervention
Chlorhexidine Crown Model

Polarized Light Evaluation of Root Sections

Product Code		% Increase in Lesion Area	Lesion Depth in Sound Root (μm)
Placebo	Mean	79.28	146
	N	30	30
	Std Dev	85.52	110
1100 ppm F	Mean	26.58	82
	N	30	30
	Std Dev	59.68	88
CHX + 1100 ppm F	Mean	19.65	69
	N	29	29
	Std Dev	42.07	84

Fig. 157

Early Caries Detection and Intervention
Chlorhexidine Crown Model

Results
- CHX⁺ and 1100 ppm F dentifrice consistently and significantly ($p<0.05$) out-performed the placebo using enamel and root tissue.
- CHX⁺ reduced lesion area more than the 1100 ppm F dentifrice alone.
  - Significant differences ($p<0.001$) were found in regions of the enamel lesions with the greatest mineral loss (Thoulet's 1.47).

Fig. 158

Early Caries Detection and Intervention
Chlorhexidine Crown Model

Conclusions
- CHX in conjunction with a fluoride-containing dentifrice appears to be an effective intervention therapy in fighting active caries in both root and enamel tissue.

This study was supported by NIH/NIDCR grant PO1 DE13540

Fig. 159

Iowa Intra-Oral Crown Model

- First used in 1985 (J Dent Res 66(9):1485-1489, 1987)
- Over twenty studies successfully completed
- Designed to measure changes in pore volume and/or mineral content
- Allows the same tissue to be characterized before and after treatment using the single sections
- Sections placed approximately
- Flexible design accommodates a variety of investigations -- De- and remineralization, microflora effects, dietary factors, salivary effects
- Good patient compliance

Fig. 160

－脱灰と再石灰化－

ることによって脱灰を抑制できるはずです。

　今日ここに紹介した研究は私ひとりで行ったものではなくチームワークに支えられて行った研究です。地元アイオアではジェフ，マギー，ジュディー，パット，シャノン，ディアン、またその他の多数の人達が今も研究を続けています。

　それからクラウンモデルを使ったこの臨床研究に関しては、この他にも多くの人々が参加、協力してくださったことをご紹介させていただきたいと思います。

　ご清聴ありがとうございました。

Fig. 163
Fig. 164

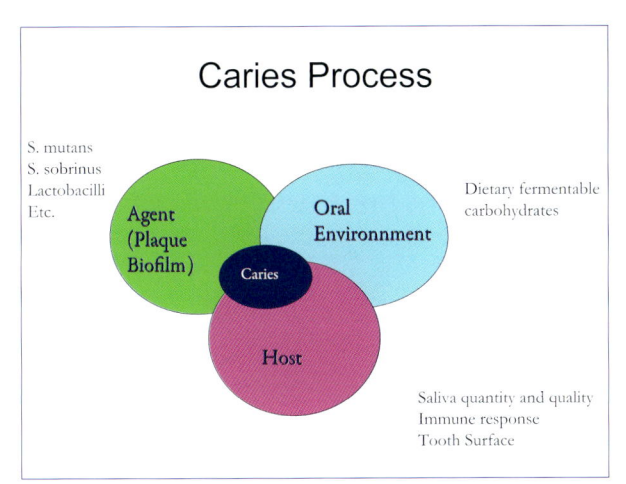

Fig. 161

Caries Process

S. mutans
S. sobrinus
Lactobacilli
Etc.

Agent (Plaque Biofilm)

Oral Environnment

Caries

Host

Dietary fermentable carbohydrates

Saliva quantity and quality
Immune response
Tooth Surface

Fig. 162

Research/Administrative Staff

- Jeffery Harless
- Maggie Hogan
- Judy Heilman
- Pat Hancock

- Sharon Seydel
- Diane Ament
- Rich Ballandby

Fig. 163

Clinical Research Staff

- Cindy Asmusson
- Tom Flynn
- Donna Stark
- Sharon Hanson

- Clinicians: Dan Chan—Pete Triolo—Hema Gupta—Peggy Merril—Sherry Timmons—Saulo Geraldeli

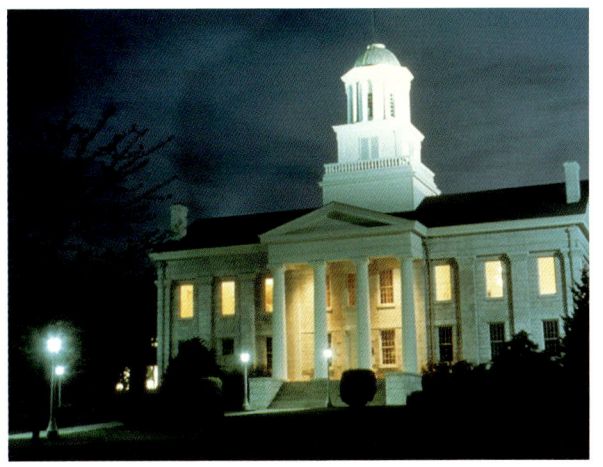

Fig. 164

■ インターナショナル・エナメル・シンポジウム

議　長：
　ウェッフェル教授、ありがとうございました。昼食までまだ数分ありますので、皆様からのご質問がありましたらお受け致します。すぐに無いようでしたら、私から1つ質問があるのですが…、少し不安になったのは、実際に誰かのエナメル質を、あるいは牛の歯を自分の口の中で実験するということです。そこにはちょっとしたリスクがあると思うのです。わずかなリスクですが、どうなのでしょうか。私は倫理委員会のメンバーでもある関係で気になるのですが、狂牛病やその他の異種タンパクの問題がありますよね。すでにお話の中で触れられたかもしれませんが…、それについてコメントをいただけますか。

ウェフェル：
　サンプル全てについて必ず滅菌してから実験を行っています。この点に関しては、今まで問題が起きたことはありませんし、今後も問題がないことを願っています。しかし、このようなルーチンワークについて学内の倫理審査委員会（IRB）が常にサンプル全てについて、可能な限りのベストな滅菌方法をとるよう求めています。必ずベストの滅菌してからクラウンを挿入するのが標準の手順です。

質　問：
　今のコメントに関してなのですが、最大限、ベストな滅菌をしているという事なのですが、もし完全に滅菌できていることが担保されなければ、先生もそしてこれから同様の実験を試みたいと考えている研究者も含めて実験ができなくなると思うのですが。

ウェフェル：
　必ずベストな方法で滅菌している、としか申し上げようがないと思います。

質　問：
　では、具体的にはどのようなプロセスで滅菌を行なっておられるのですか。

ウェフェル：
　ひとつは、放射線を使っています。歯片それ自体にも照射しますが、極めて効果的です。切片を作る段階においては液体による滅菌もしています。まず、歯全体を滅菌するわけです。その後に脱灰病変を作り、切片に関しては放射線による滅菌を行なっています。臨床においてクラウンを装着する場合も同じことだと思うのですが、クラウンを口腔内に装着する前にはまず細菌による汚染を心配しますので、滅菌を考慮しているわけです。それは臨床のどんなクラウンであっても同じだと考えます。

議　長：
　ロビンソン教授がコメントをしたいとの事です。

ロビンソン：
　イギリスでおきた同様の問題についてコメントさせていただきます。私達はエジンバラにある狂牛病研究施設の人と話をしたことがあります。除去が比較的容易ないくつかの問題に比べて、これが大きな問題

だったからです。先生はどのような薬剤で滅菌されているのかわかりませんが、彼らが最終的に勧めた方法は17時間の次亜塩素酸による滅菌でした。彼らはヒト・牛由来の組織については、この方法による滅菌後で何の問題も検出していないと言っておりました。ただ、少し問題なのはpHが高いのです。pH10ですとタンパクは分解してしまいます。タンパクを取り出してみたのですが、私達が行った実験結果からは、これは後ほどお話しする実験モデルに関係しますが、エナメル質の溶解度や炭酸含有量などの実験結果に特に影響はみられませんでした。

ウェフェル：
　我々は次亜塩素酸タイプの溶液に約1週間浸漬しました。

ロビンソン：
　もしも（牛の）試料にそのような懸念があればと思いまして付け加えさせていただきました。

ウェフェル：
　ずっと以前にそのような心配をしましたので、我々の研究ではヒトの歯を試料として使うことにしました。牛由来の試料は使いません。私達が行った実験ではすべて、ヒトの抜歯した歯あるいは脱落した歯を使っています。

議　長：
　ジム、どうもありがとう。皆様、拍手をお願い致します。

ＭＣ：
　では、昼食の時間です。どうもありがとうございました。

■ インターナショナル・エナメル・シンポジウム

医原性脱灰によるエナメル質の喪失
Enamel Loss from Iatrogenic Demineralization Procedures

議　長：

　皆様、お昼は如何でしたか。私も美味しく頂きました。午後のプログラムですが、細かな変更をさせていただきたいと思います。当初のプログラムから多少、変更を加えました。よりロジカルに話を進めるために入れ替えをすることにしました。もうすでに通訳の方は担当が決まっていて、同時通訳の仕事というのは非常に疲れますので、最初のプレゼンテーションの後に5分間程休憩をし、すべてのプレゼンテーションの後に短い休憩を必ず入れて一息つけるようにした事です。

　もう一点。次のスピーカーはバーチャルでしか登場いたしません。声も出てきますしスライドも出てきますが、質問する事は出来ません。講演中に問題提起になることがあるかも知れませんが、そういう問題についてはおっしゃっていただければ、ここにいる他の演者で答えられる方がいるかと思います。また、プレゼンテーションではメールアドレス、連絡先もありますので、もし私達の方で満足のいく答えが出せないということであれば、ボイド先生に直接、連絡することも出来ると思います。

　ボイド先生について少し紹介させていただきます。ボイド先生は1968年に私の口腔解剖学の先生でした。プレゼンテーションからも分かると思いますが、先生はロンドン・ホスピタル・メディカル・カレッジで勉強され、ファーンヘッド先生の影響を受けていらっしゃいます。ボイド先生はデンタル・サージェリーのバチュラーの学位を1958年に取っておられます。イギリスのロイヤルカレッジの口腔外科医の資格を次の年にとっておられます。そして1964年にphDを終了されました。おそらくSEMを使って生物学的な試料を研究した初めて学位論文であると思います。彼の学位論文は今でもSEMの原典と言われ、形態学を目指す学生には読むように教えられています。この会場の皆さんもご存知でいらっしゃると思いますが、それ以降、ボイド先生は数百から一千編に達する論文を発表していらっしゃいます。私自身、先生は電子顕微鏡学者として世界で有数の方だと思います。ご本人はここにいらっしゃいませんが、DVDによる先生の話と動画に接することができ、大変勉強になると思います。それではスライドショーをスタート致しましょう。

ボイド：

　自然なエナメル質は、エナメル質の外表面に対して垂直に加えられる圧縮力には充分耐えるよう巧妙に設計されています。エナメル質は通常の使用や咬耗によって、時に剥離するような非常に鋭利な壊れ方になりますが、これ自体がメリットになることもあります。しかし、人工的なエッチング処理がいくつかの歯科治療の中で行なわれます。エナメル質の構造は時に引っ張り応力に抵抗する必要もありますが、これはエナメル質の構造には不自然な応力です。例えば、コンポジットレジン修復では、窩洞辺縁でエナメル小柱に平行に亀裂を生じる事があります。また、スケーリングでは引っ張り応力がかかります。これは歯頸部エナメル質から石灰化したプラークを取ろうとする時にかかる応力ですが、これはレッチウスの褐色条として知られているエナメル質の成長線に平行に剥離破壊が生じます。

　エッチングの処理は接着性コンポジット・レジン修復の過程で行われる処理の1つですが、ちょっとした不注意や、また適切なエッチング処理がなされた場合でもその加減に応じてエナメル質が溶解し、エナメル質を傷つけることがあります。

―医原性脱灰によるエナメル質の喪失―

　そこで私たちは、実験室と臨床の両方でエナメル質をさまざまなエッチング処理方法により、どのくらいの量のエナメル質が溶解し、また矯正のブランケットを撤去することによって健全なエナメル質がどのくらいダメージを受けるかについて調べました。また、矯正のブラケットを撤去する際に健全なエナメル質表面にどのような現象が起きるかということを検討しました。

　ヒトの健全な歯の組織へのダメージを見るために、矯正治療のために萌出後間もなく抜歯をした小臼歯を用いて長軸方向に4つに切りました。

Fig. 1

　タングステン・カーバイト・バーで浅く溝を掘り、真ん中の部分とそしてそこから離れたエナメル質表面の部分を酸によるエッチングから保護するために、水平方向にネールバーニッシュを塗布しました。

　酸でエッチングした後SEMで観察し、溝に沿って軸方向に全体の脱灰深度を計測しました。また小柱のエッチングされてできた各小窩の深さについては、基底部と壁の境界線の部分から、陰になっている部分の角度を観察可能な部分と比較して求めました。

Fig. 2

　また、多孔性になったエナメル小柱の深さはエッチングした面に対して垂直に割断された面の像から決定しています。

　Fig. 1の左の2つの図は、私達がどのようにして基準となる溝を作ったかということを、タングステン・カーバイト・バーの模式図を描いて小臼歯の長軸方向にセットしたところを示しています。歯片の真ん中のグルーブの部分は、メタクリレート／クロロホルムの接着剤を用いて、サンプルのエッチングから保護しました。図1の右上の写真がそれです。このサンプルをSEMの装置の中で傾けて、溝の長軸方向に観察したのが右下の図です。これにより全体のエッチングの深さを直接見る事が出来ます。エッチングの深さを計測するためです。ここで私達は2つのテクニックを組み合わせることにしました。Fig. 2に示していますが、最も簡単な方法は、それぞれの凹みがそれ程深くない場合には試料の傾斜角度から計算します。つまり2方向の別の角度から基底部を見て、死角になる部分からこの底面の角のところを見て、三角比でその深度を計算するという方法です。もう一つの方法としては、リアルタイムに計測し直接立体視できる共焦点レーザー顕微鏡を用いるやり方です。この方法は1972年に開発をされた方法です［Boyde A, Cook AD, Morgan JE（1972）Scanning electron microscope display method and apparatus. UK Patent No 1393881］。このようにSEMを用いてその立体断面から、あるいは画像を使わなくても計測することができます。

　Fig. 2の右上の図では、溝の深さ方向から傾斜角を見ているところです。

Fig. 3

　今日の私の話は、比較的低倍率で観察した画像の話で、光学顕微鏡レベルの構造についての話です。Fig. 3は上顎永久切歯を用いた、歯軸に対して長軸方向の研磨標本です。右は、それをトレースした図ですが、

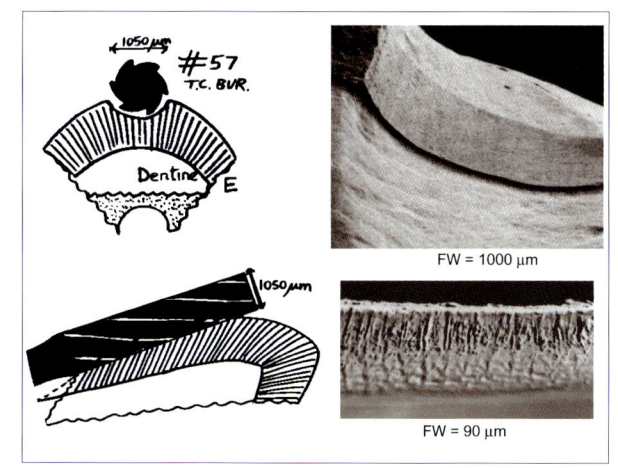

Fig. 1

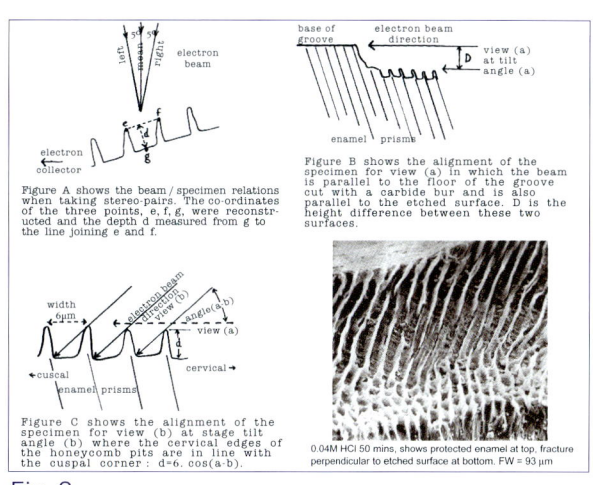

Fig. 2

71

■ インターナショナル・エナメル・シンポジウム

エナメル小柱の走向はおおむね水平方向で、エナメル質の成長線（レッチウスの褐色条）は、少なくともこの図の下の方では小柱の走向と交差するように、どちらかと言えば垂直に走っていることが分かります。

　エナメル質はこの二つの構造的特徴に沿って平行に破折し易い構造を持っています。図3の右の図の中にエナメル質の横断面の図が4つ入っています。4つの絵の左上の黒い部分は全部連続していますが、他の3つの図では黒い領域の中に白いラインが入っています。これはプリズムバンダリーで割れたところで、これがプリズムバンダリー・ディスコンテニュイティー（小柱の連続性が断たれたところ）です。これら3つの図を見ますと、このプリズムバンダリー・ディスコンテニュイティーが、このように破折面で連続してつながってしまうことがあります。そのような時にはこの三つの方向に沿って亀裂が入る可能性があります。

　エナメル小柱には横紋あるいは結節状の構造がありますが、これらの構造はエナメル芽細胞の1日ごとの周期的な分泌活動を表しています。この画像を注意深く見ますと、エナメル芽細胞によるエナメル質の分泌量は24時間ごとに厳密には一定でないことが分かります。トームスの突起の部分を小柱の小窩の床の部分、側面の壁という言葉で表わせば、小窩のところはエナメル芽細胞のトームスの突起が占めている部分ですが、ここはエナメル芽細胞のトームスの突起にとって分泌物をより多く分泌しやすい部分ということになります。これによって小柱の幅が広がったり狭くなったりして小柱は振幅を描いて、結果的にエナメル小柱と呼ばれる構造になるわけですが、ただ、これらのプリズム＝小柱というのはエナメル質の破壊によって、より見えやすくなった構造を見ているのであって、エナメル質の形成過程に遡ぼって、本来、観察される構造ではないということも付け加えておかなければなりません。

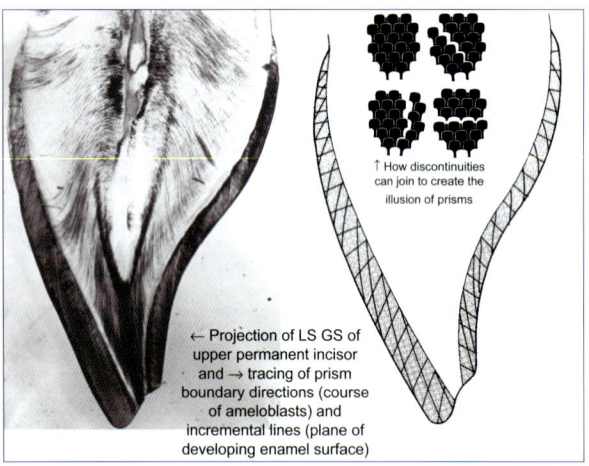

Fig. 4

Fig. 3

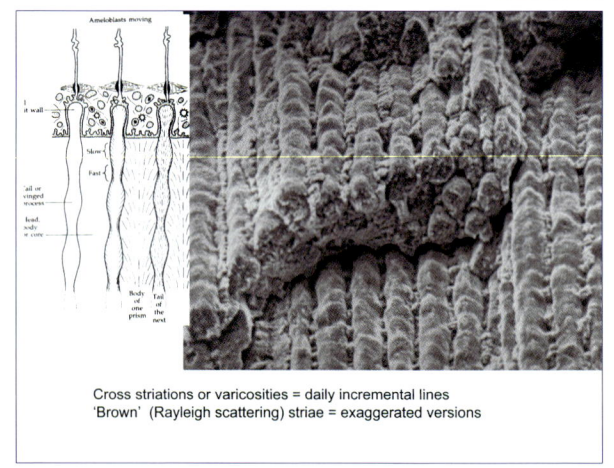

Fig. 4

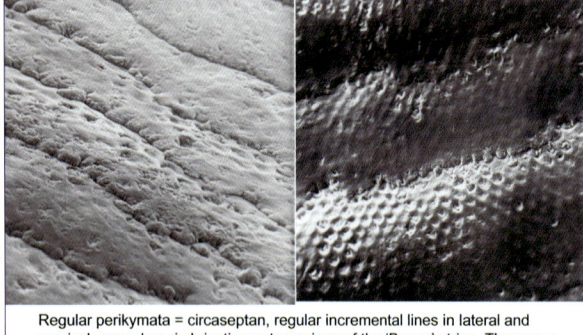

Fig. 5

―医原性脱灰によるエナメル質の喪失―

　より強調されたエナメル小柱の横紋は、おおまかには1週間ほどのインターバルで生じます。厳密には8〜9日間隔で現われてきますが、これらはエナメル質の表面ではペリキマータあるいは周波状となって終わります。エナメル質の周期構造の中で、深層からずっと続いてエナメル質の表面に露出をしている構造です。このような構造がどのように歯科臨床で重要なのか、その例をこれからお示しします。

　細菌が石灰化したプラーク、つまり歯石は、エナメル質表面にある小窩、周波状の溝、あるいはこれらが鱗状に配列するエナメル質の表面構造を利用して沈着します。

　Fig. 6は初期の歯石沈着のようすですが、エナメル質表面の構造を利用して斜めのストライプ状に沈着しているようすがわかります。Fig. 7では歯石がかなりの高さまでエナメル質表面に積もってきています。こうなりますと歯科医も気がつくようになります。患者さんも審美上、健康上の理由から歯石の除去を希望します。Fig. 8では歯石がエナメル質の表面に貼り付いているようすがわかります。エナメル質の表面に貼りつくように形成された歯石で、エナメル質表面の鏡面状態がよくわかります。

　通常、歯石をエナメル質の表面から除去するときには、鋭利な刃をもつスケーラーを用います。歯頸部から咬合面方向に歯の表面から削ぎ取るように移動させます。そうすることによって鋭利なスケーラーの刃は歯の最表面の成長線を剥ぎ取り、エナメル質形成時の表面が露出した状態となります。

　実際のところ、歯頬側あるいは歯頸部のエナメル質を手粗く扱いますと、このような成長線のところから剥がれてくることがあります。

Fig. 5
Fig. 6
Fig. 7
Fig. 8
Fig. 9

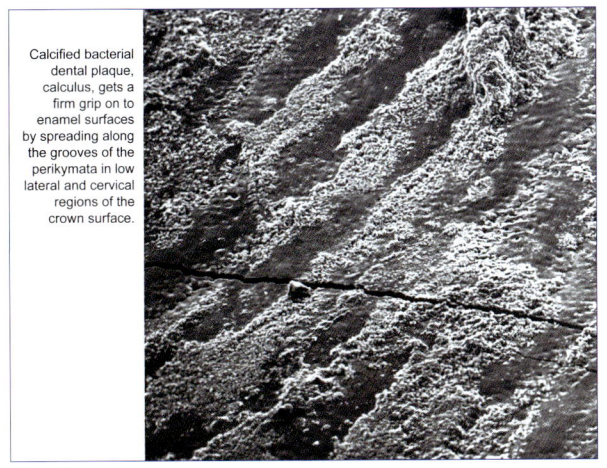

Fig. 6

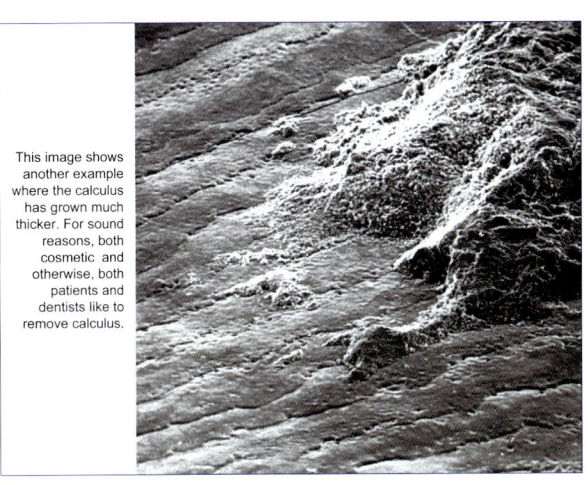

Fig. 7

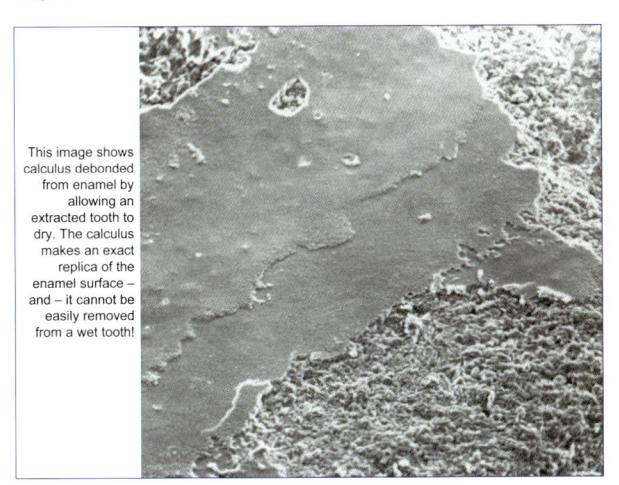

Fig. 8

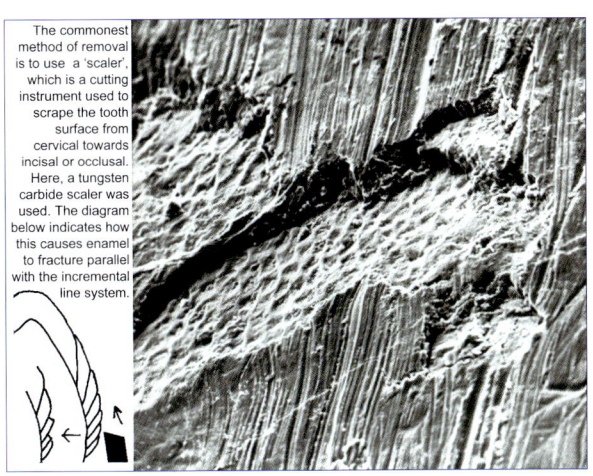

Fig. 9

73

■ インターナショナル・エナメル・シンポジウム

　Fig. 10と11は別々の試料です。これも多少手粗に扱った例ですが、エナメル質が成長線に沿って平行に剥がれています。

　現在の歯科治療ではいろいろな材料をエナメル質に接着します。コンポジットレジン修復やフィッシャーシーラントのエッチングの処理、そして矯正装置のブラケットの歯面への接着の際にもエッチング処理を行います。しかし、処方に沿って正しく処理が行われてもエナメル質の破壊は免れません。そこではエッチング処理が、ただ単に表層のエナメル質の溶解にとどまらないことはあまり理解されていないようです。

　Fig. 12の右側の図を見て頂きたいと思います。エナメル小柱と小柱の境界がディスコンティニュイティー（不連続性）であるというのは、本来、小柱鞘は限りなく薄い構造で、Fig. 12に示すようにエナメル質の小さなヒビの原因となる可能性をもった構造であると考えられます。それがエッチング処理の過程で拡大されます。これはエナメル質のハイドロキシアパタイト、リン酸カルシウム、その他の無機質がエナメル質から溶け出すためです。

　これらの一部は、より難溶性の石灰化物として再沈着して、プリズムバンダリー・ディスコンティニュイティーの拡大したスペースの中に入ってきます。このプロセスが進行していきますと、いわゆるプリズムバンダリーあるいはシース（鞘）とも呼ばれていますが（もはやそう呼べないかもしれませんが）、これらがお互い癒合するような状態になります。しかし、元々の正常な、本来のエナメル質の構造とは違った形で癒合することになります。溶けたエナメル質の再沈着のプロセスは、酸に対してより不溶な状態のリン酸カルシウムの沈着物として、小柱に隣接するプリズムバンダリーにできたスペースに形成されてゆきます。このようにして、エナメル質の表面は修復されたと考えます。これらの変化は多くの人々によって

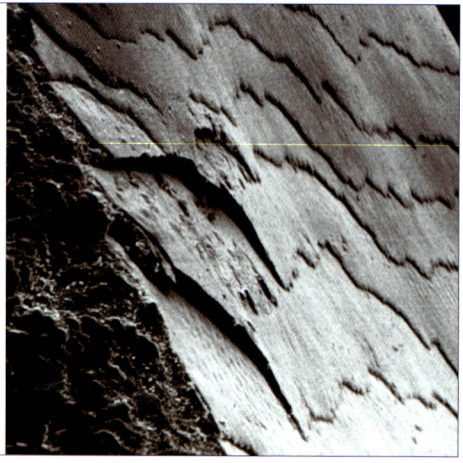

Fig. 10

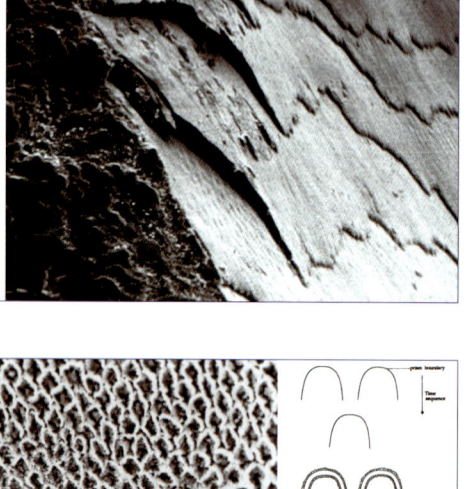

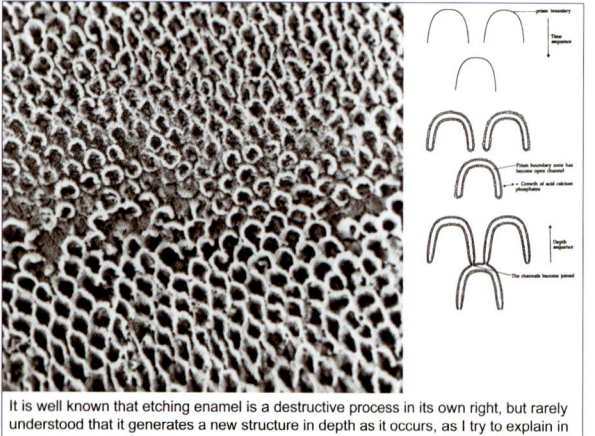

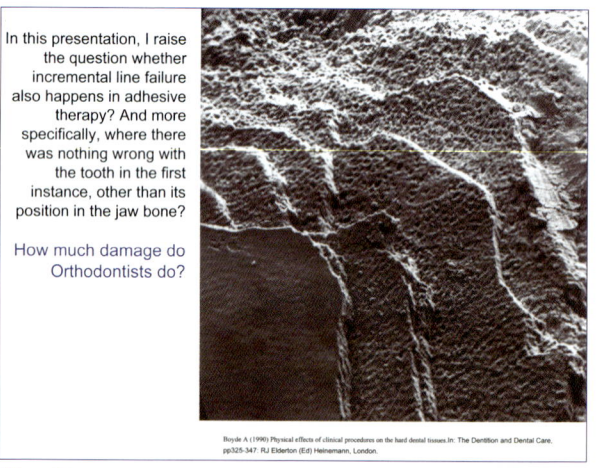

Fig. 11

Fig. 12

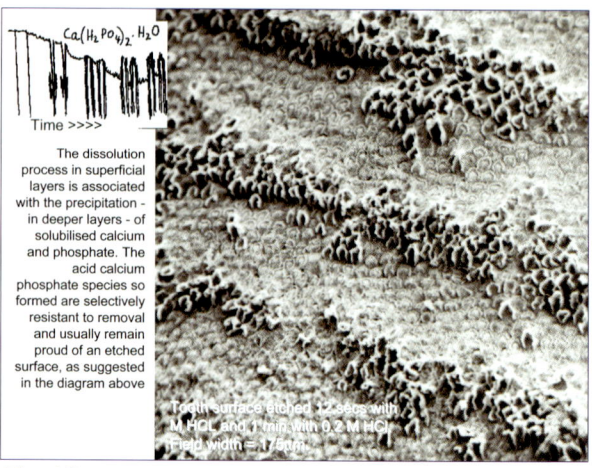

Fig. 13

小柱鞘と呼ばれていますが、これは最初からエナメル質の構造であったというわけではありません。これらはエナメル質のエッチングのプロセスの中で生じる構造だと考えられます。

　Fig. 13はエナメル質の表面をエッチング処理したそのままの状態です。このような例から、ようやく深層にある本来のエナメル質の表面がわかります。このスライドの中の左上の模式図に示しますように、図の左から右へ深さ方向で変化するようすがお分かりいただけると思います。

　実験に使ったエッチング剤ですが、塩酸濃度が5M〜0.01Mまでの範囲です。正リン酸はいろいろな濃度で用いましたが、作用時間は24秒〜2時間までです。[Boyde A, Jones SJ, Reynolds PS（1978）Quantative and qualitative studies of enamel etching with acid and EDTA. Scanning Electron Microscopy/1978/ II：991-1002]

　Fig. 15と16に2つの例をお見せしたいと思います。Fig. 15は、0.01M塩酸で5時間エッチング処理をした例です。この例では、エッチングした表面に垂直にグルーブ（溝）が認められます。また、Fig. 16は1Mの正リン酸で30分間エッチング処理をした後の画像ですが、エッチング処理した表面に対して垂直に走る亀裂が観察されます。

　Fig. 17は、酸を非常に強く作用させた時の値です。どれ位エナメル質が除去されているのか、また局所のエッチングの深さ、多孔質状態になった部分の深さを見てみますと、どの場合も数ミクロンのレベルである事が分かります。

　また、光学顕微鏡を用いてエッチングされたエナメル質にレジンがどれくらい浸潤しているかについても観察しました。メーカーの指示通りにエナメル質表面をエッチングし、小臼歯に連続した浅い溝を作

Fig. 14

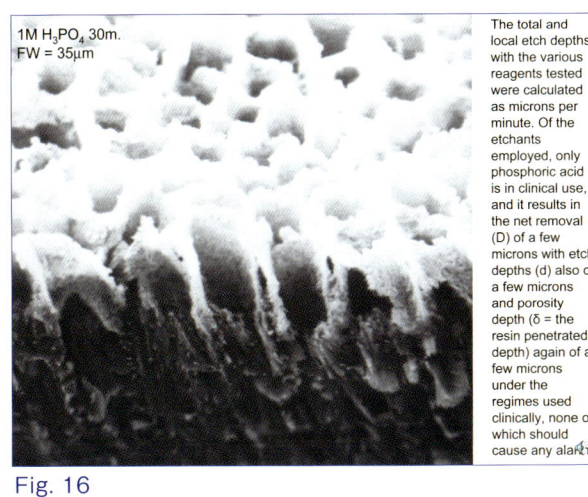

Fig. 15

Fig. 16

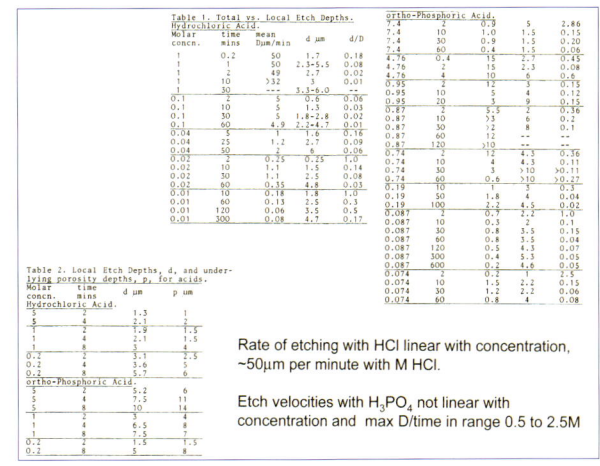

Fig. 17

■ インターナショナル・エナメル・シンポジウム

り、可能な限りの数の試料を観察しました。Fig. 18は偏光顕微鏡の画像です。コンポジットレジン、この場合にはフィッシャーシーラントを使っていますが、リン酸でエッチングをしたエナメル質にレジンが浸潤した部分は図の中央部分で、健全なエナメル質は下半分です。Fig. 19の一番上は何もないところ、その下が、コンポジットレジンの層、樹脂含浸層、そして健全なエナメル質つまりエッチングされていない部分です（3D動画）。

Fig. 18

Fig. 19

　実際のスライドではムービーでご覧いただきました。三次元的にどのようになっているのかという事を連続パララックス・ムービーで示しています。

　暗調の青紫色の部分がフィッシャーシーラントで、かなり粗造にエッチングされたエナメル質の表面が認められます。その下には健全なエナメル質が存在しています。

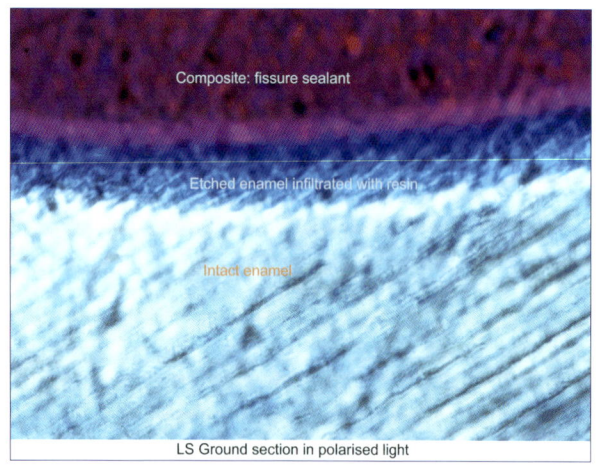

Fig. 18

Fig. 19

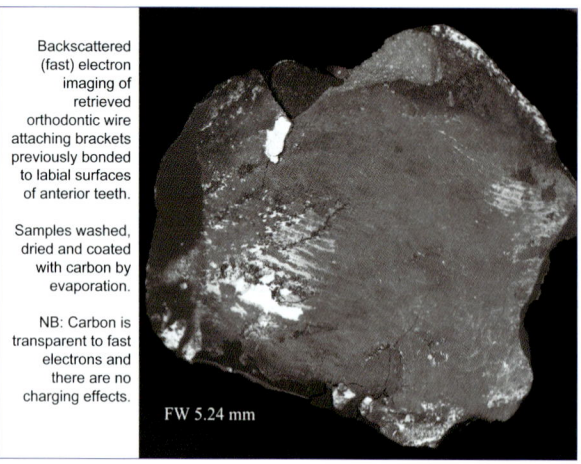

Fig. 20

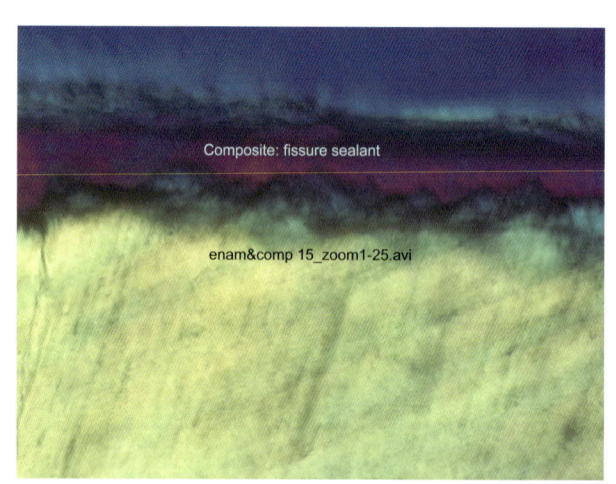

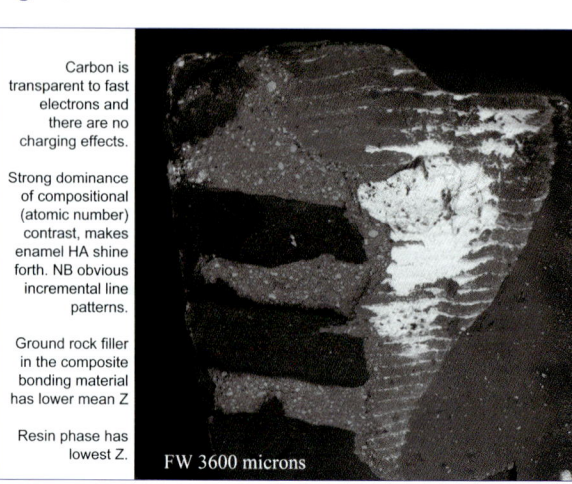

Fig. 21

＜ボンディング材の除去時のダメージ＞

　エナメル質からレジンを除去した時にどの程度のダメージが起こるかということを評価するために、ボランティアの方々から矯正用のブラケットを取りはずし、洗浄し、乾燥してそしてカーボン・コーティングを施して、SEMおよび反射電子像で観察しました。

　Fig. 20は撤去した矯正ブラケット全体を低倍で観察したSEM像ですが、画像全体の幅は5mm以上あります。横方向に走る白い斜線がありますが、これはボンディング剤に付着したエナメル質です。これらのエナメル質を強拡大でFig. 22からFig. 24でご紹介します。

　Fig. 23は別のブラケットです。写真の左側では剥離したコンポジットレジンと歯質表面がそれぞれ除去されていることがわかります。その右側では、接着性レジン材料や、周波状、成長線の辺縁が破折した状態のまま付着しているようすも観察されます。下方には、非常に大きなエナメル質の塊が見られます。

　Fig. 24の画像ではひとつひとつのエナメル小柱を見ることができると思います。Fig. 22、23で水平線方向に走る成長線あるいは周波状に注目してください。実際のところ表面はかなり粗造なのですが、この3次元画像からは分かりづらいかもしれません。

　Fig. 25と26は別の例です（3D動画）。Fig. 26ではエナメル質が歯から薄板状に剥離して、画面上方で帯

Fig. 20
Fig. 21
Fig. 22
Fig. 23
Fig. 24
Fig. 25

Fig. 22

Fig. 23

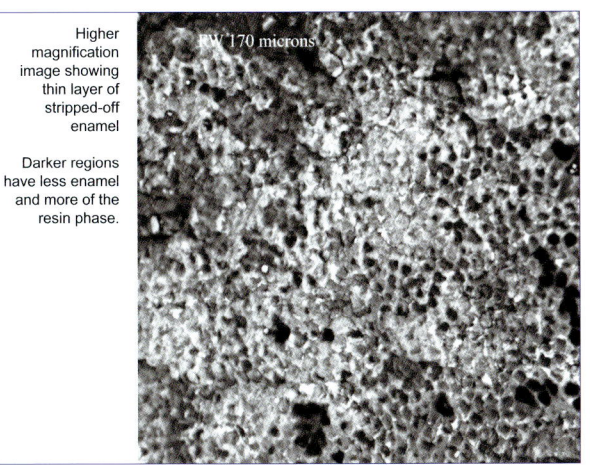

Fig. 24

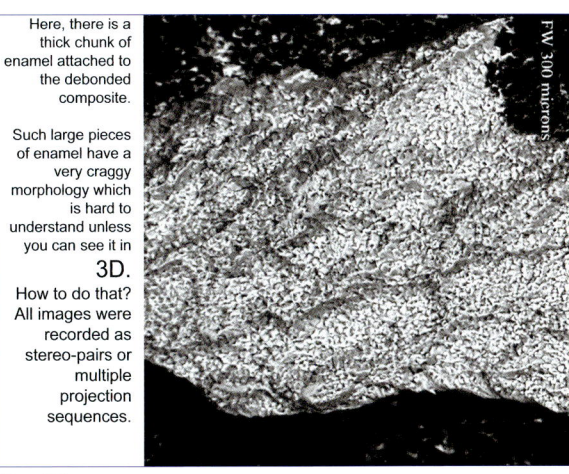

Fig. 25

■ インターナショナル・エナメル・シンポジウム

状になっているようすがよく分かります。これは撤去したブラケットに一緒に付着して付いてきたものです。Fig. 27と28は（3D動画）どちらも大きな塊としてブラケットを外した時に付着していたものです。エナメル質を見ますと、エナメル小柱と成長面の帯状の構造を認めることができます。

Fig. 26
Fig. 27
Fig. 28
Fig. 29

　Fig. 29（3D動画）は破折したブラケットの接着剤と薄いエナメル質がかなり広い範囲にわたって観察できます。画面右にエナメル質の構造と、画面左側に大きなフィラーの粒子を含む接着剤を明瞭に認めることができます。エナメル小柱が帯状に見られると思います。この画像は複数の電子線の検出器を使って、カラー表示した画像です（講演中は動画表示）。

[結　論]

　結論として、矯正用のブラケットを外すと、外したブラケットにエナメル質が付着しています。3次元の立体像を見ると、除去されたエナメル質は成長線に対して平行に割れていることが分かります。また、エナメル小柱の走行する方向に破折した面、あるいはレッチウスの平行条に沿った割面もみられます。この剥離した歯片は、ブラケットがエナメル質に取り付けられていた部分が歯のマージンに近いほど厚くなっています。というのはマージン部分では除去するときの引っ張り応力が強くなるからで、エナメル質表面から最初に持ち上げられる部分が最も厚く剥がれます。

　エナメル質の構造の多くはその発生過程に由来しています。エナメル小柱の成長面と三つの直交する面に構造上の特徴があり、破折し易いという弱点があります。ブラケットを外すときにエナメル質は直下の成長

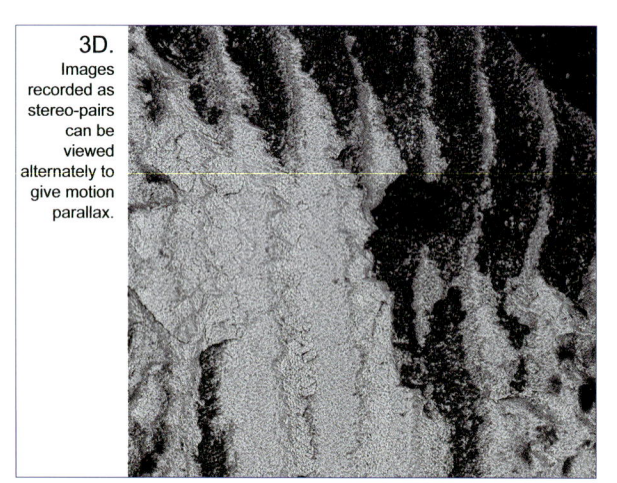

Fig. 26

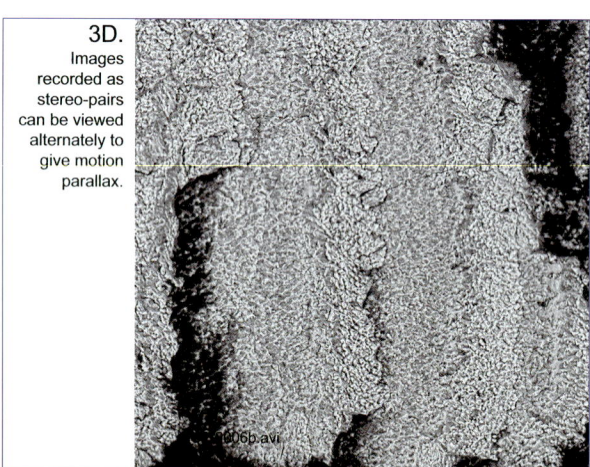

Fig. 27

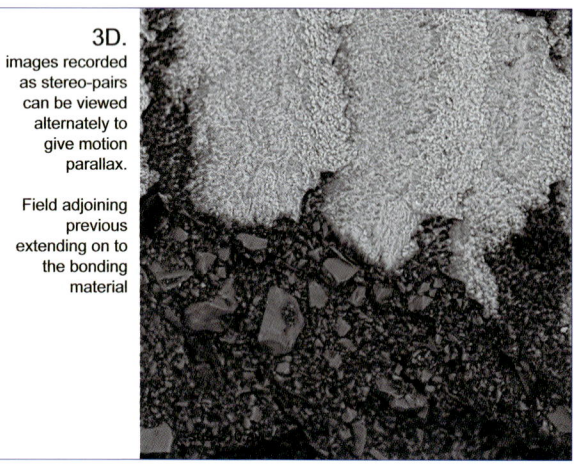

Fig. 28

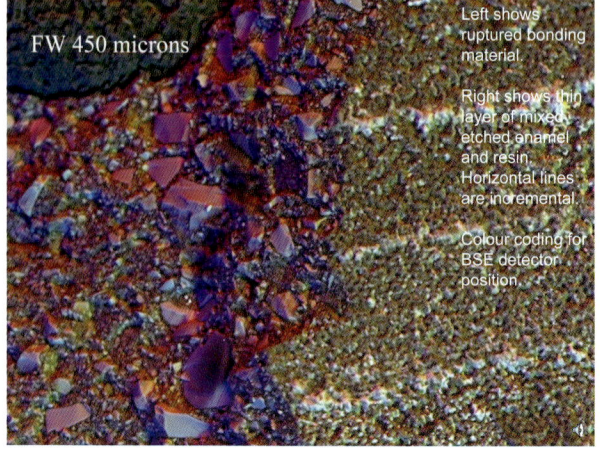

Fig. 29

面で剥離する可能性があります。エナメル質の成長に由来する周期的な剥離面は30μmごとに起こり、エッチング処理で溶失したエナメル質の組織量に剥離したエナメル質の量が追加されることになるわけです。

　ブラケットを除去した後、歯面を研磨すると、元のエナメル質の歯面のように修復されると思いがちです。しかしながら、医原性の歯の損失も事実として考慮されるべきでしょう。如何にすればこのディボンディングや人工材料の除去の際のダメージを最小限に抑えることができるのかということを研究していかなければなりません。例えば、近心から遠心へと持ち上げたり、あるいは歯頸部からではなく咬合面から歯頸部へと剥離するというのが良いのかも知れません。また、エッチングではなく、歯面をエアポリッシュでクリーニングすれば良いのかも知れません。

　今日のテイク・ホーム・メッセージですが、走査型電子顕微鏡像の反射電子像は非常にパワフルで、取り付けたブラケットを外すときに同時に剥がれたエナメル質の状態を鋭敏に、そして鮮明に捉える事ができます。エナメル質は引っ張り応力に耐えられるように出来ているわけではありません。ブラケット除去時には最大の負荷がかかります。現在、広く行われている接着法の改良と代替手法の開発が必要です。生体組織へのダメージは非常に大きい事を認識しておかなければなりません。そして研磨という操作は、ディボンディングによるダメージと除去する際の剥離を、一見、修復したかのように見せかけるためのものだということも忘れないでください。

[思い出]
　ファンヘッド先生に初めてお目にかかったのは、1954年、歯学部学部学生の時でした。そして今年の10月1日に先生は亡くなられました。先生をご存知の方々すべてが、深い悲しみに包まれました。しかし、先生のすばらしい研究歴と、多くの人々を歯科医学の研究へと勇気づけて下さった事は、私たちにとって大きな喜びでもありました。心から感謝申し上げ、ご冥福をお祈り申し上げます

[謝　辞]
　私の研究および、研究機器をご提供いただいたSRCとMRCの援助に心から御礼申し上げます。

＜引用文献および、より深く理解するための文献＞

議　長：
　皆さん、ご清聴いただいてありがとうございました。実際にボイド先生にお越し願えなかったことがちょっぴり残念です。それでは5分間、休憩します。その後、ドーカー先生にお願いします。

References and further reading

Boyde A, Cook AD, Morgan JE (1972) Scanning electron microscope display method and apparatus. UK Patent No 1393881.

Boyde A (1976) Enamel structure and cavity margins. Operative Dentistry 1:13-28.

Boyde A, Jones SJ, Reynolds PS (1978) Quantitative and qualitative studies of enamel etching with acid and EDTA. Scanning Electron Microscopy\1978\II:991-1002.

Boyde A (1989) Enamel. In: Handbook of Microscopic Anatomy Vol V/6, pp309-473: A Oksche and L Vollrath (Eds) Springer Verlag, Berlin.

Boyde A (1990) Physical effects of clinical procedures on the hard dental tissues. In: The Dentition and Dental Care, pp325-347: RJ Elderton (Ed) Heinemann, London.

脱灰と再石灰化研究へのX線の応用
Application of X-ray Methods to the Study of De- and Remineralization

議　長：

　それでは、再開したいと思います。ドーカー先生をご紹介致しましょう。彼女とは、ロンドン・ホスピタルのメディカルカレッジで共に仕事をして以来のお付き合いです。彼女はノッティンガム大学で1969年に化学学士号を取得の後、ロンドン大学で1980年に化学博士号を取得しておられます。彼女は歯学での臨床経験を積んだ後、1983年にロンドン・ホスピタル・メデカルカレッジで歯科医師の資格を得ました。1984年から87年まで地域歯科医療に従事した後、ロンドン大学の二つの医科大学と、クイーン・メリー歯学部で歯科保存学の講師を勤められました。現在は同大学の講師で、最近まで選択科目、専攻学生の上級専任講師（シニアチューター）の職に就いておられました。歯の組織と人工の組織の物理化学的な脱灰と再石灰化のメカニズムが先生の主要な研究テーマです。本日のシンポジウムにご参加をいただき、とても嬉しく思います。アパタイト系リン酸カルシウムの化学と結晶学、そしてX線減弱の定量画像処理にももちろん関心をお持ちです。今回、チェアマンを務めるに際してプレゼンテーションの下見をさせていただきましたが、素晴らしい内容です。前置きはこのくらいにして、ドーカー博士をご紹介致します。プログラムをアレンジし直しましたので、この後のエリオット教授のご講演との繋がりが円滑となり、2つの講演は一貫した内容となっております。非常に流れが良いと思いますので、ぜひご注目いただきたいと思います。

ステファン・ドーカー：

　ありがとうございます。最初に川崎教授にお招きを頂いた事そして（株）ロッテのご援助に心より感謝申し上げたいと思います。これまで長年にわたり鶴見大学とロンドン大学のクイーン・メリー校との間で友好的な協力関係が築き上げられてきましたが、若い世代でもこれが続いているのは大変嬉しい事です。

　長年にわたって鶴見大学は寛大に私達の歯学部の学生を受け入れて下さっています。今年初めて、大変喜ばしい事に、永坂哲先生がロンドン大学に鶴見大学の学生を連れて来てくださいました。今日、ここで再びお目にかかれて嬉しさでいっぱいです。

　本日、脱灰と再石灰化研究へのX線の応用につきましてご説明致します。私達はグループとして仕事をしていますので、いろいろな人の名前が出てきます。エリオット教授は私の後に話をしますが、物理学者

Fig. 1

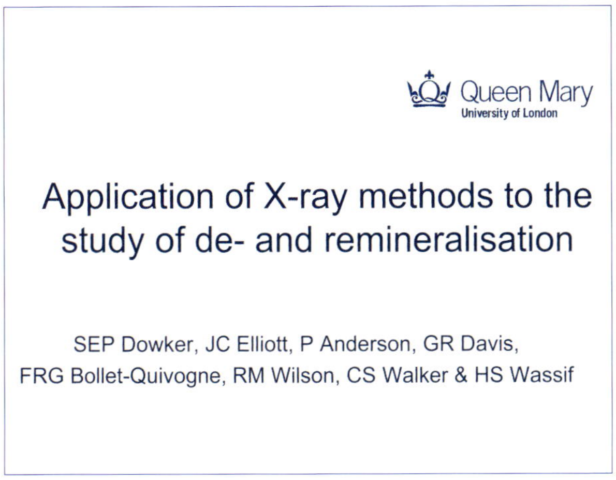

Fig. 1

です。ポール・アンダーソンは生物物理学者、グレン・デイビスは電子技術者、フレドリック・ボリ・キボンはやはり物理学者、ロリー・ウィルソンは化学者、マリン・ウォーカーは地球化学者、ワシフ先生は歯科医です。このようなメンバーが集まって私達全員でこの研究を進めてまいりました。

　いろいろな研究方法が脱灰と再石灰化には使われていますが、今日はいくつかのX線法に焦点を絞りたいと思います。最初に顕微X線法の話をします。従来のコンタクト・マイクロラジオグラフィーの話、スキャンニング・マイクロラジオグラフィー、最後にX線マイクロ・トモグラフィー（マイクロCT）の話をします。その後、簡単ではありますが、X線回折法を話させていただきます。それぞれの方法についてまず簡単に理論をご説明し、それから実際の方法論と、その方法を使った結果の一部をご紹介したいと思います。

　まず顕微X線法ですが、これはX線の減弱を利用することによって、一次元、二次元、あるいは三次元の画像を顕微鏡レベルで得る事が出来ます。1～200ミクロン位の解像度レベルの話という事になります。これらの方法のいくつかはミネラル（無機塩）の測定も出来ます。これは重要な機能です。ミネラルの喪失あるいはミネラル獲得の変化が測定できるからです。電子と物質との相互作用は非常に複雑ですが、X線と物質の相互作用というのは非常に良く研究されています。X線エネルギーの中で私達が関心を持っている部分の理論は非常に単純明快です。したがって測定も原則的には容易です。

　この方法はベールの法則（Beer's Law）を応用したものです。ベールの法則では単色性の放射線、つまり単一エネルギーのX線が透過した時のX線ビームの強度は、物質の厚さと物質固有の減弱係数により決まります（図の赤い線は物質を透過するX線を示しています）。X線の線減弱係数は、物質の元素組成、密度、X線エネルギーによって決まります。

Fig. 2
Fig. 3
Fig. 4
Fig. 5
Fig. 6

Methods used in study of de- and remineralisation include…

- light microscopies
- electron microscopies
- chemical analysis of microsamples
- iodide penetration
- microhardness measurement
- microradiography
- X-ray microtomography
- X-ray diffraction

Fig. 2

Outline

- X-ray microscopy
  - conventional microradiography
  - scanning microradiography
  - X-ray microtomography
- X-ray diffraction

Fig. 3

X-ray microscopy

X-ray attenuation methods giving 1D, 2D or 3D images at a microscopic scale (1 – 100 μm)

Some methods give quantitation of mineral.

Fig. 4

Theory of X-ray attenuation

well understood
　　so quantitation is simple
　　　　(in principle)

Fig. 5

一方、ロンギチューディナル・マイクロラジオグラフィー（LMR）の方ですが、こちらは厚みのあるブロック状の試料にX線を照射する方法で、時間を関数としたミネラル含量を知ることができます。この計測法をエナメル質などの試料に応用して脱灰が進むごとに繰り返します。そうすると経時的なミネラル含量とその分布の変化を見る事が可能になります。

　トランスバース・マイクロラジオグラフィー（TMR）ですが、X線の光源があり、フィルターを使って単色光のビームになるようにします。X線が薄い切片を通って減弱し、X線のフィルムがディテクター（検出器）の役割りを果たします。そしてレントゲンフィルムをデジタル化し、濃度変化を定量化します。

Fig. 13

　トランスバース・マイクロラジオグラフィーあるいはロンギチューディナル・マイクロラジオグラフィーの定量化を行なう場合、研究室でのセットアップでも用いられていますが、X線管の電圧を20kVにセットし、陽極は大抵はカッパー（銅）・ターゲットですので、発生したX線にニッケルのフィルターを通して試料にX線を照射します。スライドに示す場合ではX線源にコバルトを使っていますが原則は同じです。フィルターが無い場合には複数の強度の高いピークが出てきますが、フィルターを用いると一本だけ強度の高いラインが出て来ます。完全にというわけではありませんが、このビームが実質的には単色光によるX線となります。フィルム自体はX線の強度を直接、正確に測定することはできませんので、アルミニウムのステップウェッジを用いて補正を行ないます。

Fig. 14

　マイクロラジオグラフィーには三番目の方法があります。これもフィルムを用いる方法ですが、波長独立型のマイクロラジオグラフィーです。これはどちらかというとロンギチューディナル・マイクロラジオグラフィーに似ています。どういう意味で似ているかというと、0.5mm位の厚い切片を用いるからです。

Fig. 15

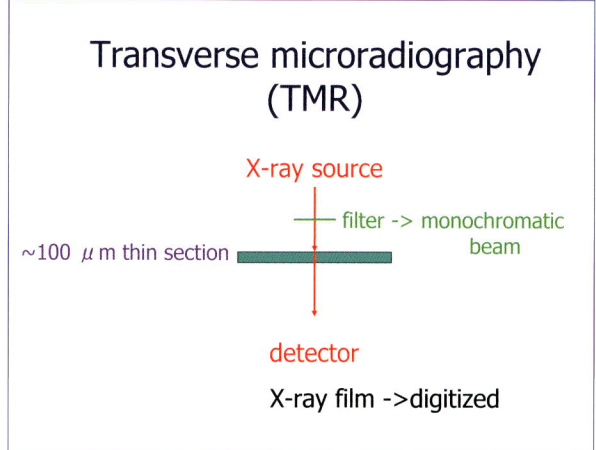

Fig. 13

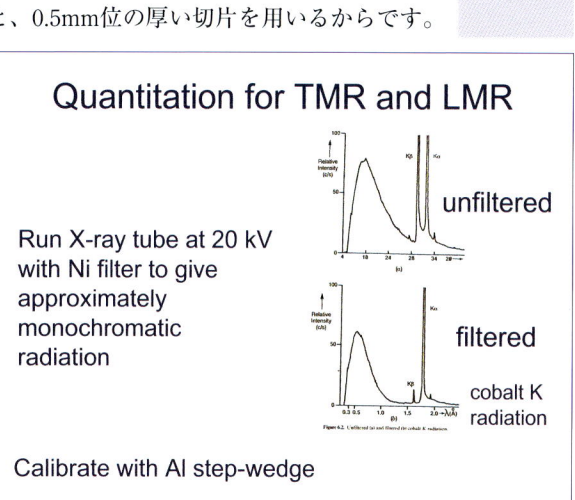

Fig. 14

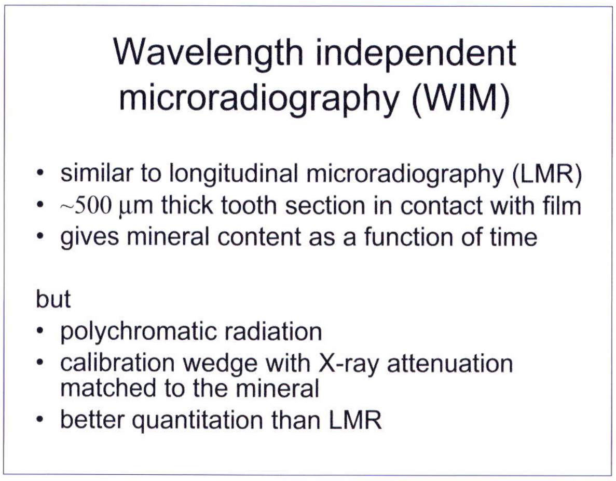

Fig. 15

■ インターナショナル・エナメル・シンポジウム

時間を関数としたミネラル含量の変化を見る事ができます。ここでは多色光のX線を使っています。キャリブレーションのためのステップ・ウェッジはアルミニウムではなく、より歯のミネラルに近いものを使います。これによりロンギチューディナル・マイクロラジオグラフィーよりも、より定量化に優れたものになります。

　フィルムを用いたマイクロラジオグラフィー、別名、コンタクトマイクロラジオグラフィーにはいくつかの大きな利点があります。安価であること、半永久的な記録が残せることなどです。これらの利点は多くの方法の中でも大変重要な特徴になると思います。また、空間解像度が高いということもあります。しかし、いくつか短所があります。その一部はすでに申し上げましたが、非常にわずかなミネラル含量の変化には感度が低いという事です。わずかな変化は検出しにくいという欠点です。また、定量化はできますが、非常に優れているというわけではありません。ある意味で最大の短所は、サンプルとフィルムを接触させなければならないという事かもしれません。したがって、実験を行なうにあたって、例えばサンプルを脱灰させたり再石灰化する媒体に入れて、連続的に実験しながら同時に測定するということはできません。そこから出して測定することはできるけれども、溶液中にサンプルがある状態での測定はできないという意味です。 Fig. 16

　コンタクト・マイクロラジオグラフィーは大変美しい画像を撮影する事ができます。これは巻貝の一種ですが、ステレオ・ペアの三次元的な立体写真になっています。ファーンヘッド教授によるもので、とても素晴らしい画像だと思います。 Fig. 17

　コンタクト・マイクロラジオグラフィーとは対照的に、今度は走査型のスキャニング・マイクロラジオ Fig. 18

Microradiography using film

Advantages:
- Inexpensive
- Permanent record
- High resolution

Disadvantages:
- Insensitive to small changes in mineral content
- Quantitation not very good
- Cannot normally immerse specimen in reacting solution

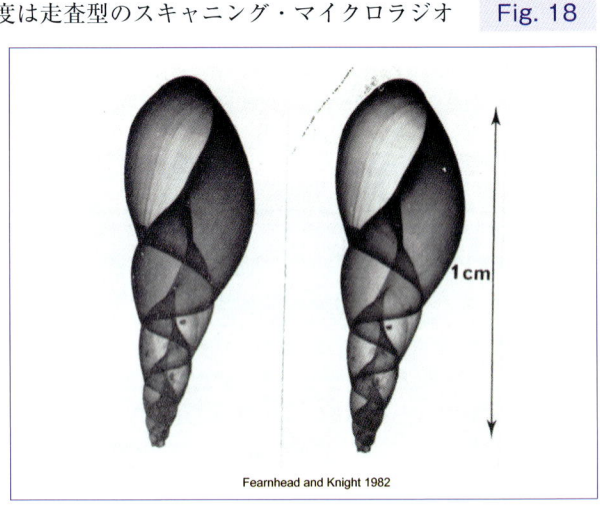

Fig. 16

Fearnhead and Knight 1982

Fig. 17

Scanning microradiography (SMR)

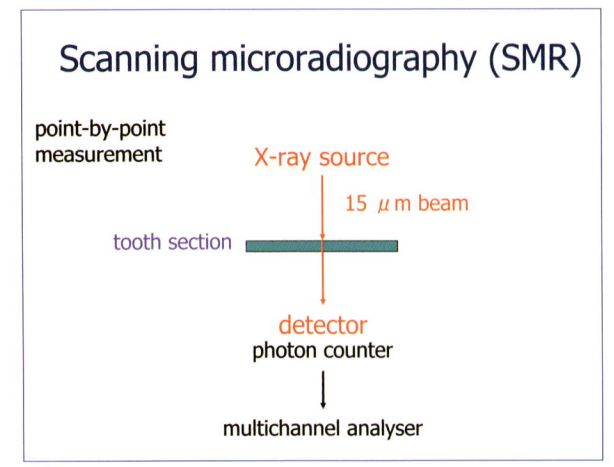

point-by-point measurement

X-ray source
15 μm beam
tooth section
detector
photon counter
↓
multichannel analyser

Fig. 18

Scanning microradiography

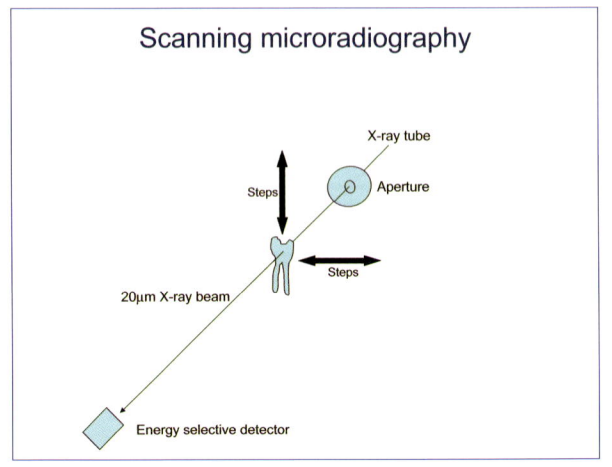

X-ray tube
Aperture
Steps
20μm X-ray beam
Steps
Energy selective detector

Fig. 19

―脱灰と再石灰化研究へのX線の応用―

グラフィーですが、こちらはフォトン、光子をカウントするタイプです。こちらにX線の光源があります。大抵は15μm径のビームを用いて、歯の切片を用いてX線の減弱を測定しますが、こちらのディテクター、すなわち検出器はエレクトロニクス・ディテクター、光子計数管です。そしてマルチチャンネル・アナライザーを使用してデータを取り出します。

コンタクト・マイクロラジオグラフィーでは画像全体を同時に記録しますが、スキャニング・マイクロラジオグラフィーでは、各ポイントを別個に記録していきます。しかし大きなメリットがあります。サンプルは検出器からずっと離れていても良いのです。サンプルを動かしてビームを走査させます。試料が検出器から離れているので、容器の中に溶液と同時に入れる事ができます。容器の中に切片を入れて、例えば石灰化溶液を入れることもできますし、また脱灰と再石灰化を同時に測定することができます。サンプルが中央にあってX線ビームを照射します。この場合は脱灰液が入っていますが、ここから入って、サンプルの中を通って、また出て行くというポンプ式になっています。試料は一つだけではなく、複数個同時に実験することができます。

これは研究室にある実験装置の図ですが、標本を皆同じ条件で同時に脱灰をして、定期的にX線を照射し、何ヶ月も測定しました。実際にはこのような装置です。X線源はここにあります。数個の試料容器が並んでいます。X線が手前から奥の方向に入ってきます。脱灰溶液がチューブで供給されます。そして光子計数管が奥に付いています。種類の異なる溶液を用いて、脱灰段階、再石灰化段階に区分するなどいろいろな実験方法が可能です。私たちはこれらを全部コンピューターで制御しています。

これからこういった装置を使って得られた結果をいくつかご紹介します。例えばエナメル質の表層の形

Fig. 19
Fig. 20
Fig. 21
Fig. 22
Fig. 23

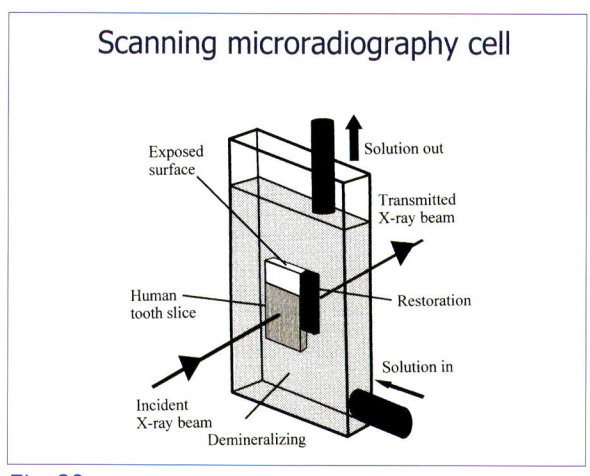

Fig. 20

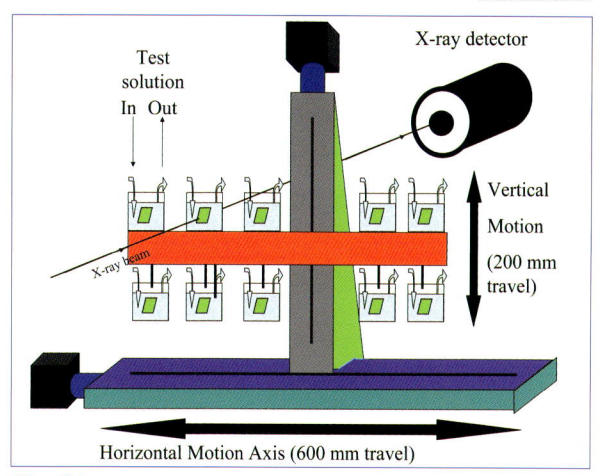

Fig. 21

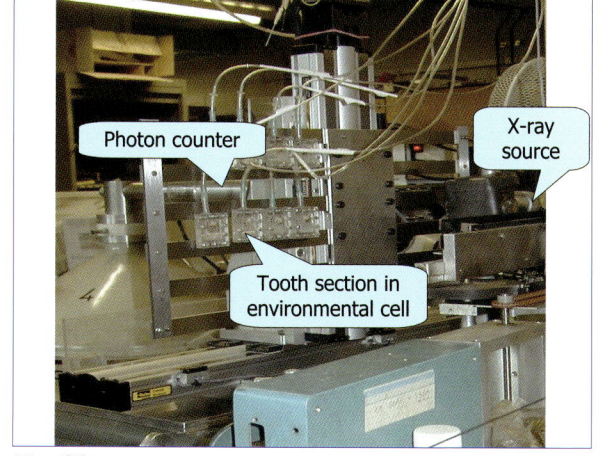

Fig. 22

Fig. 23

■ インターナショナル・エナメル・シンポジウム

成についてです。こちらは最初のX線走査を行なった時の結果です。健全な状態から次第に脱灰してゆく Fig. 24
ようすを週間隔で経時的に見ていきます。脱灰の進行とともにエナメル質の最表面が段階的に形成されて
いくようすがわかります。このプロファイルはTMRと同じプロファイルですが、スライドの右の図は光子
を計測して得られた図です。この図から、ミネラルの増加量と喪失量を同時に知ることができます。

　無機質の喪失量を見ますと若干、奇妙なことが起きています。直線ではないのです。無機質の喪失は一 Fig. 25
定率で生じているのかという疑問が起きました。また、その溶失速度はそれぞれのステージによって違う
のかという疑問です。その疑問を解決するために、まずミネラルブロックを用意しました。先程お話した Fig. 26
2番目の方法を用いて観察しますと、こちら（図の左側）がエナメル質の表面です。最初はここからスター
トして、何週間か経過すると無機質の喪失量のプロファイルは段々と下に落ちてくるのです。

　最終的に得られたデータをまとめてみますと、大部分の無機質は直線的に失われていることがわかります
が、スタートのところだけはシグモイドの曲線、つまりS字型を描きます。直線ではありません。もともと
最初から直線的な変化ではないことを示しています。この特徴は、脱灰エナメル質の最表層が形成されるま
での期間に相当します。何か別の状態が実験スタート時に起きていると考えられます。

　次に私たちが疑問に思ったことは、エナメル質の脱灰速度ですが、常に同じ速度なのかという事です。 Fig. 27
ロビンソン教授もエナメル質の表面から深層に向かってエナメル象牙境まで、その無機成分の組成は異な
ることを話されました。

　ここではエナメル質のブロックをエナメル質の表面からエナメル象牙境、そして象牙質まで横断的に観 Fig. 28

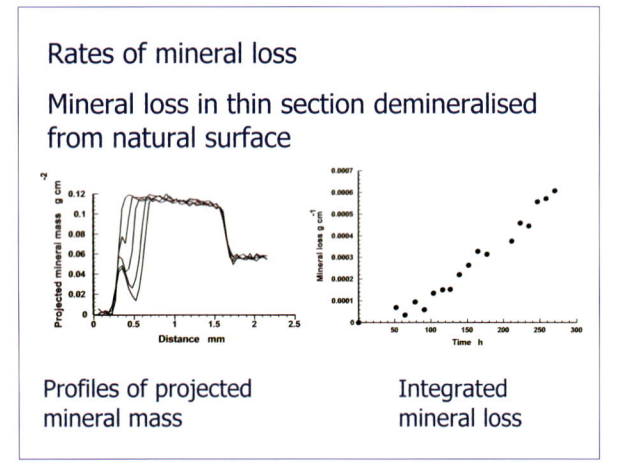

Fig. 24

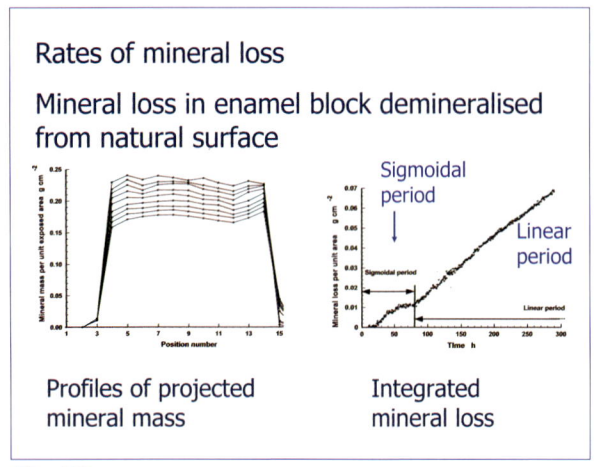

Fig. 25

Fig. 26

Fig. 27

88

―脱灰と再石灰化研究へのX線の応用―

察しています。Fig. 28の右側ですが、脱灰が進むとこのようにラインの傾斜は変化します。驚くには値しないかもしれませんが、歯の表面に近いエナメル質の溶解速度は比較的遅く、エナメル象牙境に近づくにしたがって速くなります。エナメル象牙境付近にはカーボネートとマグネシウムの量が多いので、溶解性が高いことを私たちは知っています。化学組成の観点からもこのようなことが起きることは頷けます。

もう一つ重要なX線の減弱の応用手段は、X線マイクロ・トモグラフィー（X線マイクロCT）です。この機器の素晴らしい利点は三次元データが得られる事です。これが典型的なマイクロCTの模式図ですが、原理的には医療用に使われるCTと同じです。サンプルが中央にあり、X線源があって反対側に2次元のディテクター（検出器）があります。中央で標本が回転します。ディテクターで画像を捉え、さらに試料を回転させて画像を撮っていく、また回転をさせて画像を撮ります。医療用CTと構造的には同じなのですが、違いは医療用CTでは患者さんを回すわけにはいきません。医療用CTはX線源とディテクターを回転させて、患者さんはじっとしていていいわけですが、マイクロCTの場合には標本を回転させることができるわけです。

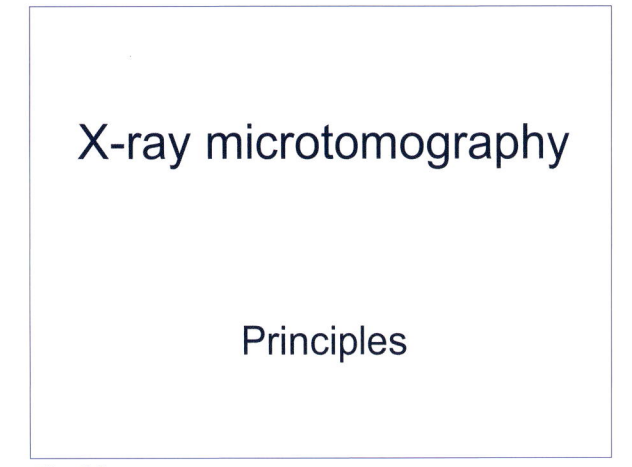

Fig. 29
Fig. 30

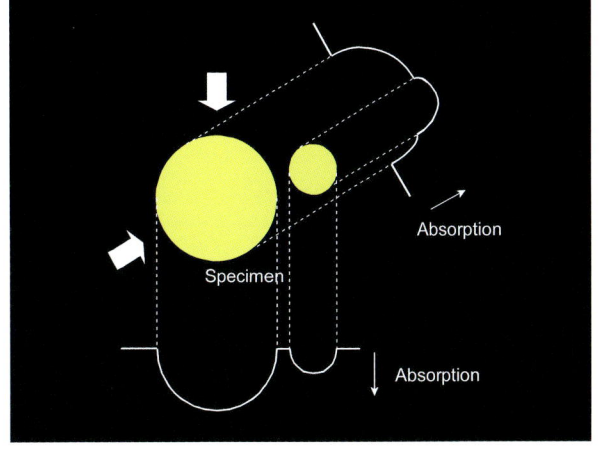

どのような原理で撮影するのかということを図で示しますと、ここに被写体が2個ありこれが回転するわけです。X線はこちらの方向からやってきます［Fig. 31矢印］。得られる画像ですがこのような図となって出て来ます。次にX線を別の方向から当てますと、得られる図は先程の図とは異なります。マイクロ・トモグラフィーの考え方は、このようにして情報をいろいろな方向、角度から画像として集め、それを重ね合わせ、再構築することによって元々の被写体を3次元的に観察することができる機器です。

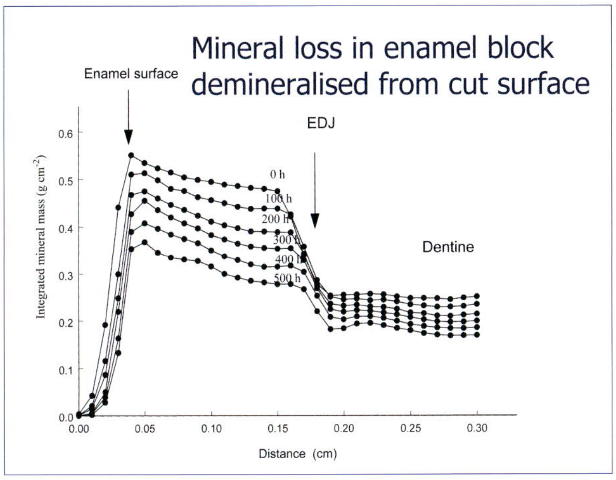

Fig. 31

Fig. 28

Fig. 29 X-ray microtomography / Principles

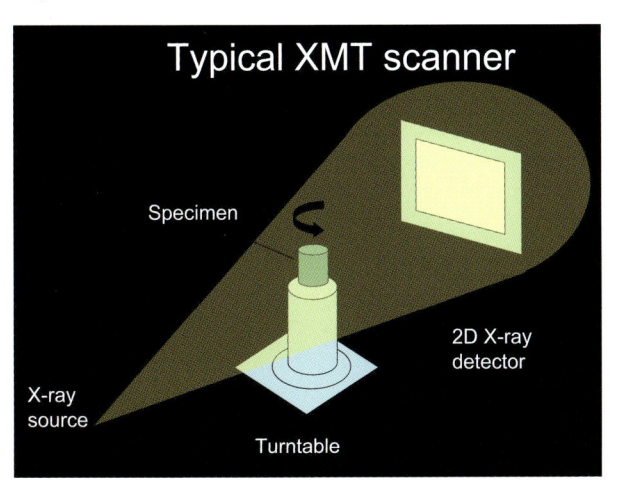

Fig. 30 Typical XMT scanner

Fig. 31

89

■ インターナショナル・エナメル・シンポジウム

　この画像再構築のプロセスはフィルター後方投影法（filtered back projection）と呼ばれているものです。それはグラハム・デイヴィスによって一連の画像として描かれています（Fig.33〜40）。これは初めに被写体の画像を撮ります。円形の中に穴が空いているものと四角いものを用意しました。一回だけの投影像を取りますと、このようなパターンとして認識されます（Fig.34）。それと同時にフィルターを通した後方投影像があります（Fig.35）。この投影像はこの一回のものです。しかし、先程申し上げましたようにそれらを全部合わせて再構築をするために、この投影像は何回もいろいろな角度から取っていかなければなり

Fig. 32
Fig. 33
Fig. 34
Fig. 35
Fig. 36

Fig. 32

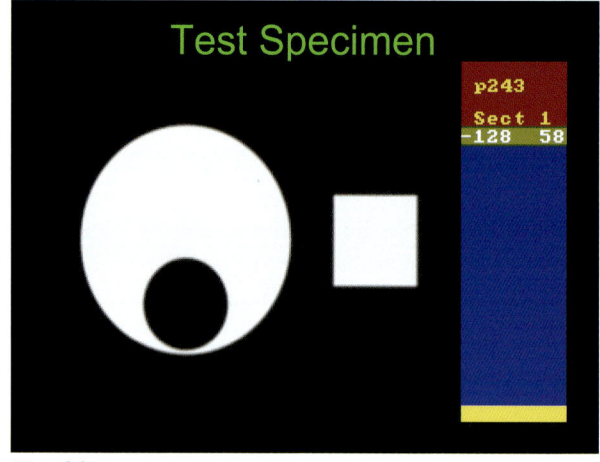

Fig. 33

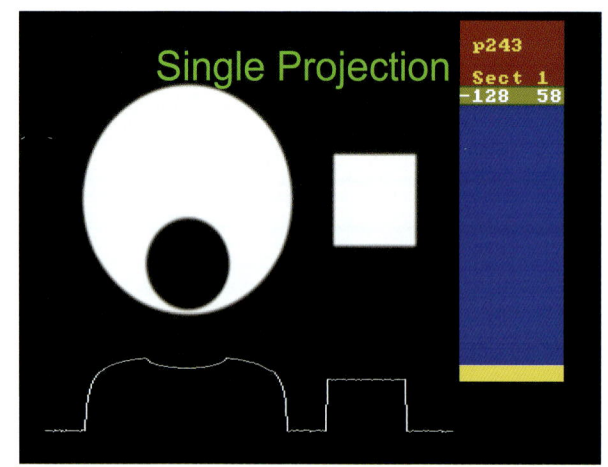

Fig. 34

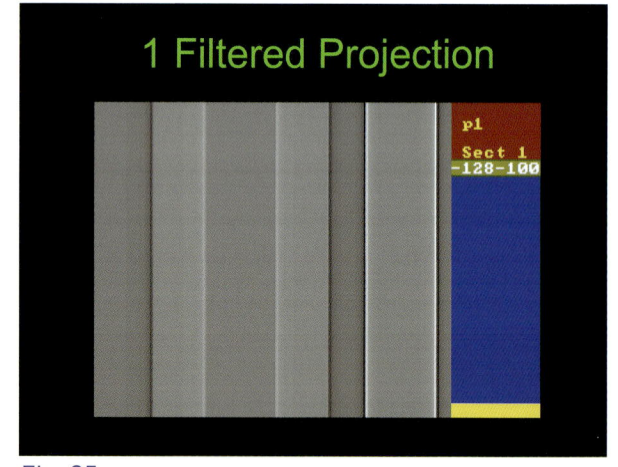

Fig. 35

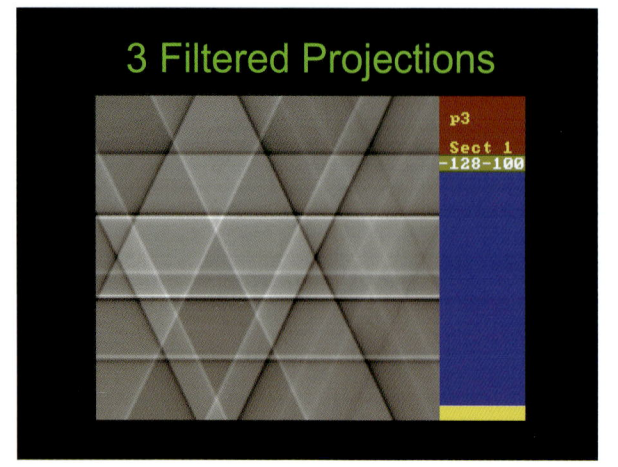

Fig. 36

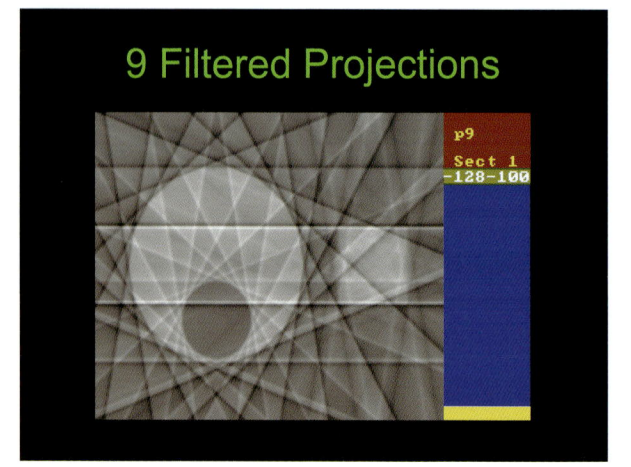

Fig. 37

ません。ですから投影を三つ合わせただけではまだ十分に再構築はでき上がっていませんが、これを9回組み合わせると形が次第に分かって来ます。Fig. 37では先程のテスト標本の形が少し見えてきました。これを27回繰り返し、それらを合わせると次第に明確になり、81枚のスライス画像を合わせる事によってかなり良くなりました。さらに243枚のスライス画像を合わせると、元々の被写体と見分けがつきにくくなります。再構築で元々の形を再現できたことになります。

Fig. 37
Fig. 38
Fig. 39
Fig. 40

　マイクロCTを使う事により、三次元の情報が得られます。直線的な減弱係数を得る事によって、三次元空間のどのポイントであっても測定に基づいて、被写体とX線の減弱関係を知る事ができるわけです。そのデータを使って被写体のある空間断面でのスライス画像を見ることができる、どの傾斜、どの方向であっても、どの位置であっても任意に観察する事ができます。また、撮影後の被写体内部にはX線の減弱による濃度差がありますので、任意の濃度値を選択することによって内部構造のサーフェイス・レンダリング（表面形状の描画）、そしてボリューム・レンダリング（濃度形状の描画）も可能です。そして、私たちは現在、すばらしいコンピューター・ソフトウェアを手にしていますので、それらの画像を組み合わせることにより、さまざまな画像として出力することもできます。もちろん得られたCT画像の定量性ということにも関心があるわけで、こういった線減弱係数から単位体積あたりのミネラル濃度を測定することも可能です。

Fig. 41

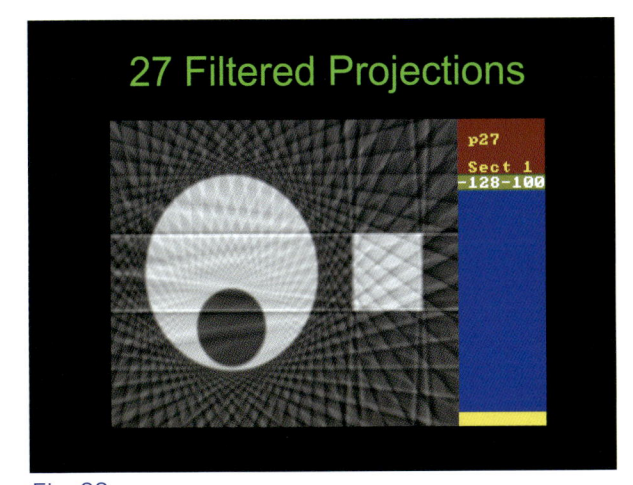

Fig. 38

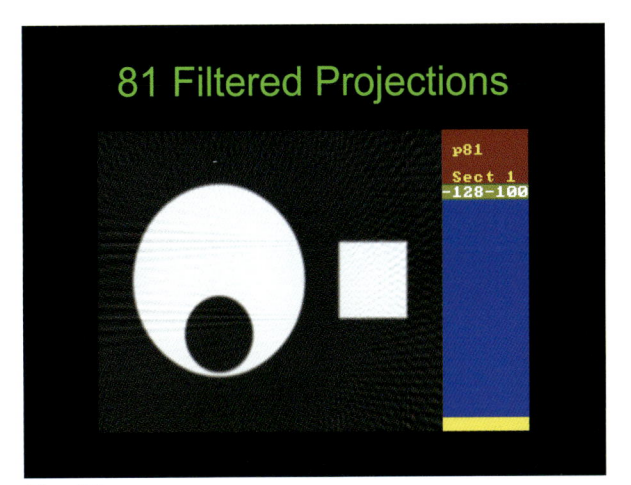

Fig. 39

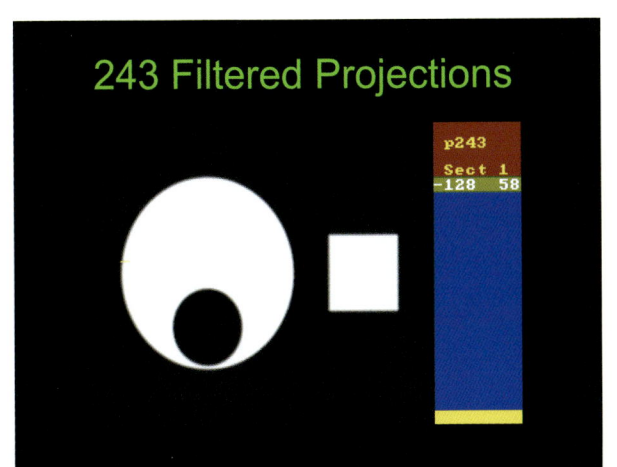

Fig. 40

Fig. 41

■ インターナショナル・エナメル・シンポジウム

　さて私どもの研究室にあるマイクロ・トモグラフィーを紹介致します。当初、私たちが作った装置はこのようなものでした（Fig. 43）。X線の線源が左側で、中央に回転ステージがあります。ここに試料として歯を置きました。そして反対側にX線の検出器があります。この装置を紹介する目的は、見ていただければ分かりますが、廻していただけますか（動画）。

Fig. 42
Fig. 43

　この台の下に三つのボールベアリングが付いています。これらが台に取り付けられていて、歯を一回撮影し、それを取り外して脱灰を進めた後、再び元に戻すと全く前回と同じ位置に試料を戻すことができるわけで、得られた一連のデータセットは全く同じ位置から得られたデータセットになります。あらかじめ記録していたものと同じ位置から再びデータが出てくるという事ですから、どのようにこの歯が変化しているか、脱灰が進んでいるかを評価すること、あるいはそれ以外のどんなプロセスであっても、実験条件によってどのような変化が起きているのかと知ることができます。

　こちらは私たちの新型のCTスキャナーです。すっきりと小型化しました。ボトルの中に歯が入って、回転ステージに取り付けられています。歯をボトルの中に入れ、溶液の調整をする事ができます。つまり水分を維持する事ができます。歯は乾燥すると収縮してしまうからです。撮影環境として水分を保持して組織が収縮しないようにしているのです。

Fig. 44

　このようなシステムのメリットがどこにあるかと言えば、解像度がかなり良いという事です。そして特別なメリットとして、より大きな試料を扱うことができることです。例えば大臼歯をそのまま撮影できます。また20ヤード離れた別の研究室でも取り扱うことができます。ただ、多色光のX線照射でないと十分

Fig. 42

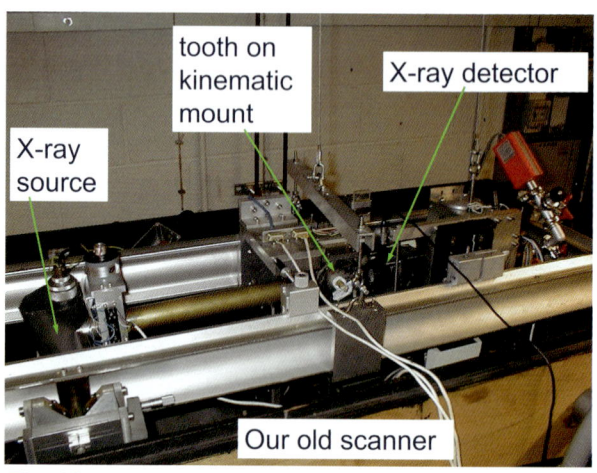

Fig. 43

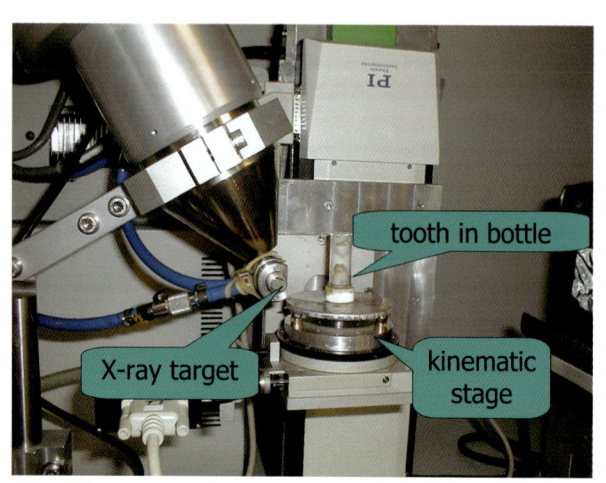

Fig. 44

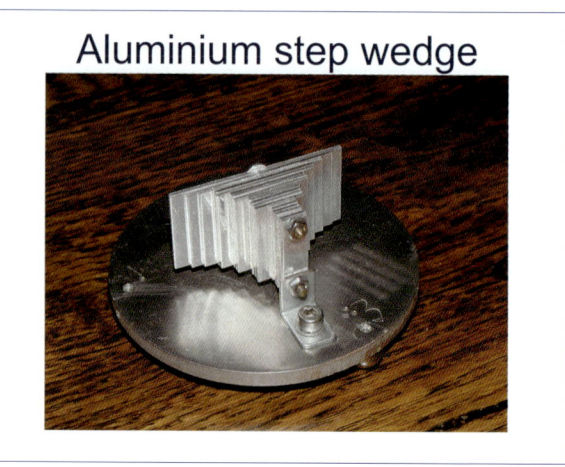

Fig. 45

―脱灰と再石灰化研究へのX線の応用―

なX線強度を得る事ができません。そこで補正を行なわなければなりません。ビーム・ハードニングの補正を行い、画像の調整も必要です。これがキャリブレーションのためのアルミニウム・ステップウェッジの写真です。これを用いてキャリブレーションをしています。

Fig. 45

それでは私達が行なった研究の一部を紹介したいと思います。これは抜歯した天然歯ですが、ウ蝕による病変部があります。コンピューター・プログラムを用いて歯全体のCT撮影を行ないました。その中から15μmの厚さの一つのスライス画像を1枚取り出しました。裂溝部には脱灰した病変部があります。また表層下の脱灰のようすも観察できます。また画面左では、ウ蝕病変が象牙質まで及んでいる事も分かります。別の断面で見ることもできます。これは同じ歯を横断面で見ています。これで表層下脱灰と小窩裂溝の関係を観察することができます。

Fig. 46
Fig. 47

Fig. 48

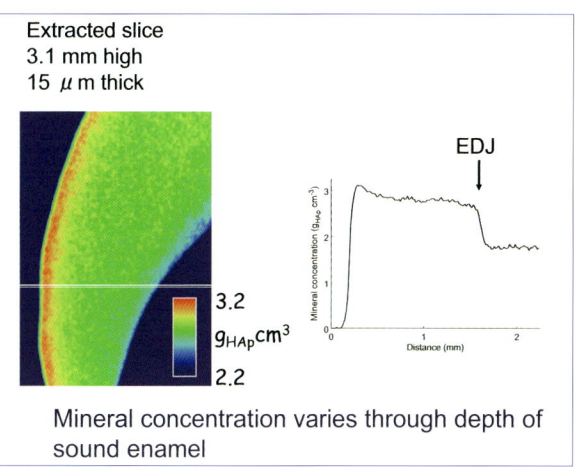

無機質量の定量化に私達は関心があるのですが、これが健全なエナメル質のミネラルの定量化のための基本的な考え方です。画像をカラー表示してあります。表面の近く、この画像では赤で出ているところですが、ミネラル濃度はハイドロキシアパタイトに近いレベルになっています。したがって高濃度です。エナメル質の中に入っていきますと、徐々にミネラル濃度が下がっていきます。エナメル象牙境まで徐々に下がっていきます。エナメル叢などの構造も見ることができます。

Fig. 49

Fig. 46

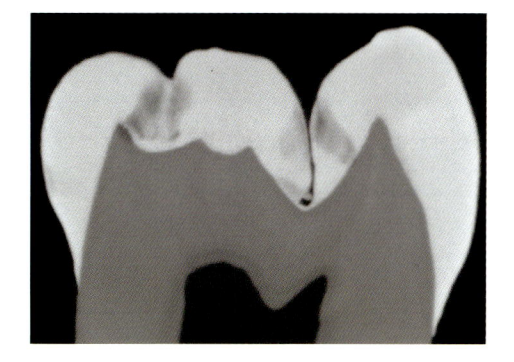

Fig. 47 Natural caries lesions — 15 μm voxel sidelength

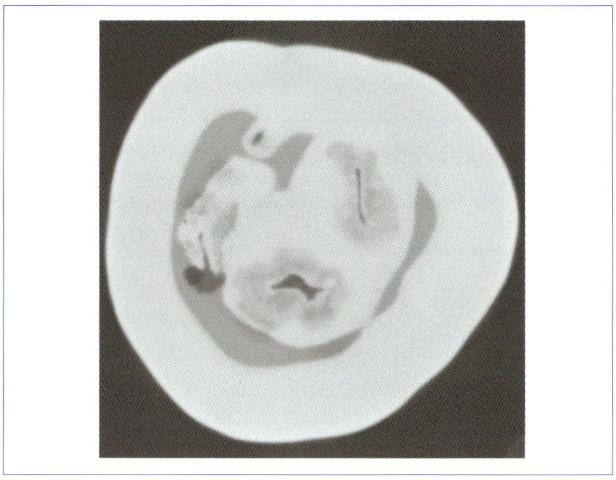

Fig. 48

Fig. 49 Extracted slice 3.1 mm high, 15 μm thick — Mineral concentration varies through depth of sound enamel

■ インターナショナル・エナメル・シンポジウム

　私たちは一連の脱灰実験を行いました。歯全体を図のようにマウントし、バーニッシュでカバーしました。酸抵抗性のあるバーニッシュです。その歯に小さな穴、小窓が空けてあります。直径が1mm位の窓です。スタートをする前に最初のスキャンをします。そして酸性の緩衝溶液に入れて脱灰を始めます。その後、脱灰溶液から取り出して再びスキャンをします。そして、緩衝溶液の中に戻し、更に脱灰を進めます。また取り出しスキャンします。このようにして歯冠部の溶液に露出した部位から脱灰病変が広がっていくようすを追跡しました。

Fig. 50

　この実験では、三次元的に病変部がどのように拡がっていくのかという事を観察しました。実験結果の一例ですが、これは脱灰107日後です。歯の表面に直交するスライス画像で典型的なマイクロラジオグラフィーで得られる縦断像あるいは横断像と同じ画像です。

Fig. 51
Fig. 52

　ここにある歯の表面のカントゥアー・ラインもお分かりいただけると思います。

　マイクロ・トモグラフィーで観察する事によりどの方向からも切断面を得ることができます。ですから長軸方向のみならず、横断面の画像も観察することができます。このようにして、形成された病変部の全体の形を見ることができます。

　横断方向の画像を見ていただきたいと思います。表層下に病変があります。濃度による等高線図を見ていただければよくお分かりいただけると思います。また画像からも確認できます。表層は比較的良く維持されています。病変部がバーニッシュによって作られた小窓の辺縁［矢印］よりも更に広がっていることがご覧いただけると思います。

Fig. 53

　さらに驚いたのは、エナメル小柱が走向していると考えられる方向に沿って、全体の病変部の形に影響

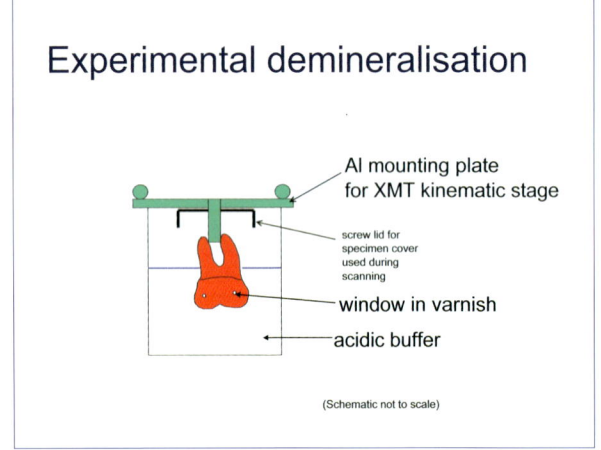

Fig. 50

Fig. 51

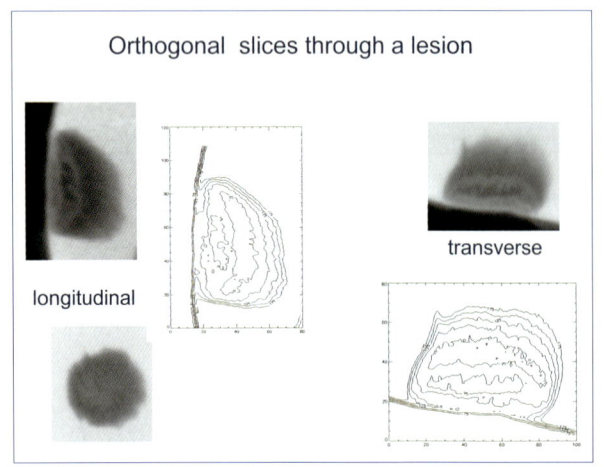

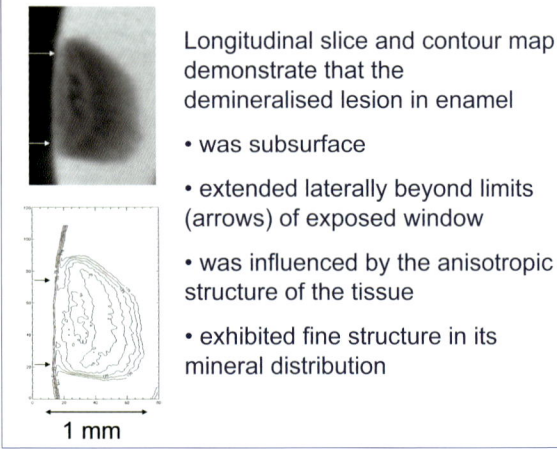

Fig. 52

Fig. 53

を与えていると考えられることです。私達はこの病変部の中にさらに微細構造があることに驚いたのです。

　三次元的なデータ群、データ・セットはいろいろな方法、新しい方法でこのような病変部を見ることを可能にします。例えばこの画像ですが、病変を歯の内側から見たところです。歯の中に自分が入って見ている感じです。エナメル象牙境がEDJで示されていて、ここが病変部の限界です。この図ではミネラル含有量をある特定の値に設定して病巣を限定しています。2.6gHApcm³に相当するところで病巣を限定していますが、病巣の概要をつかむことができます。また、小さな突起が内側に出ていますが、バーニッシュが歯の表面で剥離したところにできた小さな人工ウ蝕です。

　これは病変部を通る断面ですが、ミネラルの濃度のレベルがいろいろに分けられています。黄色で描かれた濃度値では全体がシェル状になっています。大体、健全エナメル質の半分弱のミネラルが失われた部分です。病変部の深層ではミネラルの喪失がかなり起きている部位（グリーンで表示）があります。0.8 gHApcm³しかミネラルが残っていない部位です。

　歯の内側から歯の表層がどのように見えるか（Fig. 55の左側）を見ています。コンピューターでカットして反転し、ウ蝕の部分（Fig. 55の右側）がどのような状態になっているのか断面で観察した図です。歯の内面から表面がどうなっているのかを見ますと、均一な状態ではなく、かなり変異に富んだ状態になっている事が分かります。表層のミネラルがどのような状態なのかがある程度わかるようになりました。そして病変がどのように成長していくのか、という事にも関心があります。先程見たのは107日後でしたが、47日経過した段階の病変部を重ね合わせて観察したのがFig. 56です。

　これを見ますと、エナメル質の小柱の構造が影響を与えていることが分かります。病変の進行に伴なう

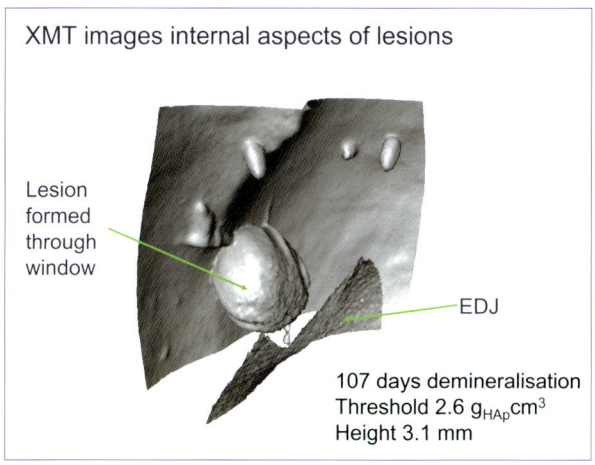

Fig. 54

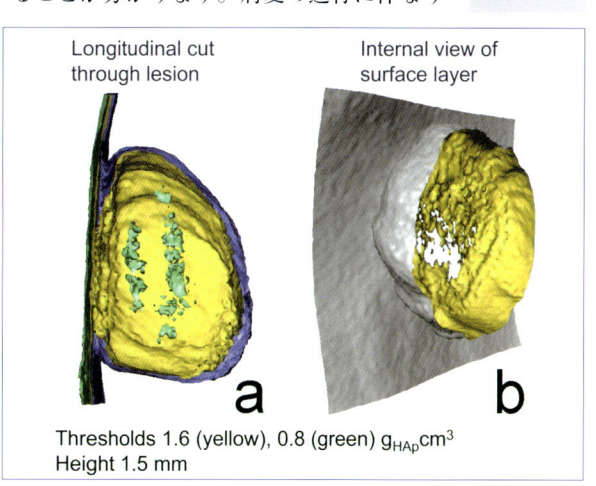

Fig. 55

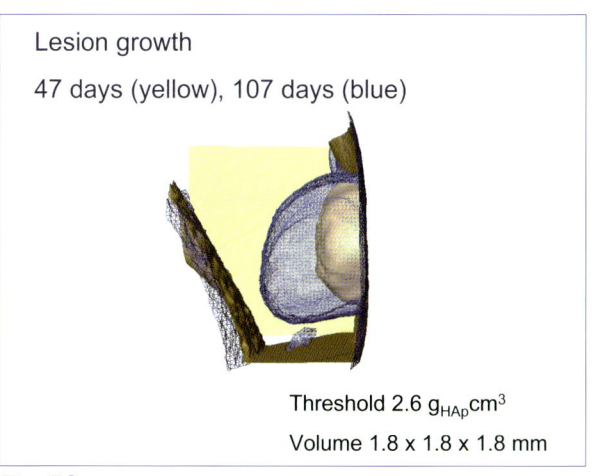

Fig. 56

■ インターナショナル・エナメル・シンポジウム

影響を見る事ができます。また、脱灰が生じる位置は歯によって異なるのか、それともどの歯でも同じなのか、歯の構造・組成で脱灰の状態が異なるのかという事を見る実験を行ないました。そこで小さな丸い窓を作る代わりに、ここでは帯状に露出するようにしました。この帯に沿ってぐるりと一周、脱灰が起きるような状態になっています。

Fig. 57
Fig. 58
Fig. 59

　84日後に答えが出ました。場所によって、歯の周りの部位によって異なる事が分かりました。他の部位に比べて、より深いレベルまで到達をしたところもありました。この位置でのスライス画像を観察しました（Fig. 58）。この実験でも組織の構造の影響が出ています。エナメル小柱の走向により、エナメル質内の病変の形が影響を受けていることがわかります。病変部は象牙質にも到達しましたが、脱灰部位は側方にも広がっています。エナメル象牙境のところでは病変部は側方に広がりました。臨床で認められている所見と同じ所見がここでも得られました。

　どの部位を選んで観察しているかは問題ではありません。この歯のどこでも同じ傾向が生じています。極めて局所の状態を反映しています。したがって、脱灰というのは均一に起こるのではなく、場所によって異なると言えると思います。歯冠の水平方向で、また上下方向にも、咬合面から歯頸部にかけても、どのくらい脱灰するのかということはまちまちです。歯の内側からの視点で観察をしましたが、場所によって非常に不均一であることが画像からも分かります。

Fig. 60

　脱灰70日後ですが、最初に横断方向の切断面を見てみますと、エナメル質内で、あまり脱灰が起こっていないところもありますが、場所によっては病変が象牙質にまで及んでいる部位があることがわかります。長軸方向の切片で見てみますと、どのくらい病変が拡がっているかにはかなりバラつきがある事が分

Fig. 61

Fig. 57

Fig. 58

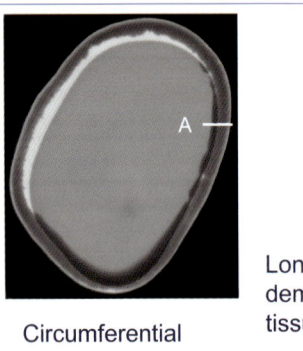

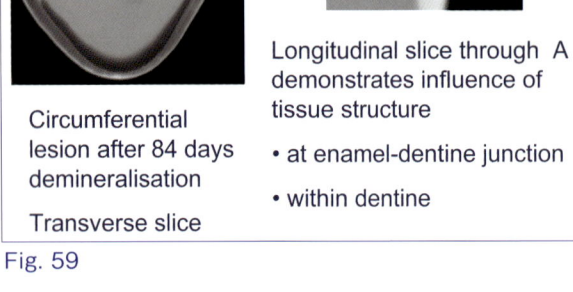

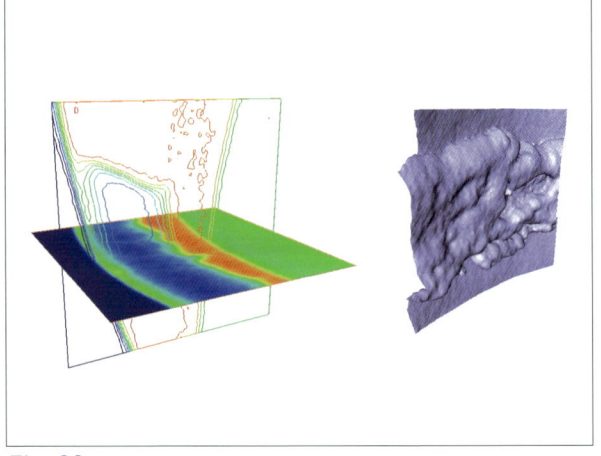

Fig. 59

Fig. 60

－脱灰と再石灰化研究へのX線の応用－

　かりました。

　私たちは、初期ウ蝕の状態、つまり初期のミネラル喪失部位の分布状態は、その部位が健全な状態の時のミネラル分布に相関があるのか、に注目しました。しかし、その相関を認めることはできませんでした。早期にミネラル喪失が起きたところは、健全なエナメル質のミネラル濃度分布とは関係しないようでした。これはいったいどういう事を意味するのかということですが、影響を与えるのはエナメル質のミネラルの濃度ではなく組成ではないかという事です。もちろんご存知のようにフッ素濃度が高ければ、より脱灰に対する抵抗性は高くなります。同じミネラル濃度であってもフッ素濃度が高い場合と低い場合では、ウ蝕抵抗性に違いがあるという事と整合性があります。 Fig. 62

　ここで私たちが確認できた事は、ミネラル喪失のパターンとその進行状況です。もともとは脱灰の起点となり得るようなスポットが数箇所ありました。それらが成長して、局所的な脱灰の病巣部ができます。次第にそれらは癒合して一つの大きな脱灰部となり、全体として大きな病変になっています。ここで特筆すべきはミネラルの喪失が一番多いのは、ポア構造（多孔性）が最も大きいところに一致するということです。ですから私たちはエナメル質の組成とポアの度合いがミネラル喪失のパターンに影響を与えるのではないかと考えています。 Fig. 62

　ポアの性質について研究するのはなかなか難しいことです。今、私達が取り組んでいる研究手法をご紹介します。Fig.63の上の画像ですが、これは脱灰した病変部です。下の画像は同じ歯で同じ病変部ですが、こちらはヨウ化カリウム溶液に1日ないし2日浸漬した画像です。ヨウ素が取り込まれポアに侵入しています。マイクロCTでそのようすがお分かりいただけると思います。理論的にはポアの度合いによってヨ Fig. 63

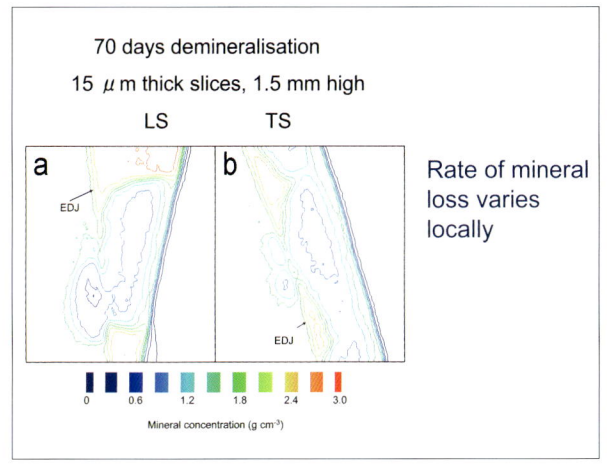

Fig. 61

Fig. 62

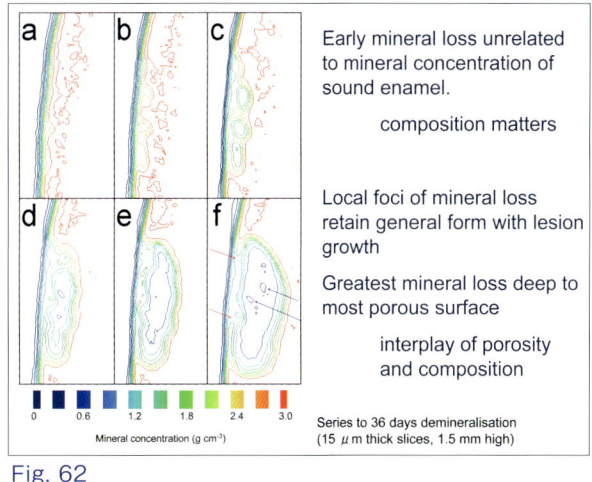

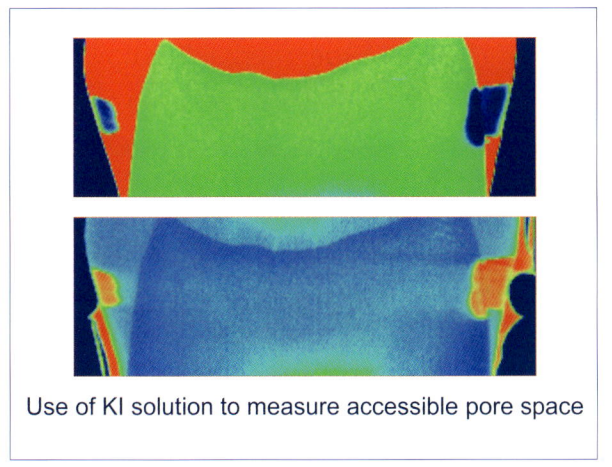

Fig. 63

■ インターナショナル・エナメル・シンポジウム

ウ素の取り込み量を計算できますので、現在、そのような研究をしているところです。私たちが興味をもっている点は、ポアにはすでにタンパク質が入っているので、もはやポア構造とは呼べないという点です。しかしそこは、理論的には再石灰化溶液が到達し得るところでもあるのです。

　研究室の中にあるマイクロCTはとても便利ですが、やはり限界があります。これは全く規模の違うものです。ここに見えているのは川です。そして川の真ん中にはグルノーブルのシンクロトロン施設にあるX線源が見えています。 Fig. 64

　シンクロトンのX線源は非常に強度の高い放射光を放出します。空間解像度が非常に高い、単色光のビームを提供しますので、ビーム・ハードニングの問題が起こらず、しかもキャリブレーションが非常にシンプルです。そして私たちはフルオロアパタイトの結晶について分析しています。しかし、小さな試料、ほんの数ミリのサンプルしか分析することができません。また現在、このような研究が行える施設というのは世界でも非常に限られていますし、使用する機会も限られています。 Fig. 65

　シンクロトロンの構成ですが、基本的には研究室で使っているものと類似しています。シンクロトロンの光源つまりX線の線源ですが、単色光で、サンプルは回転ステージにマウントして撮影します。これは研究室のシステムと同じです。試料を透過した光子がカウントされて、そして画像として表示されます。 Fig. 66

　実際のキットの写真ですが、検出器があり、ここに試料があります。二つの試料の観察結果をご紹介しておきたいと思います。 Fig. 67

Fig. 64

Fig. 65

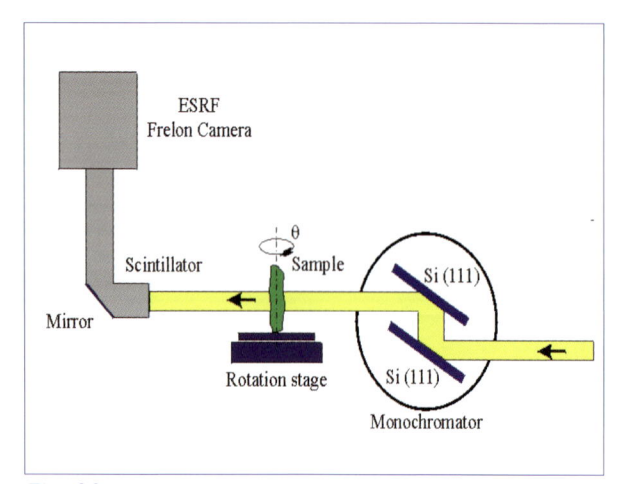

Fig. 66

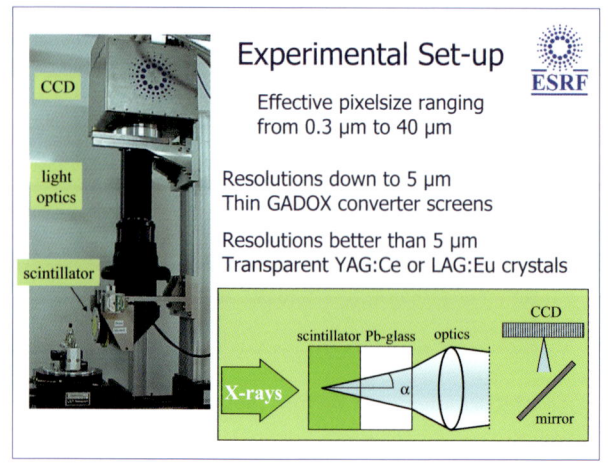

Fig. 67

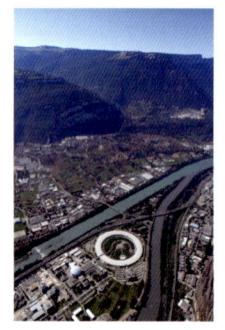

― 脱灰と再石灰化研究へのX線の応用 ―

　これらの画像は小臼歯のいわゆるブラウンスポットです。こちらはボリュームレンダリングの画像でミネラル含量を表現しましたが、病変の外形や内部の状態が分かります。図の中のRというのは、リング・アーティファクトの意味です。この画像システムの中ではこのようなアーチファクトが出てきますのでその部分は病変ではありませんので注意して下さい。しかし、空間解像度がとてもよいことに注目してください。各ボクセルサイズは1.9μmです。 　Fig. 68

　これはウ蝕病変のある歯の切片画像です。矢頭と矢頭の間のところを注目してください。ここをもっと強拡大で見たいと思います。Fig. 69の拡大像ですが、Fig. 70の矢頭の間に周期性の構造が認められます。ここで観察されている構造はレッチウス（Retzius）の平行条に相当し、ミネラルの濃度が減少している状態であることが分かります。このレッチウスの平行条ではミネラルの喪失が早期に認められることが知られています。ここでのミネラル量の減少は脱灰の初期段階と考えられています。 　Fig. 69　Fig. 70

　Fig. 70の白線に沿ったラインプロファイルを見ることにしましょう。これを見ますと、間隔がおよそ30μmの周期があることが分かります。これはちょうどレッチウスの平行条の間隔に相当します。そしてさらにこのプロファイルには、3～4μm周期の成長線様の構造とも考えられる細かなプロファイルが観察されます 　Fig. 70　Fig. 71　Fig. 70

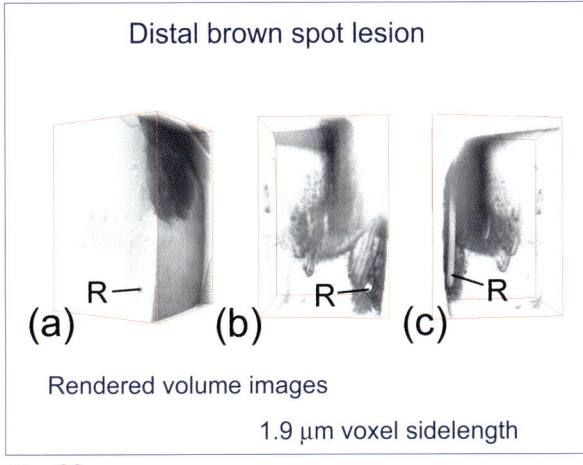

Fig. 68

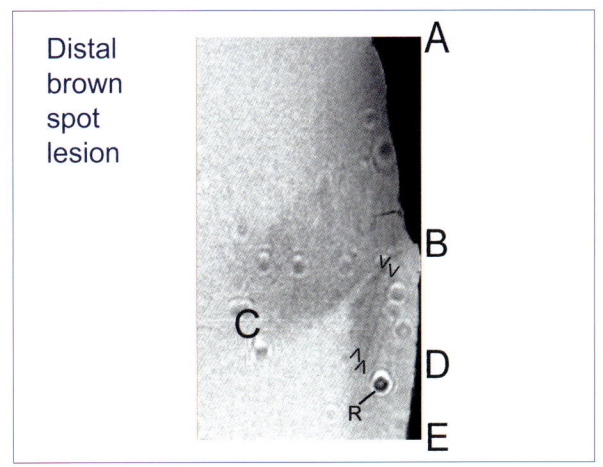

Fig. 69

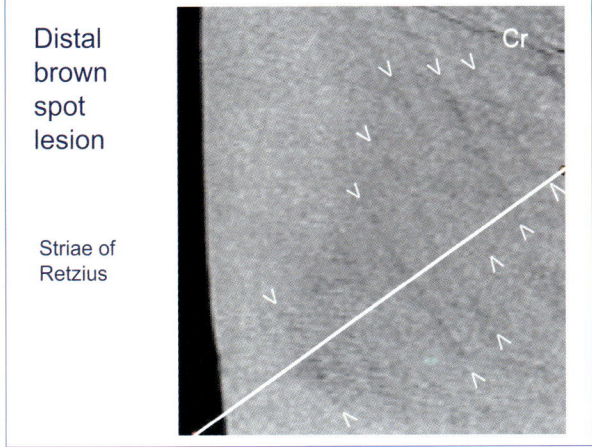

Fig. 70

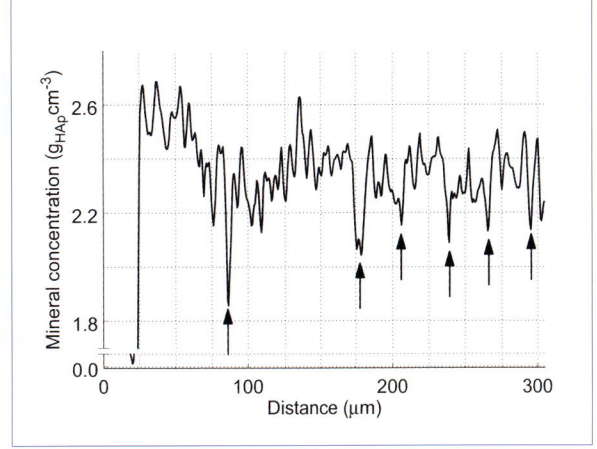

Fig. 71

99

■ インターナショナル・エナメル・シンポジウム

が、解像度がまだ十分ではありません。Fig. 72ではレッチウスの平行条が、三次元的にどのように配向しているのかがわかります。幅の広いストライプ状に走向するようすが分かります。

Fig. 72

別の試料で小臼歯エナメル質の裂溝が小窩となって終わる部分です。最初の画像ではエナメル質の表面のミネラル濃度が高く、エナメル象牙境に近づくにしたがって減少し、色が赤から黄色に変化しています。この間にあるエナメル質を除去して、表面下のエナメル質とエナメル象牙境の側から表面構造を見ていきたいと思います。そうすると裂溝の構造が非常に不規則なことが分かります。なめらかな線ではなく上がったり下がったりで、底に沿った不規則な裂溝であることをその全長にわたって見ることができます。

Fig. 73

この裂溝ではどのようにミネラル成分が変化するかを検討した結果、裂溝周辺のエナメル質のミネラル量は周辺部のエナメル質に比べて濃度が低い事が分かりました。このような裂溝部ではっきりと周囲に比べてミネラル量の低い部分は狭い範囲ですが、典型的にいくつも認められました。このように（Fig. 74下図）はっきりした境界で認められます。これらは言わば減形成の状態のエナメル質で、エナメル質が成熟していない状態であると考えられます。これは常に裂溝の狭い部分に認められます。このように裂溝底部で低ミネラルの領域が観察されたわけですが、シンクロトロンによって初めて三次元的に観察できるようになりました。

Fig. 74

では、裂溝の終点である小窩をみますと、また違った状況が観察されました。Fig. 75の小さな点はミネラル濃度が低い部分ですが、あちこちに散在しています。亀裂が側方に拡がっている領域はウォールロブと呼び、ピットが非常に深くエナメル象牙境に近い部分をディープロブと私達は呼んでいます。ここもや

Fig. 75

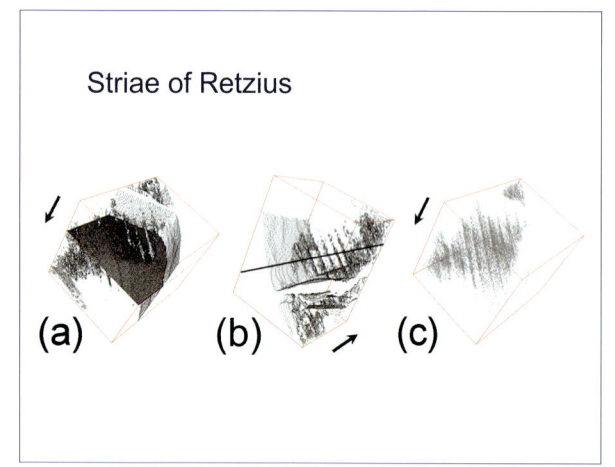

Fig. 72

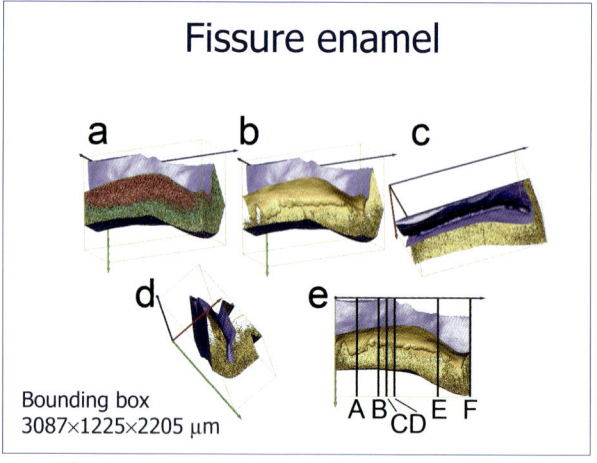

Fig. 73

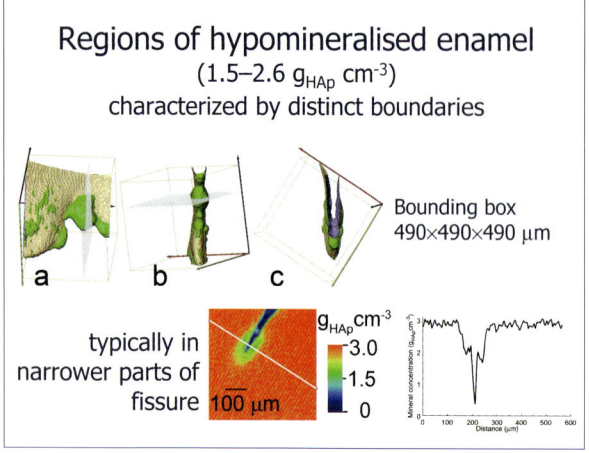

Fig. 74

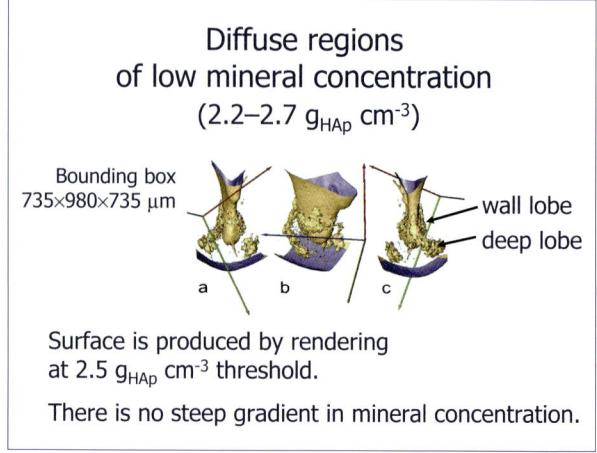

Fig. 75

はりミネラル濃度が低い部分です。このようなロブと呼ばれる領域は、周辺の高いミネラル濃度を持っているエナメル質との間にはっきりした境界はなく、急にミネラル濃度が変化しているわけではありません。例えば、小窩の壁部にあるウォールロブはウ蝕の脱灰によってミネラル濃度が低下している部分ではないかと考えています。しかし、小窩の深いところでミネラル濃度が低い場合は、ウ蝕に由来する、とは考え難いのです。ロビンソン教授がおっしゃったように、このディープロブの領域では低石灰化の部分とミネラル濃度の高い部分との両方がある、と考えたほうがよいのではないかと思います。

Fig. 76

　シンクロトロンを使うことによって、いろいろなミネラル濃度に対して定量化を正確に行うことができました。表面に近いエナメル質は純粋なアパタイトの組成に近く、残りの大部分は少し劣っています。また、私たちが観察したレッチウスの平行条は、周辺のエナメル質よりもミネラルは低濃度です。また裂溝部はウ蝕による脱灰の影響もあって、ミネラル濃度が周囲よりも低くなっていることも考えられます。

Fig. 77

　終わりにX線回折について簡単にふれたいと思います。この方法は脱灰と再石灰化の両方の研究に用いられます。一つは結晶相について、もう一つは結晶の格子構造の解析に用います。Fig. 79はとてもきれいなエナメル質の結晶のマイクロラジオグラフィーで、これもファーンヘッド教授によるものです。この写真には微細な結晶の格子面が写っているのがおわかりいただけますか。エナメル質の結晶の特徴を観察することができます。

Fig. 78
Fig. 79

Fig. 76

Fig. 77

Fig. 78

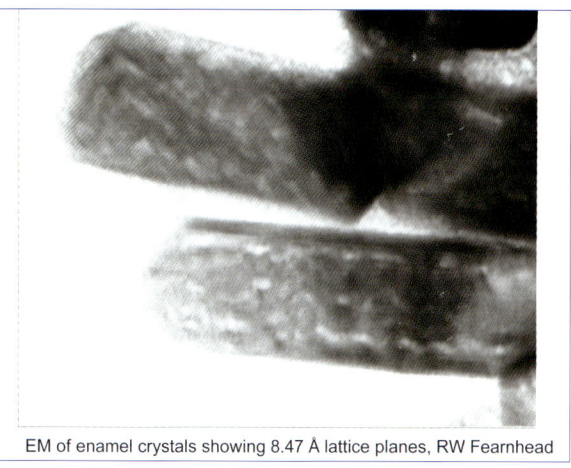

Fig. 79

結晶の格子構造を持つ物質として、エナメル質はX線を回折します。その回折角度は、結晶格子面と格子面の間の距離によって決まります。もちろん結晶には多くの格子面があるわけですが、ある粉体材料についてX線を当てると、そこから同一の角度で回折するたくさんのビーム、あるいはX線が出てきます。これらのたくさんのX線は、結晶の格子面ごとの格子間隔に依存して回折して出てきます。

　したがってX線のビームは結晶構造に由来するわけです。つまり結晶の格子面の面間隔によって回折角度が変わり、それぞれの得られた線の間隔を計測することで結晶を同定できます。これは二つのリン酸化合物の回折パターンです。$α$-第3リン酸カルシウムと$β$-第3リン酸カルシウムです。全く同じ化学組成ですが、結晶構造が違う事によって回折パターンに大きな違いが出てきます。この回折パターンを利用して、それぞれのラインのピークを読み取ることができます。それによってどのような結晶相が存在しているのか、あるいはある実験で合成した結晶が意図した状態になっているか、あるいは別の結晶状態になっているのかを調べる時にはとても有効です。もちろん$β$-第3リン酸カルシウムはウ蝕の過程で観察されます。

　また、このピークの位置だけではなく、ピークの強度情報を活用して、微粉末の原子レベルの構造を決定することができますが、この方法はRietveld分析と呼ばれています。要するに構造の推定法ですが、非常に精密です。例えば炭酸を結晶の一部に置換させた合成アパタイトがあったとしましょう。そうするとその構造は少しハイドロキシアパタイトに近いという言い方をします。実際に炭酸を加えてアパタイトの合成実験を行います。この場合にRietveld法により原子レベルでの置換を計算によって求める事ができるわけです。

　一つの例ですが、こちらは既知の結晶の回折パターンで濃い線で示します。一方、下の破線は実際の試料の回折結果です。2つの回折パターンは余り一致していません。かなり良く一致してはいますが、部分

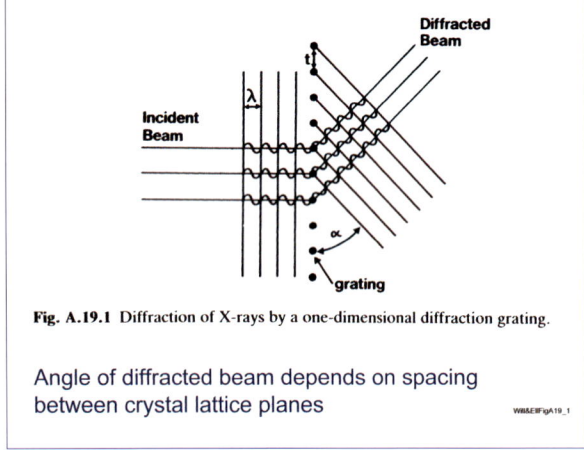

Fig. 80

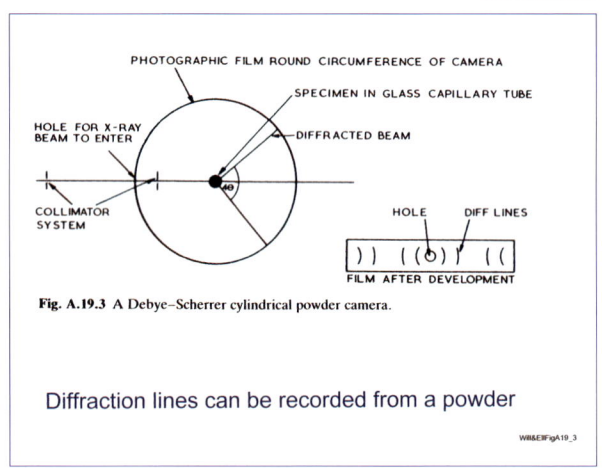

Fig. 81

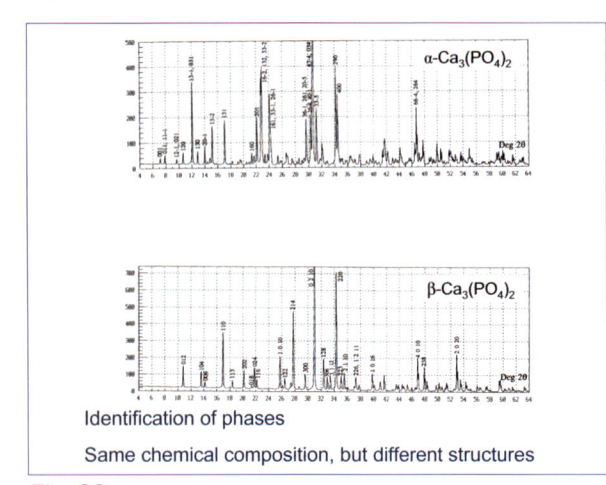

Fig. 82

Fig. 83

Fig. 84

Fig. 85

Fig. A.19.1 Diffraction of X-rays by a one-dimensional diffraction grating.

Angle of diffracted beam depends on spacing between crystal lattice planes

Fig. 80

Fig. A.19.3 A Debye–Scherrer cylindrical powder camera.

Diffraction lines can be recorded from a powder

Fig. 81

$α$-Ca$_3$(PO$_4$)$_2$

$β$-Ca$_3$(PO$_4$)$_2$

Identification of phases
Same chemical composition, but different structures

Fig. 82

Structure determination

from X-ray intensities

Fig. 83

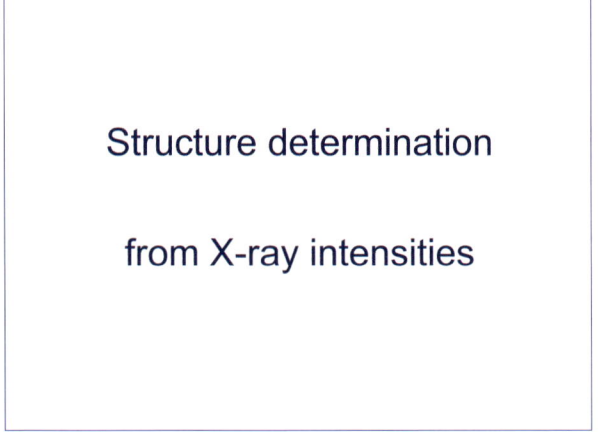

的に一致したりしなかったり、まちまちです。このようにフィットしているところ、あるいはフィットしていないところについて詳細に分析を行います。構造式の中の原子をほんの少しずつ変える事で回折パターンは少しずつ変化しますので、この方法でパターンの修正を行ない、未知の試料の回折パターンとのフィットが良くなるわけです。最終的にはかなり良いフィットが得られます。この操作を繰り返すことにより、観測値と修正後の既知の構造との間に一致するところが出てきます。こうして非常によいレベルまで微粉末の計測結果から原子レベルの構造を計算し推定することができます。もちろんこれは完璧ではなかったとしても、例えば炭酸イオンの取り得る位置はアパタイト結晶格子の中でどこか、炭酸イオンはどの方向に配向するかがわかります。単にエナメル質とその組成変化、エナメル質のミネラルのウ蝕に伴う結晶の変化を観察するだけではなく、人工の合成結晶試料を使う事によって、脱灰によって組成がどう変わるか、組成が再石灰化によってどう変わるかを研究することにも有効です。それゆえにこの手法はかなり潜在能力の高い手法と言えます。

Fig. 86

[まとめ]

　広い意味で顕微X線法は、脱灰と再石灰化部分の驚くべき詳細な画像を撮ることができます。ミネラル含有量の変化を定量測定することもできます。X線回折では原子レベルでの構造情報が分かりますし、また、自然なエナメル質と実験的なウ蝕の結晶相の推定や同定も可能です。

Fig. 87

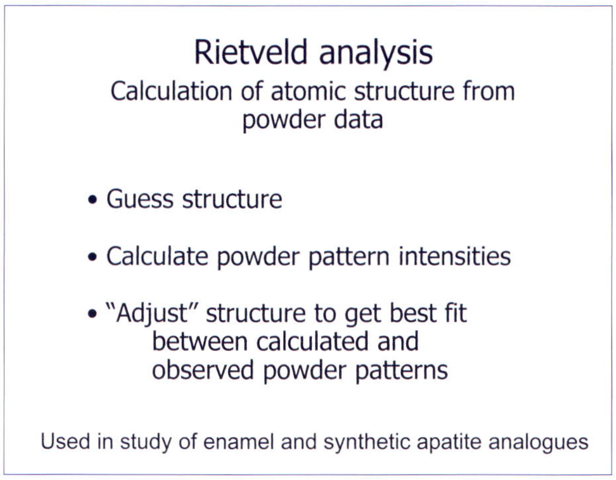

Fig. 84

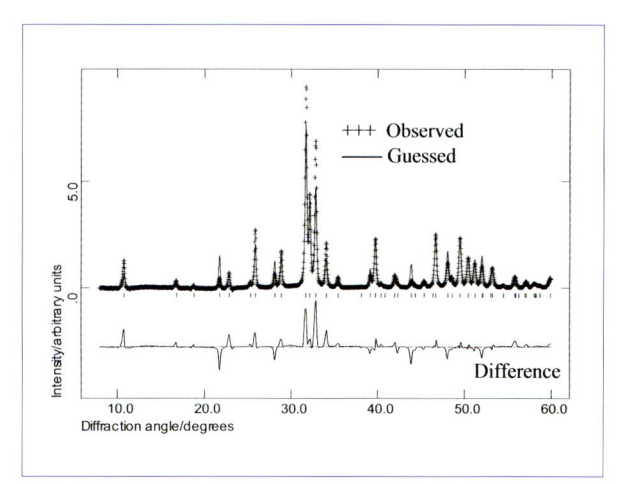

Fig. 85

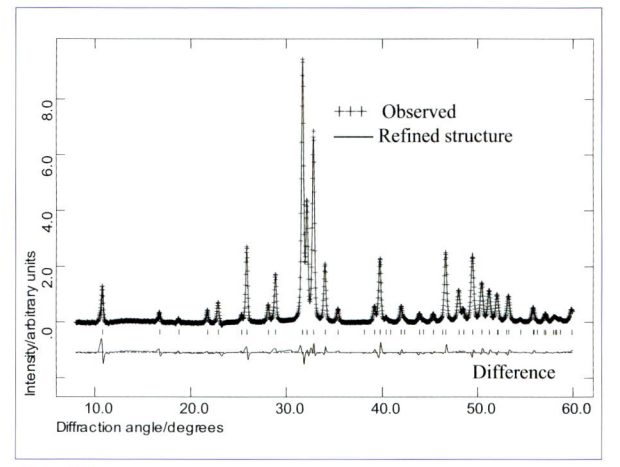

Fig. 86

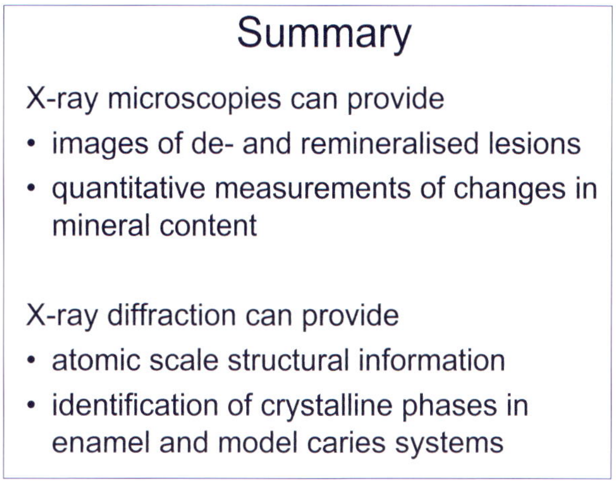

Fig. 87

[謝 辞]

研究にご協力いただきました以下の機関に感謝の言葉を申し上げたいと思います。それは The Medical Research Council, the Engineering and Physical Sciences Research Council, Barts and The London Chanityそして Unilever plcの方々です。

議 長：

ありがとうございました。ご質問はいかがです？なければ後ほど、パネルディスカッションの時にお願いします。次の講演者はエリオット教授です。5分間休憩します。皆さん体をほぐしてからお戻りください。

References

Anderson P and Elliott JC. Rates of mineral loss in human enamel during in vitro demineralization perpendicular and parallel to the natural surface. Caries Res 2000; 34: 33-40.

Anderson P, Levinkind M, Elliott JC. Scanning microradiographic studies of rates of in vitro demineralization in human and bovine enamel. Arch Oral Biol 1998; 43: 649-656.

Dowker SEP, Anderson P, Elliott JC. Real-time measurement of in vitro enamel demineralization in the vicinity of the restoration-tooth interface. J Mat Sci Mat Med 1999; 10: 379-382.

Dowker SEP, Elliott JC, Davis JC, Wassif HS. Longitudinal study of the three-dimensional development of subsurface enamel lesions during subsurface demineralisation. Caries Res 2003; 37: 237-245.

Dowker SEP, Elliott JC, Davis GR, Wilson RM, Cloetens P. Synchrotron X-ray microtomographic investigation of mineral concentrations at micrometre scale in sound and carious enamel. Caries Res 2004; 38: 514-522.

Dowker SEP, Elliott JC, Davis GR, Wilson RM, Cloetens P. Three-dimensional study of human dental fissure enamel by synchrotron X-ray microtomography. Eur J Oral Sci 2006; 114 (Suppl. 1): 353-359.

Elliott JC. Structure and Chemistry of the Apatites and Other Calcium Orthophosphates. Elsevier, Amsterdam, 1994.

Elliott JC, Bollet-Quivogne FRG, Anderson P, Dowker SEP, Wilson RM, Davis GR. Acidic demineralization of apatites studied by scanning X-ray microradiography and microtomography. Miner Mag 2005; 69: 643-652.

ESRF (European Synchrotron Research Facility) www.esrf.eu/

Fearnhead RW and Knight D. Chapter 5 In: Microfocal Radiography. Ely RV (ed.). Academic Press, London, 1980.

Williams RAD and Elliott JC. Basic and Applied Biochemistry. 2nd Edition. Churchill Livingstone, London, 1989.

脱灰と再石灰化研究のためのモデルシステム
Model Systems to Study De- and Remineralization

議　長：

　講演を再開します。この場でジム・エリオット教授をご紹介できることをたいへん嬉しく思っております。エリオット教授と私は長年の友人で、彼もかつてロンドン病院医科大学に勤務しておりまして、現在は名称は変わりましたが彼は今もそこにいます。ロンドン病院医科大学がクイーン・メリー大学と統合し、新しい大学であるロンドン大学のバーツ・アンド・ザ・ロンドンにおられます。エリオット教授は歯学部という職場にもかかわらず本物の物理学者であり、私の記憶が正しければ彼のお父上がロンドンのキングス・カレッジで生物物理学のリーダーでした。ですから相当の物理学の名門の出身です。彼は基本原則に厳密に則って問題を解決してゆく人物です。彼の研究室には多くの装置が所狭しと置かれておりますが、とてもわかりやすく配置されています。彼は「応用の人」でもありますが、また更に深い理解を持って物理学を熟知しておられます。BA（Bachelor of Art）を1960年ケンブリッジで取得され、結晶学でPh.D.を取得されましたのが1964年のことです。彼の学問的な影響力は大きく、彼の影響を受けた研究者の中には私の同僚でありますエリック・ダイクスや他の数多くの結晶学の関係者がいます。エリオット教授の専門はもちろん結晶学ですが、特にリン酸カルシウムとアパタイトに関する論文を多数執筆しておられます。そして「アパタイトおよびリン酸カルシウムの構造と化学」は1994年にElsevierから出版されましたが、この分野の新時代を画する研究成果だと思います。余計なことはこれくらいにして、ジムを紹介して、彼の話に耳を傾けたいと思います。

エリオット：

　ここにある名前の方々から紹介を致しましょう。ほとんどの方はご存知かと思うのですが、その中のコリン・ウォーカーですが、地質化学者です。つい2日前に日本に来て、こちらで仕事をしている方です。ICシンカ氏はメルク社に勤務しておられ、タブレット成型に関心を持っていらっしゃる方です。これらの方々は私たちの研究に多大の貢献をしてくださった方々です。そして今日、ここにいらっしゃらない方で、私の人生にとって大変重要な方がいらっしゃいます。その方の名前はロン・ファーンヘッド先生とアラン・ボイド先生です。ケンブリッジ大学のカベンディッシュ研究所の物理学者ヴィンセント・ブレナン・コスレット教授とともに、ファーンヘッド先生とアランボイド先生のお二人の先生は歯科領域への物

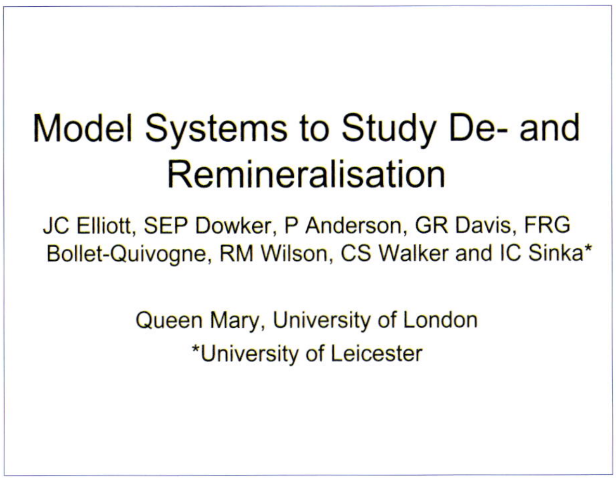

Fig. 1

Fig. 1

■ インターナショナル・エナメル・シンポジウム

理学の応用に取り組んでおられました。ジョン・クレメント先生が紹介してくださいましたように、当時、私はケンブリッジ大学で物理学の学士を履修したばかりでした。そこで私はコスレット教授のところへ行って、Ph.D.のための仕事があるかを尋ねました。しかし、彼の返事は見事に"ない"という返事でした。実際のところ、当時は研究資金がなかったのです。しかし、コスレット教授はファーンヘッド教授とその人柄をよくご存知でした。そして偶然にもファーンヘッド教授は、医学研究協会から「ポイント・プロジェクションX線マイクロラジオグラフィー」の研究費を得られ、ファーンヘッド教授自身もまた物理学者を探しておられたのです。そこで私は一目散にファーンヘッド教授のところに行くことを決めました。が、私が目にした「ポイント・プロジェクションX線マイクロラジオグラフィー」は私には向いていないと感じました。実際のところ当時の私の目には、それほど素晴らしい研究だとは映らなかったのです。そこで私はX線マイクロラジオグラフィーの研究の代わりに、リン酸カルシウム結晶の研究ばかりしていました。1964年にPh.D.を取得し、その後、ポス・ドクとしてアメリカ合衆国に渡って研究を続け、20年後にイギリスに帰国したとき目にしたのは、単結晶のX線回折計測法の驚くべき利点でした。皆さんはおびただしい数のマイクロラジオグラフィーの経験をお持ちのことと思いますが、もし、それらすべての画像に使われたX線フィルムをX線検出器に置き換えることができたらどうでしょう。そう考えて走査型X線顕微鏡が生まれました。この仕事はステファニー・ドーカー先生と成し遂げた仕事です。そして後年、X線マイクロ・トモグラフィー、つまりマイクロCTという機器の開発へとつながっていくのですが、これはデイヴィッド・ドーバー先生と一緒に取り組んだ仕事です。思い起こせば、前演者のドーカー先生が紹介してくださった研究業績とそして私のすべての研究は、コスレット教授の紹介で最初に声をかけてくださったロナルド・ウィリアム・ファーンヘッド教授との出会いにはじまります。

　今日は脱灰と再石灰化の研究におけるモデル・システムについてお話したいと思っています。いろいろなタイプの実験モデルがあることは、もちろん皆さんよくご存知の通りです。これはモデルといっても皆さんが良くご存知のモデルです。左側は実際の人の歯列です。右側は歯科衛生士さんが使う歯列モデルです。モデルはいつも完全ではありません。実際の歯列では犬歯がかなり際立っているのですが、歯科衛生士用の歯列モデルでは、さほど犬歯が出ていません。このように自然科学の相対的問題を扱う時には何かを基準に置かなければ、どこが違うのかを知ることはとても難しいことです。

Fig. 2
Fig. 3
Fig. 4

Fig. 2

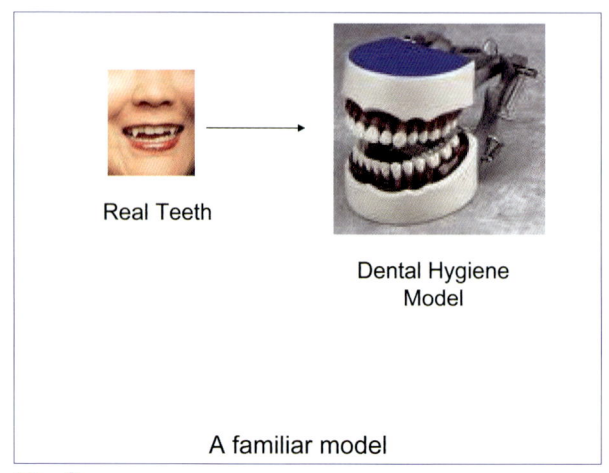

Fig. 3

― 脱灰と再石灰化研究のためのモデルシステム ―

さて、ウ蝕の実験モデルを見て見ましょう。左にはウ蝕のある歯列、右は研究室でのウ蝕の実験モデルを表しています。ここには2つの方法を示しています。一つは切片を作ってセル（ボックス）の中に入れ、走査型X線顕微鏡画像を撮るという方法です。この利点についてはステファニー・ドーカー先生から説明があったとおりです。もう一つの方法は同じ歯からブロックを切り取り、同様にセルの中に入れます。ブロックで観察する利点は、時間と共に変化するミネラル量をトータルに評価できるということです。一方、切片による評価では、時間経過に伴う表面からの深度分布の変化を見ることができる利点があります。

この実験モデルを使ったゲームのやり方は簡単です。実験のパラメータの任意の一つを変えながら、歯全体がどのように変化するのかを観察するだけです。この場合［Fig. 4右下］、図に示すようにpH、カルシウム濃度、リン酸濃度などの溶液パラメータを変えて、ポンプを使ってセルの中に通します。ここに光電子計数管があり、時間経過に伴うミネラル量の変化を見ることができます。ですから、あとはイスに座って頭を掻きつつ変化のようすを見て、ウ蝕とは何かを考えるだけです。そして、皆でウ蝕の発生を抑制する理論をディカッションしましょう。

今ご覧いただいたのは生理学的な実験モデルの一つですが、次のモデルはかなり重要なモデルです。現代の化学分野でも、物理学分野でも、工学分野においてもです。歯科医学の分野では基本的なモデルで、ウ蝕の数学モデルです。これはミネラルの減少率と歯の表面からの距離として空間素数を置く実験モデルです。カルシウム・リン酸塩・pHを座標として関数モデルを作り、モデルのパラメータを他のパラメータと比較します。そしてこのゲームでは、エナメル質の多孔性や拡散系数、あるいはその他のパラメータを変えることにより、システム全体がどのように挙動するかということをみることができます。この方法の利点は、たとえばpH、カルシウム濃度、あるいはリン酸濃度などの条件が変わった場合に、歯の表面から深さごとに異なるシステムの挙動、生理学的には測定することすらできない生体システムの挙動を知ることができる点です。ですからpH、カルシウム濃度、あるいはリン酸濃度などの条件が与えられれば、実験モデルのセットアップは完了です。そして、ある溶解度積を超えた場合には、別の（結晶の沈殿が生じる）溶液相が生じていることもわかります。例えば、この溶液相ではブルッシャイトの沈殿が生じるとか、また、この数学モデルにどのような変数を入れるとどんなリン酸カルシウム系の結晶の沈殿が生じ、そしてその結晶はどの条件で溶解するのかを知ることができます。このような方法で、ウ蝕のいろいろなパラメータに関する情報を得ることができるでしょう。

Fig. 5

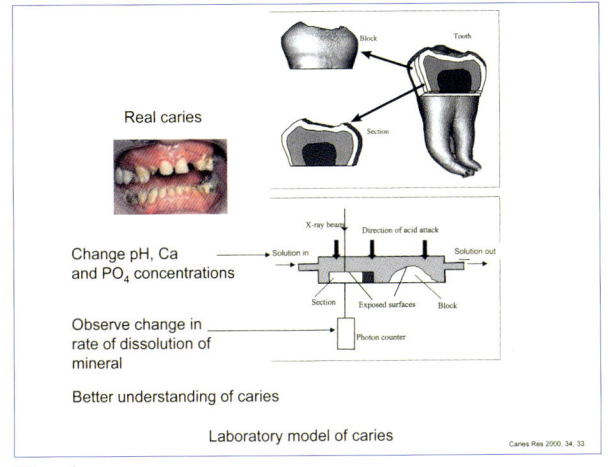

Fig. 4

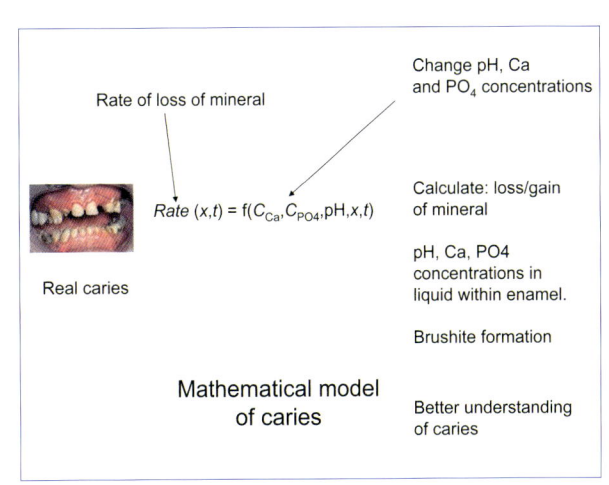

Fig. 5

■ インターナショナル・エナメル・シンポジウム

　モデルと設計するときのいろいろな側面についてお話を進めたいと思います。研究室モデルと、数学的モデルの詳細を述べます。まずエナメル質に含まれるミネラルについて何らかのモデルが必要ですので、ハイドロキシアパタイトとエナメル質中のミネラルの溶液中での挙動について見てみたいと思います。ハイドロキシアパタイト、またはそれ以外のエナメル質などの物質の溶解過程においては、溶解速度を制御する因子は何かを突き止めることが重要です。ここではハイドロキシアパタイトを例として溶解速度を見ています。 Fig. 6

　一つの変数としてイオン活量積があります。これはいわゆる液体の状態を表わすものです。$[Ca^{2+}]^{10}$, $[PO_4^{3-}]^6$, $[OH^-]^2$の様に定義されます。1リットル当たりのモル数でカルシウムイオンが10乗、リン酸イオンが6乗、ヒドロキシイオンが2乗です。これがイオン活量積（IAP）です。あらゆる固体の溶解度積は、平衡状態でのイオン活量積です。そこで溶解速度は速度定数×溶解度積－イオン活量積で表されています。この関数を見ますと、結晶の溶解速度はシステムの溶液の平衡状態からどのくらい離れているかに比例していることを示します。溶液が平衡状態から離れていれば離れるほど、平衡状態に戻るためにアパタイトの溶解速度は速くなることが分かります。この速度定数は、もちろんアパタイトやリン酸塩、その他の固体によって異なります。 Fig. 7

　この速度定数と溶解度積というのが非常に重要な変数であるという事はお分かりいただけると思います。この2つの変数は、歯のミネラルとしてアパタイトの実験モデルを議論するときには特に重要です。では次のスライドを見てみましょう。Fig. 9の質問項目を見て下さい。ハイドロキシアパタイト－ここではHAPという略語を用いています－は、エナメル質のミネラルのモデルとしてどれくらい良好であるかという質問です。つまり研究室の実験モデルとして、数学的なモデルとして、いかに良好かを見てみましょう。ハイドロキシアパタイトとエナメル質のミネラルの特徴を以下に列挙しました。ドーカー先生が先ほどX線回折に関してお話しされました、純粋なアパタイトとエナメル質のミネラルの結晶格子のパラメータがここに示してあります。エナメル質のミネラルとハイドロキシアパタイトとでは結晶格子の間隔は、同じアパタイトなので完全に異なるわけではありませんが、かなり違うことが分かります。また組成ですが、ハイドロキシアパタイトの組成がここにあります。これがその化学式です。エナメル質のミネラルを Fig. 8
Fig. 9

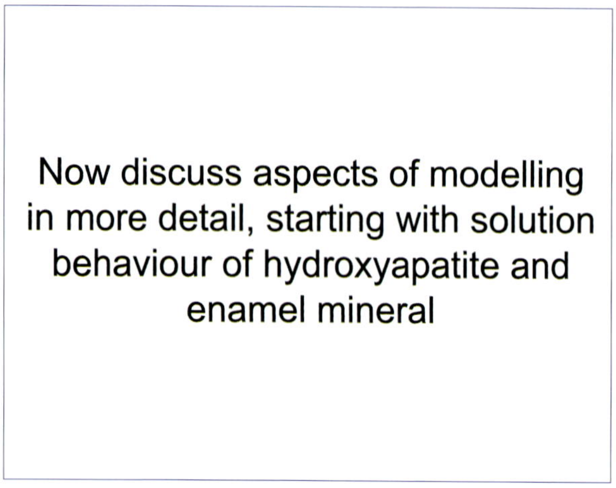

Now discuss aspects of modelling in more detail, starting with solution behaviour of hydroxyapatite and enamel mineral

Fig. 6

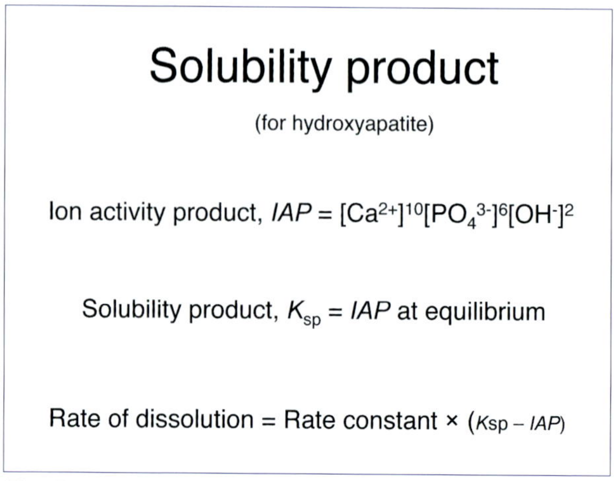

Solubility product

(for hydroxyapatite)

Ion activity product, $IAP = [Ca^{2+}]^{10}[PO_4^{3-}]^6[OH^-]^2$

Solubility product, $K_{sp} = IAP$ at equilibrium

Rate of dissolution = Rate constant × ($K_{sp} - IAP$)

Fig. 7

見てみるとどうでしょうか。すると炭酸塩が非常に重要であることが分かります。エナメル質のアパタイトは純粋ではなく、不純物と呼ぶにはあまり適切ではありませんが、炭酸塩が常に存在しています。およそ、炭酸塩は重量％でリン酸の位置に2～4％置換されていることが分かります。このことはロビンソン教授が歯のいろいろな部分・場所によって異なることを述べた通りです。ナトリウムはおよそ1％未満です。少量ではありますが、ウ蝕予防に重要なフッ素も入っています。次に、もう1つのパラメータとして結晶の密度があります。ハイドロキシアパタイトの理論的な密度は3.15ですが、エナメル質のミネラルは少し低く、大体3.0前後です。それからもう1つ、先ほど重要な変数と申し上げた平衡溶解度（pK値）がここにあります。モデルにとって重要な変数です。ハイドロキシアパタイトの場合の平衡溶解度は57.5ぐらいですが、これは溶液の中で奇妙な反応をするために不安定な数値です。しかし、エナメル質のミネラルのpK値は低い数値です。これはつまり、より可溶性が高いということです。ここで述べていますのは、エナメル質の酸の中での溶解速度ではなくて、あくまでも平衡溶解度（pK値）の話です。重要な変数のもう1つは、溶解の速度定数です。アパタイト結晶に関していくつかの測定値が報告されていますが、結晶の単位面積あたりの溶解速度定数ですので、結晶表面積の測定に信頼できる値が得にくい（わずかな有機質の付着による影響）という問題があります。そのために、アパタイト結晶の溶解速度定数に関してはあまり報告されていません。したがって、速度定数は結晶の表面積と溶解率の両方を知る必要があります。しかし、ハイドロキシアパタイトについては公表された値がありますので、ハイドロキシアパタイトについては数式で求めることはできるでしょう。ところがエナメル質のミネラルに関しては、溶解速度定数に関して公表されたものはありません。溶解に関する多くの研究がありますが、表面積の測定問題との関連でできないのです。ですから、図のここに？マークがついています。ただ、直観的にエナメル質の速度定数は、ハイドロキシアパタイトよりも大きいのではと考えがちなのですが、これには疑問符が付きます。

　したがってハイドロキシアパタイトについては溶解に必要な平衡溶解度と速度定数の2つの値がわかっていますので、いろいろなモデルで求めることができるかと思います。が、エナメル質のミネラルについては分かっていません。ですからもしも良い実験モデルのシステムを組むことができれば、いろいろなハイドロキシアパタイトについてはその結果を受け入れてよいと思います。

Solubility product
(for hydroxyapatite)

Ion activity product, $IAP = [Ca^{2+}]^{10}[PO_4^{3-}]^6[OH^-]^2$

Solubility product, $K_{sp} = IAP$ at equilibrium

Rate of dissolution = Rate constant × ($K_{sp} - IAP$)

Important parameters of apatite in caries model

Fig. 8

How good is HAP as model of enamel mineral?

	Hydroxyapatite	Enamel mineral
Lattice	$a = 9.418$ Å $c = 6.881$ Å	$a = 9.455$ Å $c = 6.881$ Å
Composition	$Ca_{10}(PO_4)OH)_2$	CO_3 2 to 4 wt% replacing PO_4 Na 0.25 to 0.9 wt%
Density	3.156 g cm^{-3}	3.05 g cm^{-3}
Equilibrium solubility	pK_s ~ 57.5?	pK_s < 57.5?
Rate constant for dissolution	Rates for known surface areas have been published	?

Fig. 9

■ インターナショナル・エナメル・シンポジウム

　結局、ハイドロキシアパタイトを使うか、あるいはエナメル質のミネラル粉末自体を使うかという2つの選択肢に関する結論ですが、2つのアパタイトには重要な違いがありますので、おそらくハイドロキシアパタイトよりも合成のカーボネートアパタイトの方が、よりエナメル質のミネラルに近い組成であるという意味で良好なモデルだろうと思います。しかし、それについても問題が提起されています。カーボネートアパタイトは、一旦、溶解後により少ないCO$_3$含量の状態で、再びカーボネートアパタイトに再凝結すると考えられるからです。ロビンソン教授の話にもありましたように、カーボネートアパタイトの歯のエナメル質の中での分布状態は異なっています。ですから、この試料を酸性の溶液に浸しますと、明らかに優先的にCO$_2$への化学変化が生じます。すなわち、CO$_3$が失われます。そこで凝縮という問題が発生します。この場合には、カーボネートを含まないハイドロキシアパタイトという、より溶解しにくいアパタイトの沈殿が生じるわけです。カーボネートアパタイトは、歯のエナメル質の組成に大変近似していますが、CO$_2$の発生と難溶性への変化によってハイドロキシアパタイトの沈殿が生じて、より溶解度の低いアパタイトの生成につながります。

　結論として、もしウ蝕に関する問題を化学の観点から整理しようとするならば、実際に定義できる化学組成に基づいて実験モデルを見てみることが必要です。ですから、それを考えてシステムを考えていかなければなりません。純粋なハイドロキシアパタイトのみならず、カーボネートアパタイトというアパタイトの両方を含めた実験システムへのチャレンジです。

　そうすると、ハイドロキシアパタイト、カーボネートアパタイト、そしてそれ以外のアパタイトからエ

Conclusions about enamel mineral

- Significantly different from HAP
- Suggests that synthetic carbonate apatite would be better model
- But carbonate might dissolve and precipitate with an apatite with less CO$_3$

Acid and Ca$_9$Na(PO$_4$)$_5$CO$_3$(OH)$_2$ goes to Ca$_{10}$(PO$_4$)$_6$(OH)$_2$ and CO$_2$
Slightly soluble ⟶ Less soluble

Conclusion: we need models with controllable apatite composition to explore what is really happening

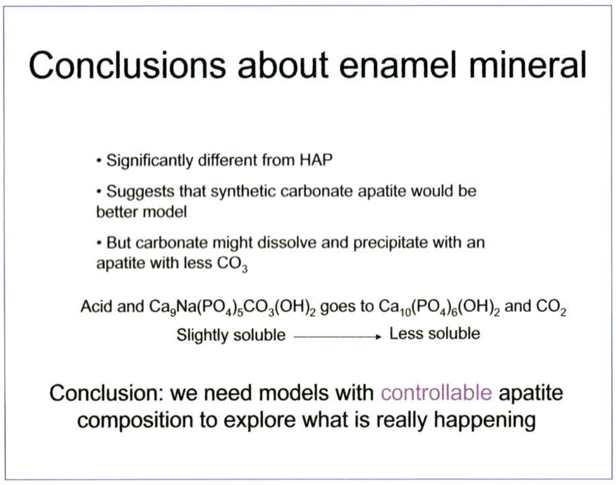

Fig. 10

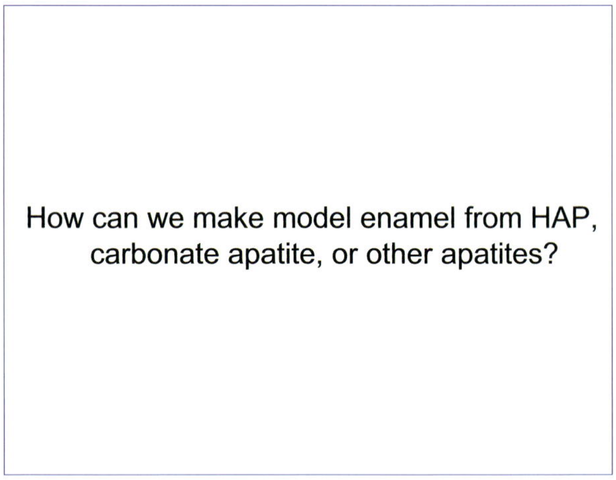

How can we make model enamel from HAP, carbonate apatite, or other apatites?

Fig. 11

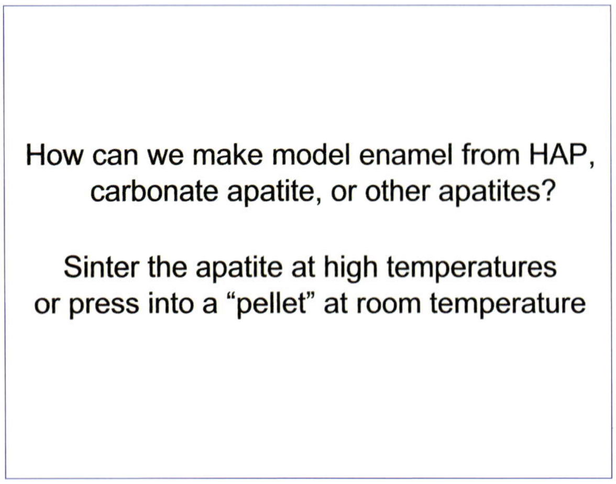

How can we make model enamel from HAP, carbonate apatite, or other apatites?

Sinter the apatite at high temperatures or press into a "pellet" at room temperature

Fig. 12

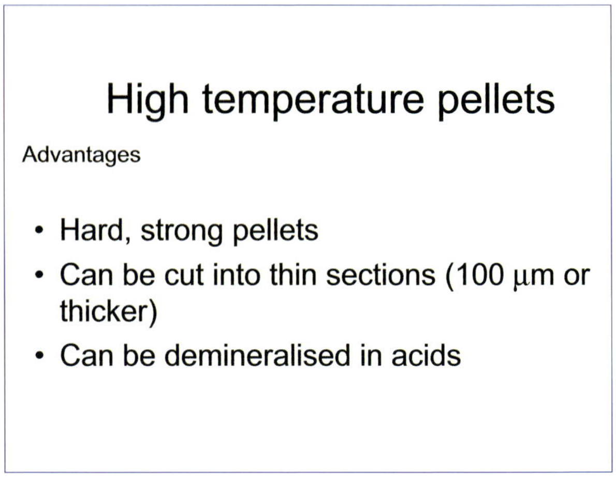

High temperature pellets

Advantages

- Hard, strong pellets
- Can be cut into thin sections (100 μm or thicker)
- Can be demineralised in acids

Fig. 13

ナメル質の実験モデルをつくるにはどのようにすればよいのでしょうか。すなわち、ミネラル・フェーズ（無機相）だけでは不十分です。私たちは、ミネラル・フェーズを把握したいことはわかっていますが、それだけでは十分ではありません。多孔性という意味でのエナメル質の構造が模倣できている必要がありますし、それから理想的には、しかしこれは大変難しいのですが、エナメル質の結晶の大きさや、異方性、そしてエナメル質が純粋なアパタイトとは異なるその他全ての特性を模倣する必要があります。

Fig. 12

　モデルとしてのエナメル質を作るには2つの明確なやり方があります。1つは、アパタイトを高温で焼結する方法で、これは広く行われています。これらは骨の代替材料として製造販売されているものですから、容易に入手できます。もう1つの方法はアパタイトのペレットを常温で圧縮し、目的に適うエナメル質モデルを作る方法です。

Fig. 13

　ということで、ここでは必ず高温のペレットの利点を考えましょう。高温でしかも圧縮すると、固くて強いペレットが生まれます。できた強いペレットは薄い切片にすることができます。それは歯のエナメル質の切片をつくるのと同じように作ることができます。一般に100μmの切片をつくることも難しくありません。また丈夫ですので、システムに入れて酸の中で脱灰もできます。したがって取り扱いの容易さでは大きな利点があります。

Fig. 14

　しかしエナメル質に近似する良い実験試料を作るという意味では、あまりうまくいきません。短所もあります。この方法はカーボネートアパタイトを作る際には使用できません。熱に対して不安定だからです。熱によりアパタイトからCO_2が失われ、アパタイトが分解してしまうのです。さらに、結晶サイズも制御できません。というのは、熱によってアパタイトがより結晶性を増してしまうからです。したがって、例えばあるモデルシステムで実験したいという場合、結晶サイズがウ蝕病変の進行にどう影響を及ぼすか、については高温で作製したペレットでは実験はできません。というのは、結晶サイズをコントロールできないからです。さらに、多孔性の制御も難しいでしょう。多孔性を決めるのは、アパタイトの高温状態での反応によるからです。

　しかし、欠点はあるものの高温ペレットはウ蝕の理解に便利な点も多いので長い間これを使って実験をしてきました。そのいくつかの例をご紹介しましょう。私の記憶では10から15年前にポール・アンダーソンが行なった走査型X線画像です。2次元にスキャンして得られた像です。こちらの高さはミネラル濃度を示します。こちらのX軸とY軸は距離を示しています。矢印の方向から酸が歯の表面に浸透していきます。そして、きれいに表層下の脱灰ができています。画面右側が酸によって損傷していないゾーンです。このゾーンは0.5mm以上存在します。そしてウ蝕に特徴的な表層下脱灰があります。

Fig. 15

High temperature pellets

Disadvantages

- Cannot use carbonate apatites because heat makes the apatite decompose
- Cannot control the crystal size, because heat makes the apatite more crystalline
- Porosity may be difficult to control

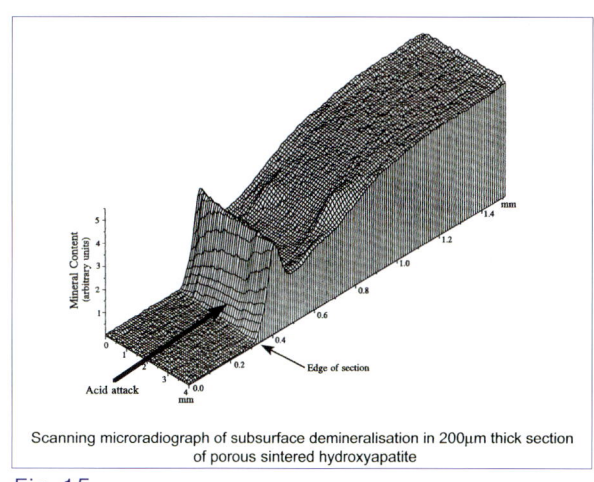

Fig. 14

Scanning microradiograph of subsurface demineralisation in 200μm thick section of porous sintered hydroxyapatite

Fig. 15

では、低温で作製したペレットはどうかということを見ていきましょう。アパタイトの粉末を圧縮します。人工の合成したアパタイトですからアパタイトの化学組成は容易に制御することができます。低温で粉末を圧縮しても、化学組成はほとんど変化しないでしょう。結晶サイズも形状もあまり変化しないでしょう。通常の処理では変化しないという意味です。さらに、多孔性についてもより制御し易いでしょう。ペレットを強く圧縮すればするほど多孔性は低くなります。ということで低温のペレットに関しては、まだいろいろな利点があるので、いろいろなモデルシステムを開発して使ってきました。このような利点をうまく生かした例をこれからご紹介いたします。

Fig. 16

低温で固めたペレットは通常、非常に脆い物です。カーボネートアパタイト粉末をビン1本分圧縮してもかなり脆く、崩れやすいものです。また、切片として切ることも難しいと思います。こちらにあるのが、この弱点を克服すべく作り上げた6つのモデルシステムのうちのアプローチの1つです。最初のアプローチは数年前に行ったものです。ここではアパタイトとディスク（円板状）のろ紙を交互に重ねます。これによって実験後にエナメル質を模したディスク（円盤状ペレット）を分離して取り出すことができます。そしてそれぞれのサンプルについてX線の回折、フーリエ変換赤外線吸収分析（FTIR）をすることもできます。Fig. 19の模式図が、私たちはセルと呼んでいますが、全体が4cmの装置です。中のサンプルディスクの径は約10mmだったと思います。この装置はパースペックス（透明のアクリル樹脂）で作られています。X線撮影によってその内部の変化を知ることができます。上下に描かれている白い長方形の部

Fig. 17

Fig. 18

Fig. 19

Low temperature pellets
Advantages

- Chemistry is much more controllable
- Crystal size and shape usually not changed
- Porosity may be more controllable

Fig. 16

Low temperature pellets
Disadvantages

- Usually very weak
- May not be possible to cut sections

Fig. 17

Alternating apatite and filter paper discs
(allows sampling)

Fig. 18

Fig. 19

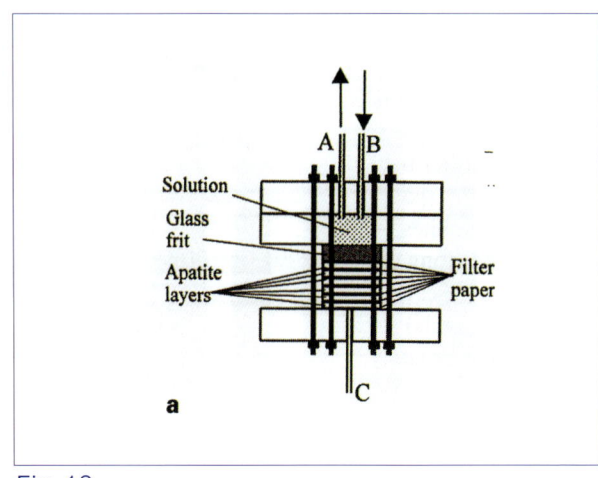

―脱灰と再石灰化研究のためのモデルシステム―

分がパースペックスの部分で、その下にガラスでシールするフリットが置かれています。管［AとB］がチャンバー内につながっていて緩衝液が還流できるようになっています。ろ紙とアパタイト粉末を、このように交互に重ねて中に置きます。そしてセル全体を通過している4本のスクリューネジで全部を圧搾します。［C］の管のところが排出口で、［A、B、C］の管を使って緩衝液を送り込み流れ出る仕組みです。そして、臨床の歯科用X線装置を使って写真を撮りながら、時間経過とともに内部の変化を観察します。実験開始数週間後に取り出し、分解し、それぞれの層のアパタイトについて分析します。

こちらは、いわゆる臨床的な歯科用X線写真です。Fig. 20の左側の画像は実験を始める前の写真で、酸が流入する前です。ここにあるのがガラス・フリットの部分です。アパタイトとろ紙の層が交互にあり、ろ紙は黒い部分です。そして白色部分はハイドロキシアパタイトの層です。

Fig. 20

実験終了時には、いわゆる表層下脱灰が生じている状態を観察することができます（Fig. 20右側）。実際にチャンバー全体をX線走査しますと、ガラス・フリットや液体のところ、そしていろいろな層が観察され、脱灰が重ね合わせたディスクの上部で起きていることがわかります。明らかに表面下の脱灰が生じていることも観察できます。このモデルシステムは全体を層ごとに区分できた点で大いに成功しました。こちらにありますのが、FTIRである1つの層を見たものです。同じように、X線回折も行うことができます。操作は煩雑でX線マイクロラジオグラフィーは若干困難でしたので、このモデルではこれ以上の実験は行いませんでした。続けてもう少しお見せしましょう。

Fig. 21
Fig. 22
Fig. 23

Fig. 20

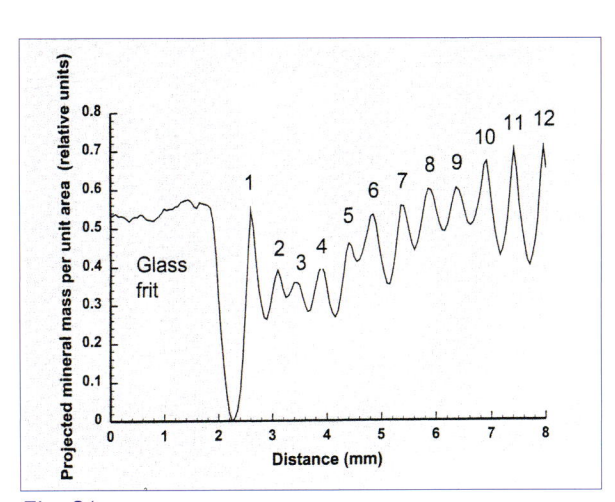

Fig. 21

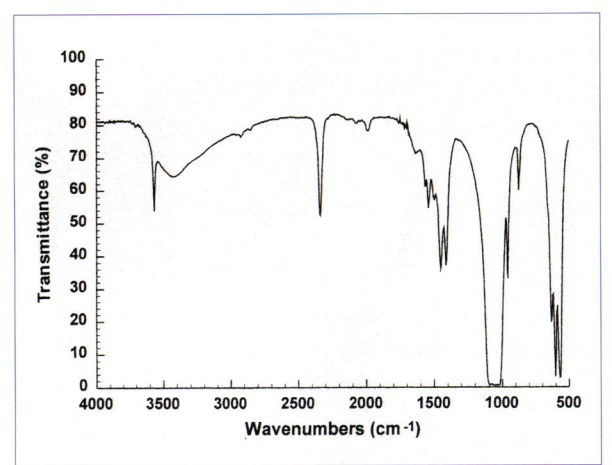

Fig. 22

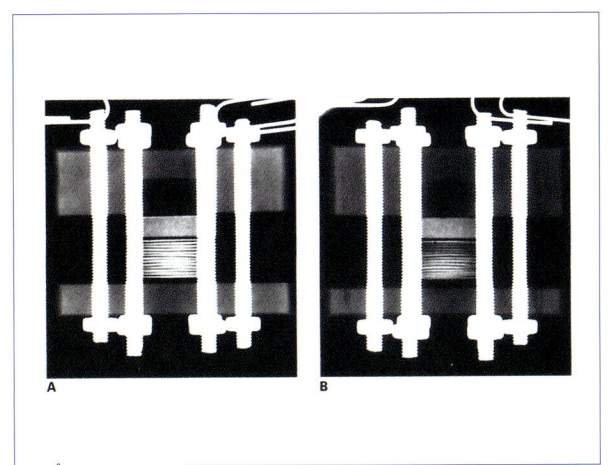

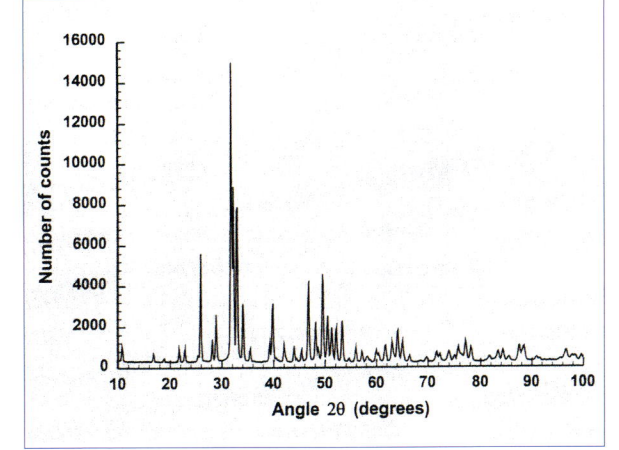

Fig. 23

次に行った試みがこれです。アパタイトを圧搾するのにポリメチルメタクリレートの鋳型を使いました。Fig. 24
この時のアイディアとしては、ろ紙を除去しても粉末がばらばらにならないようにすることでした。ポリメ
チルメタクリレートを選んだのは、後でポリメチルメタクリレートでできたシリンダーをはずすことなしに
X線写真を撮るためで、粉末に十分な圧力をかけるために圧搾している間はアルミのサポートリングを使い
ました。そしてこのアルミのサポートリングは圧搾が終わったときにX線画像撮影のために取り除きました。

　こちらはこのシステムの模式図です。ポリメチルメタクリレートでできた内径10mmのシリンダーに、Fig. 25
ピストン状態でアパタイト粉末が斜線のところに入ってきます。下に多孔性ポリエチレンが置いてあり、
溶液に浸漬して圧縮したときに粉末が落ちないようにします。このピストンを利用してプレスしていきま
す。プレス中にシリンダーが割れるのを防ぐためにアルミニウムの筒がシリンダーの周囲に巻いてありま
す。このセルを、溶液の中に入れて脱灰させます。しかし切片を作ることはできません。ですからマイク
ロCTを使わないと中の現象がわからないというわけです。先ほど紹介した重ね合わせシステムは10年前
に作られ、今では使用していないと申し上げました。その理由の1つは、この10年の間にマイクロCTを開
発したことによって、こういったシステムでも中の画像がとれるようになったからだと思います。した
がって、ろ紙も必要なくなりました。

　このモデルシステムはなかなか良くできていて、しかも非常に良いマイクロCT画像を得ることができ、Fig. 26
明瞭に表層下脱灰のようすがわかります。この表面は石灰化の高い状態を維持しています。この白線に
沿ってプロファイルを作ると、このように表層に関しては全く無傷のところ［圧縮では上部］と、表層下
脱灰の部分が分かります［装置では下部］。マイクロラジオグラフィーあるいはマイクロCTを使うことに

Fig. 24

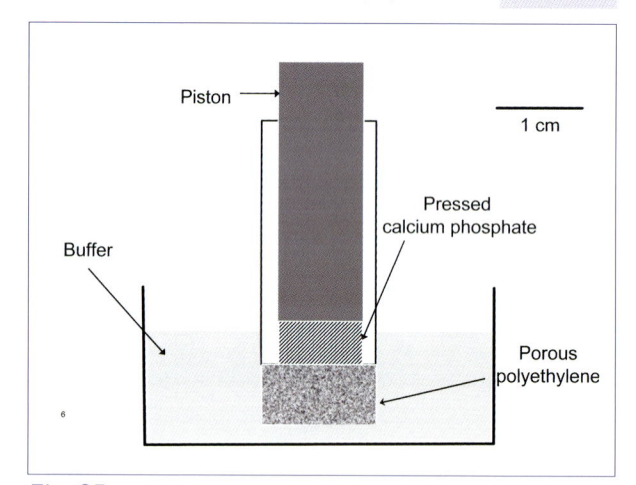

Fig. 25

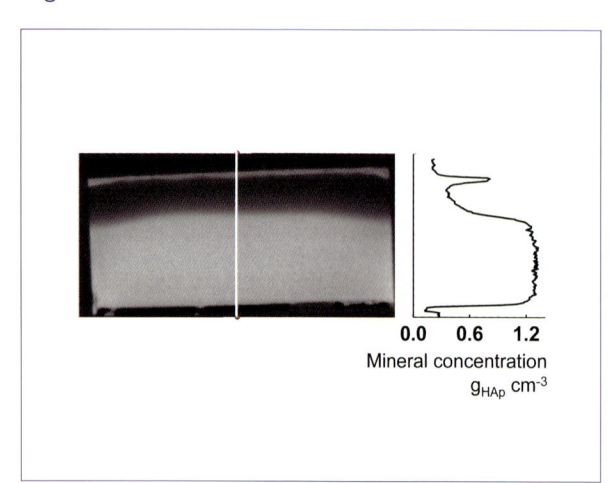

Fig. 26

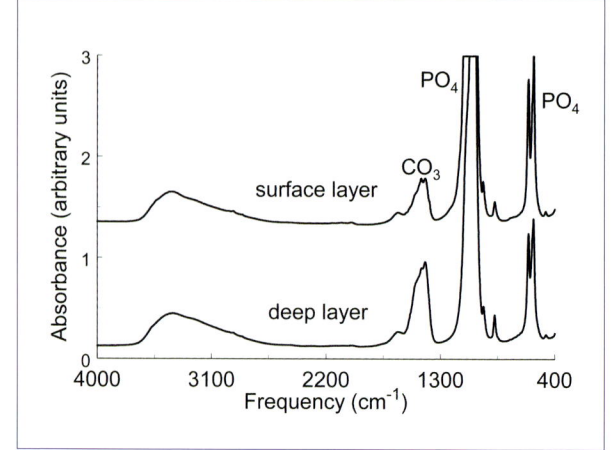

Fig. 27

― 脱灰と再石灰化研究のためのモデルシステム ―

より、ドーカー先生が話されましたように、ミネラルの濃度はシステムの各部位で定量できます。また、実験終了後に、異なるレベルでのアパタイトのサンプリングを試みましたが困難でした。パースペックスの多孔性のプラスチックがカバーとして使われているのでこれを除去し、表面のところを掻き取り、順番にその下の粉末のサンプリングをしました。しかし、これはサンプリングの深さの制御がうまくできず、若干困難な作業でした。

さて、こちらはこの実験の表面と深層部から得た試料のFTIRスペクトルです。FTIRの良いところは、どういった結晶環境があるのか、またカーボネートに関してどういった状況になっているのか、また少し運が良ければその量などについての分析ができる点です。こちらがカーボネート、こちらがリン酸のバンド強度です。カーボネートのバンドに注目しますと、表層では比較的、強度は低く、表層下脱灰の深部では高くなっています。これはロビンソン教授が化学組成の優先的変化について話されましたが、そのことに対応しているようです。私はよく一致していると思います。 Fig. 27

もう1つ、この実験ではX線回折をそれぞれの深さごとに行いました。これは結晶の格子面のa軸とc軸について、カーボネートアパタイトを使って解析した図です。なぜなら私たちはカーボネートアパタイトは脱灰の過程で組成が変わるのではないか、ということに関心を持っていたからです。横軸が結晶格子面のa軸、縦軸がc軸を示しますが、いろいろな試料について計測を行いました。まず最初の試料ですが、ハイドロキシアパタイトのa軸は9.41オングストローム（Å）と比較的小さな値です。おそらく炭酸基がリン酸基のところに置換しているためと考えられます。これは一般にB-タイプのカーボネートアパタイトと呼ばれています。たとえば深いところから得た試料の測定結果を見てみると、×印のところですが、1ヶ所に集まっています。また、中央の層（Intermediate）から得られた試料ですが、9.425Å部分に集まっています。つまり、病変の部分によってアパタイトの結晶格子に違いがあることを示していて、結晶相の転移が病変部の結晶に起こっているということは疑う余地がありません。これを明確にするために、我々は単に高温のサンプルモデルに頼るだけではなく、この実験のように低温で合成したアパタイトモデルでも確認したわけです。この種の実験では、高温アパタイトはペレットを作る際に高温をかけますので、そのためにCO$_2$が抜けてなくなるので高温アパタイトは用いることができません。 Fig. 28

さて、ウ蝕病変の拡大するようすを説明するために、私たちが考案した他のモデルシステム、ラボでのシステムを見ていただきましょう。これはアパタイトの外にある液体中への無機質の拡散の影響を調べることができるモデルです。モデルシステムでは今までアパタイト外での液体における拡散は無視されてきました。もちろん、アパタイト内での拡散が最も重要なわけですが、やはりアパタイト外での拡散は無視 Fig. 29

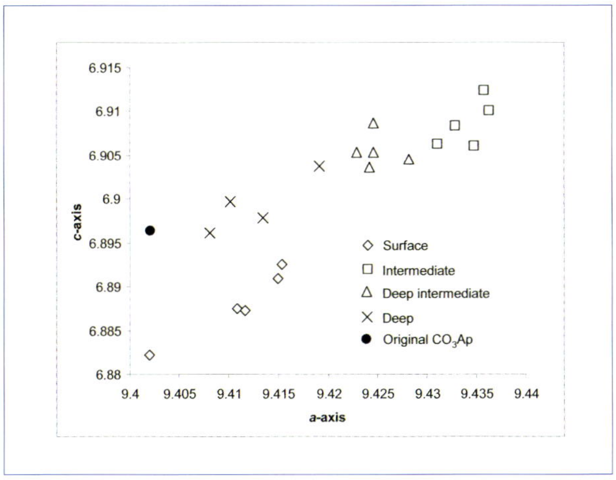

Fig. 28

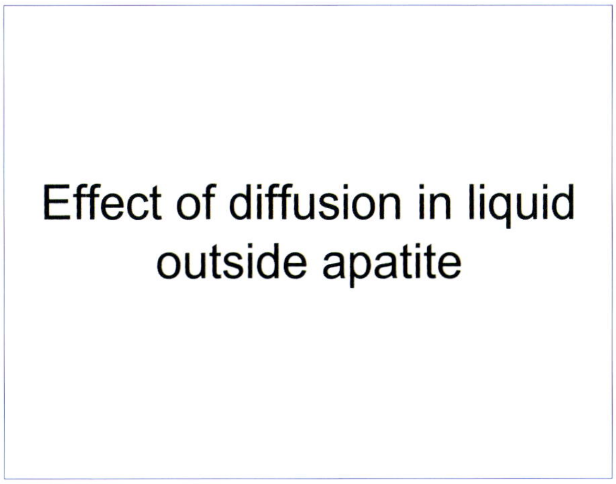

Fig. 29 Effect of diffusion in liquid outside apatite

115

されてきただけに調べるべきであろうと考えました。私はしっかりとした実験システムを作るべく、高温で焼結したハイドロキシアパタイトを使用しました。Fig.30に示すボックスをセルと呼んでいるのですが、ここのところにハイドロキシアパタイトの切片を入れます。そして、セルの上のところは開放型になっていて、ミネラルが拡散する長さ（diffusion length）は変えられるようになっています。したがってセルによっては、アパタイト試料の表面がセルの一番上と全く同じ高さにある、あるいは、低い場合にはセル最上部から10mmぐらい下に位置するようセットしました。走査型X線マイクロラジオグラフィーを使って、順番に解析して病変の生成状況を調べました。4つの深さに、ここからここまでの距離［拡散長］を変えて見ます。Fig.30のセルをFig.31のようなシステムの中に装填するわけです。Fig.31は先ほどご覧いただいたセルの断面ですが、これがアパタイト、高温アパタイトそして底部に多孔性アパタイトがあります。またここがセルの最上部からアパタイト表面までの距離［拡散長］です。この上部には緩衝液の貯水槽があります。つまり、病変の成長率と、病変から溶出したミネラルの拡散長による変化との関係を調べているのです。したがってリン酸カルシウムを溶解させる外部溶液の影響を私たちは調べたわけです。ここに緩衝液を入れ、装置全体のpHを4.5に保ちます。そしてこのような複数のセルを搭載したシステムを作りました。それぞれのセルに関しては、アパタイトの表面と緩衝液の距離が違っています。Fig.33はハイドロキシアパタイトのミネラルの喪失量が、時間軸でどのように変化したかを見ています。横軸は先ほど言ったように緩衝液の貯水槽とハイドロキシアパタイトの表面までの距離、つまり私たちが呼ぶところの拡散長を横軸としてとりました。これが伸びれば伸びるほど、つまりハイドロキシアパタイトのペレット上部と緩衝液の貯水槽の距離が長くなるほど脱灰率は下がります。

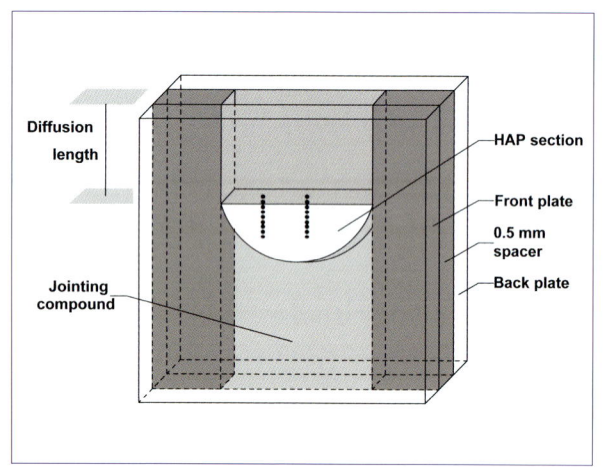

Fig. 30

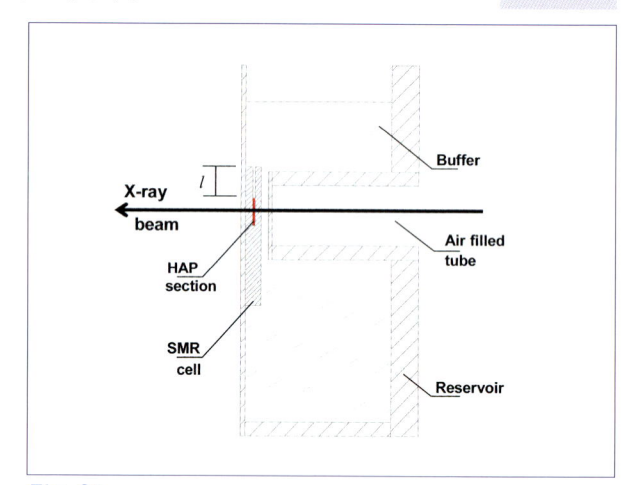

Fig. 31

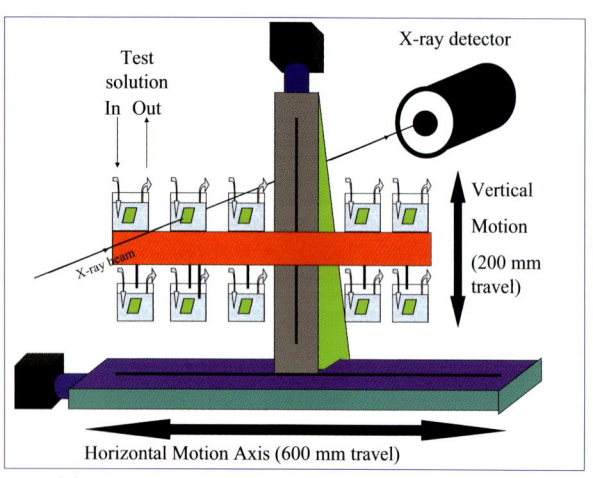

Fig. 32

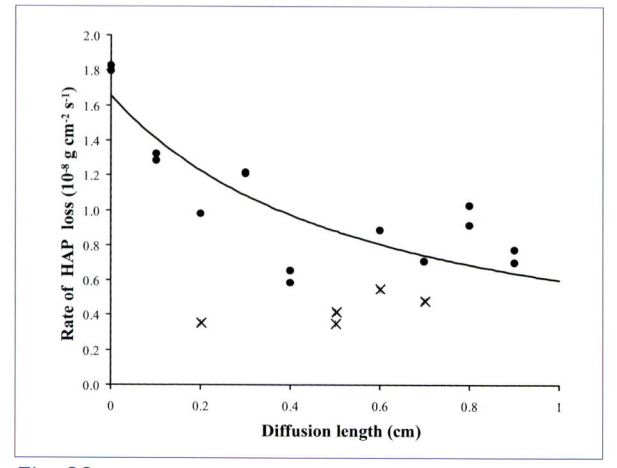

Fig. 33

この結果から私たちは数学的なモデルを作り、そしてパラメータを導き出しました。ですが私たちがここでわかったことは、脱灰の割合は拡散長が長いほど低下するということです。もしこの距離が2倍になると、溶解した生成物の濃度のグラフはより平らになります。アパタイトから溶出したミネラルの溶液への拡散はそれほど速くはないので、次第に溶液はハイドロキシアパタイトに対しては飽和濃度に近くなります。これでこのシステムについて私たちは満足できる結果が得られました。

　さて、こちらは、もう1つのモデルシステムです。私たちは水と緩衝液の入れ替えによって、同じ作用時間で脱灰に影響があるかどうかに興味を持ちました。入れ替え（oscillating cycle）に関しては、先ほどもお話しましたが、口腔内の環境を模倣したものです。どのようにウ蝕病変が溶液の入れ替えに反応し、進行するかということに関して知見を得たかったからです。この実験で重要なのは、緩衝液と水の間で同じ時間でスイッチングをするということです。

　これがその装置です。高温で作った多孔性のハイドロキシアパタイトをセル内に置いて、ここにポンプがあり、コンピュータ制御ですばやく水から緩衝液へのスイッチングができるようになっていますので、遅延時間はほとんど生じません。pHが緩衝液の4.5から水の7.0にスイッチするようになっています。同じ時間を、水と緩衝液で維持するということです。

　変化させるのは反復を行う時間の長さだけです。反復時間は、この例では4時間とりました。実験によっては15分の場合もありました。何事もなければ、平均的な脱灰速度は反復時間には依存しないだろうと考えました。反復の速度が遅かろうと速かろうと、脱灰の速さには差がないというわけです。ただし固体には孔があるので、これにより多少の遅延も起こります。

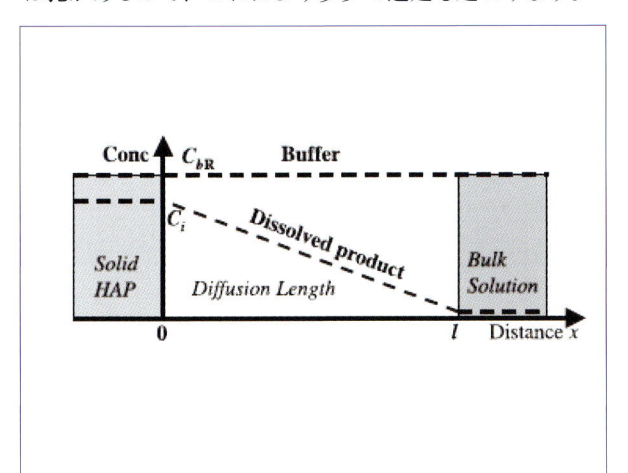

Fig. 34

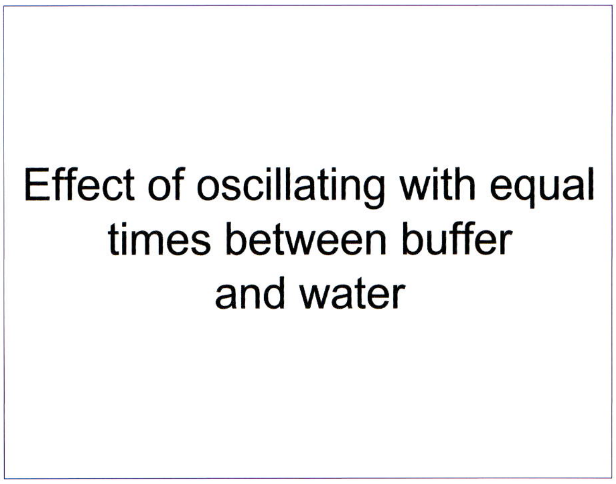

Fig. 35

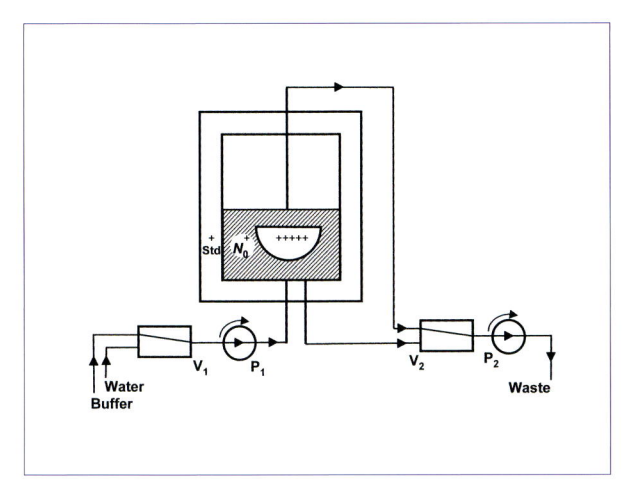

Fig. 36

Fig. 37

Fig. 34

Fig. 35

Fig. 36

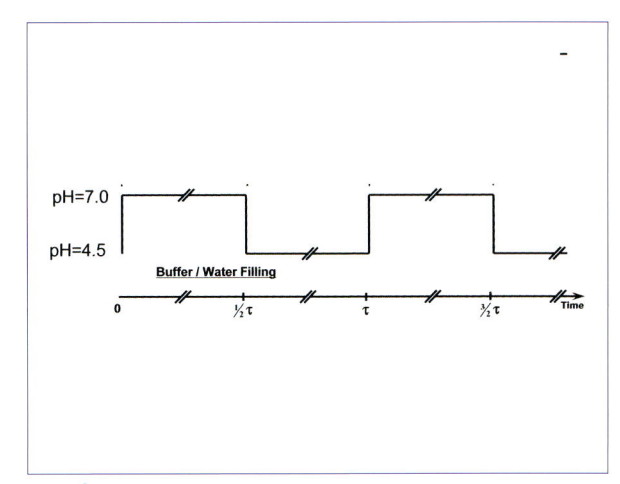

Fig. 37

■ インターナショナル・エナメル・シンポジウム

　こちらのグラフでは、トータルのミネラルの質量を縦軸にとりました。横軸が時間の関数です。それぞれスイッチングの時間の長さを変えてプロットしてあります。Fig. 38の下には継続（continuous）と書かれています。スイッチングしない場合は緩衝液の状態が続いています。そして、Fig. 38の上には、例えば4時間、2時間、1時間、30分となっています。もし、4時間というような長い時間軸でスイッチングを繰り返した場合、pH4.5の緩衝液の時間が全体の半分の時間を占めます。ですから緩衝液で脱灰を継続した場合に比べて、脱灰のスピードは半分くらいになるわけです。グラフの傾きがちょうど半分になっているということで、これは理解しやすいのですが、なぜスイッチング速度をあげて2時間にしても脱灰速度は緩衝液への曝露時間はトータルで見ると同じにも関わらず、こういった大きな変化が出てくるのかという問題です。それは、ハイドロキシアパタイトのペレットにある酸が、多孔性の穴から拡散していくのに時間がかかるということに関係しているかと思います。ですから、スイッチングの回数を増やせば増やすほど、緩衝液へ曝露される時間は長くなるだろうということです。再びそのプロセスをモデル化します。このグラフは、溶解速度を切替時間との関数で示しています。そうするとお分かりのように切替時間が長くなると、溶解速度は低くなります。実験結果に一致した経験的モデルも作ることができましたが、ここでは多孔性のハイドロキシアパタイトの緩衝液の切替に伴う遅延時間が一定であると仮定しています。

Fig. 38

Fig. 39

　さて、製薬会社で錠剤の成型の研究していた共著者であるシンカ氏の功績についてお話しします。彼は圧縮ペレットをスチール製の金型で高圧でプレスして作りました。この技術に関しては、たまたま彼にある会議で会うまでは私も知りませんでした。彼は私たちのために、いくつかペレットを圧縮してみることを申し出てくれました。私たちはカーボネートアパタイトの粉末をいくらか彼に渡し、彼は圧縮圧の異な

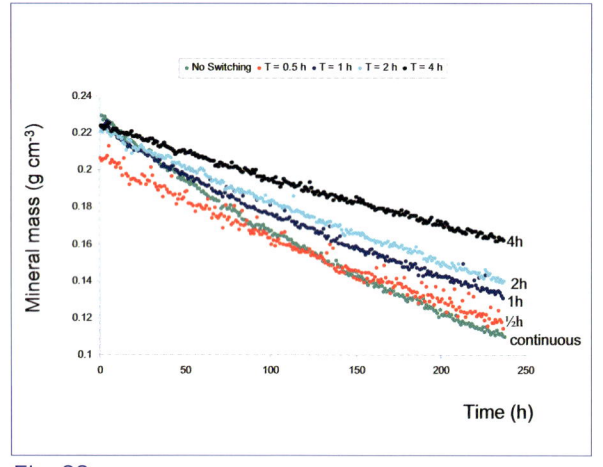

Fig. 40

Fig. 38

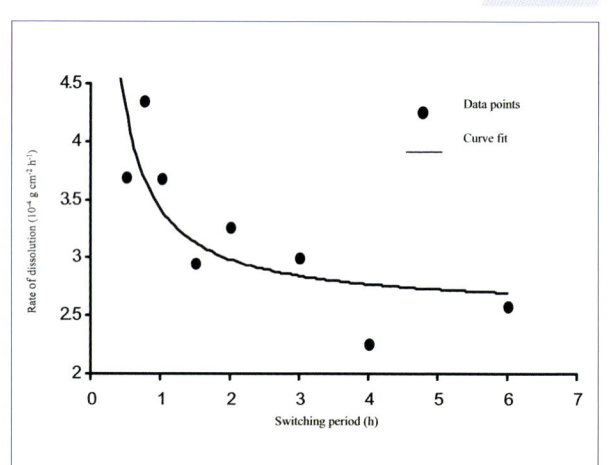

Fig. 39

Pressed tablets made in steel die under high pressure

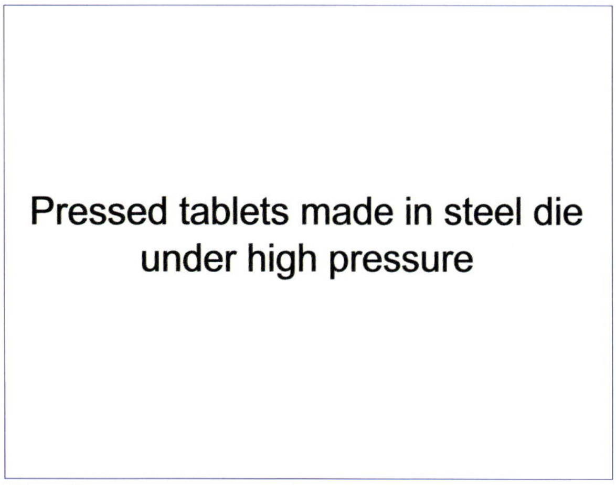

Fig. 40

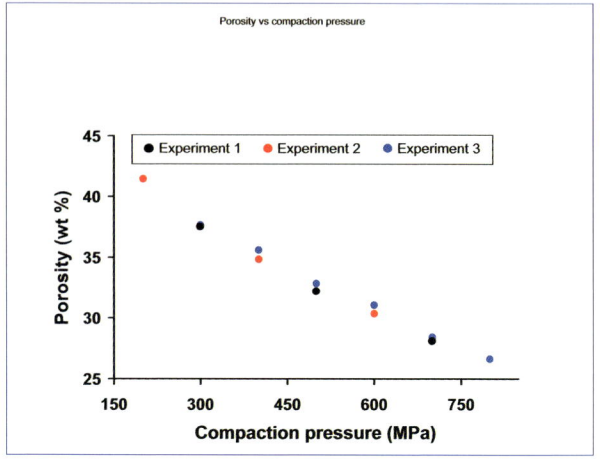

Fig. 41

― 脱灰と再石灰化研究のためのモデルシステム ―

る一連の錠剤を成型し、そのペレットの多孔性について計測してくれました。多孔性度は直線回帰の相関係数も高く、これはすごい技術だと思いました。このお陰で我々は低温のペレットをいくつも作る道が開け、そして化学組成は変わらないまま多孔性をコントロールでき、さらに化学反応もコントロールできると考えました。実際、これは理想的な研究システムだと思いました。そしてペレットを入手し、それをこのようなセルに入れました。これは走査型マイクロCTに使うためのセルです。多孔率が既知のペレットを使って、多孔性と脱灰速度の関係を見ました。またそこで、いくつかのマイクロCT画像も作成しました。このペレット直径も約8mmです。アルミニウム製のキャリブレーションワイヤも一緒に写っています。これが脱灰プロセスの前です。素晴らしく均質で、非常にしっかりしていました。実験期間中崩れることもなく、ずっとそこにありました。脱灰溶液の中で何日も何週間も崩壊しないままです。これが数日間、水に浸かった後です。ここでペレットを見ますと、どうも表層下脱灰がありません。場所によってあるのかも知れませんが、溶解性脱灰はありませんでした。明らかに何らかの別の現象が生じていると考えました。何故このような反応が起きるのか、我々が理解していない部分があると考えられます。高温で作製したペレットの脱灰を思い出していただきたいのですが、その時は美しい表層下脱灰が生じたのです（Fig. 15）。高温のペレットはすべて同様の反応を示したのですが。

この実験全体について考えてみますと、ミネラル全体の溶失と時間軸の間に明らかに圧力に依存した関係があることが示唆されます。ご承知のように圧力の増加は多孔性を減少させます。そこで考えたことは、単純には多孔性の高いペレットは溶解しやすく、溶液を吸収しやすいので、溶解は速いはずだと考えたのです。はじめから圧力との素晴らしい相関曲線を思い描いたのです。しかし、実際のところ、多孔性

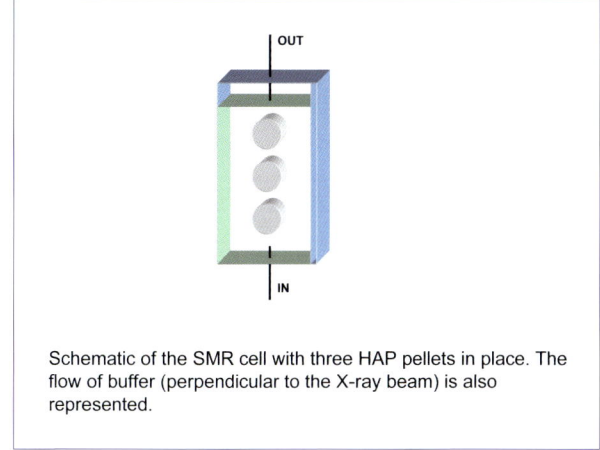

Fig. 41
Fig. 42
Fig. 43
Fig. 44
Fig. 45

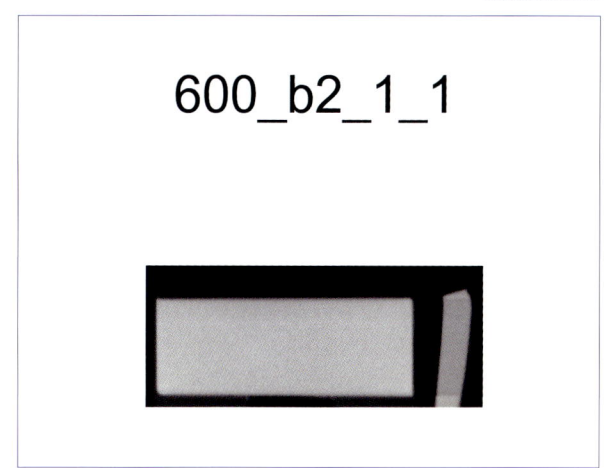

Fig. 42
Schematic of the SMR cell with three HAP pellets in place. The flow of buffer (perpendicular to the X-ray beam) is also represented.

Fig. 43
600_b2_1_1

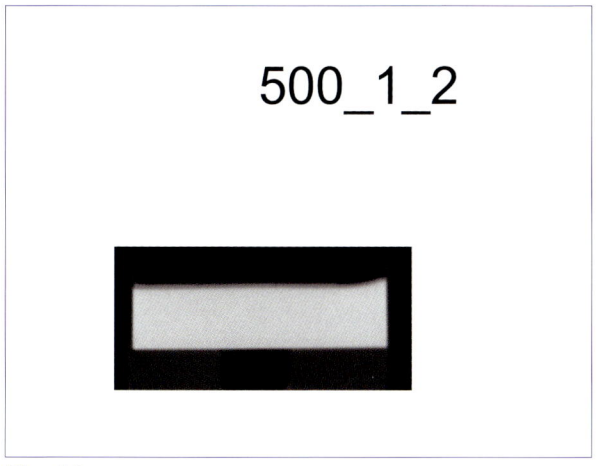

Fig. 44 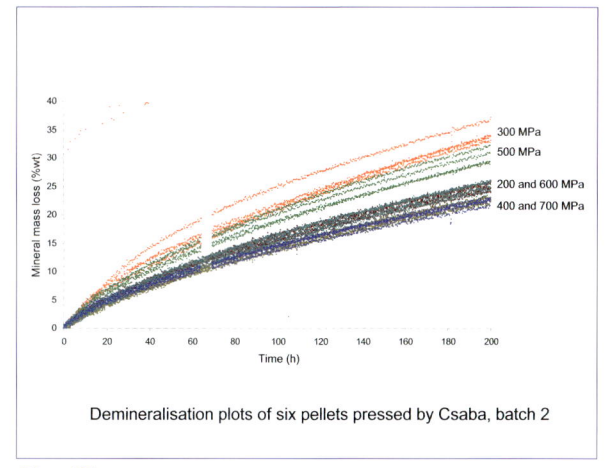
500_1_2

Fig. 45
Demineralisation plots of six pellets pressed by Csaba, batch 2

■ インターナショナル・エナメル・シンポジウム

とこれらの曲線の間には何の相関もありませんでした。答えは、この溶解率はだいたいいつも同じでした。理由はわかりませんが多孔性は全く影響していないと考えられます。もしかしたら、私たちが間違ったパラメータを見ているだけなのかも知れません。むしろ注目すべきところはアパタイトの表面積かもしれません。というのは、ペレットを構成する結晶表面は酸にさらされているからです。この点について、今、取り組んでいるところです。こちらはいろいろな圧力で成型したペレットに対する溶解速度をグラフにしたもので、結晶の溶失率はこの横のラインのところでどの圧力でも値が落ちています。

　次にラボシステムを離れて、今度お話をさせていただくのが最後のモデルになりますが、数学モデルの話です。コリン・ウォーカーのような地質化学者がこのような数学モデルを多用しています。もちろん他の業界でも使っています。例えば、セメント業界では長期の工業用セメントの安定性や海水による浸食の影響を数学的モデルを用いて研究しています。また、放射線廃棄物処理場では、アイソトープが容器から出て、周辺の土壌に漏れるということになりますと非常に問題です。そこでこのような数学モデルが用いられるのですが、非常に確立された学問分野です。一般的には有限要素解析法を使います。相互に結合したセルを想定し、いろいろなシステムと多孔性をもつ固体とその拡散系数について調べます。いくつかのソフトウェアのパッケージが市販されています。その多くはアメリカの人々の資金によるものですが、いずれにしてもいろいろなプロセス、変化のプロセスについて有限要素解析法を使って、多くのセルの相互関係を調べます。典型的な例として私たちが持っている80のセルがあり、10リットルの反応溶液があります。そして多孔性のハイドロキシアパタイトがこちら右側の20個のセルにあり、全ての物理化学的計算をします。ただここのパッケージには欠陥があります。というのは、変化のプロセスのモデル化において、様々なイオンに対する独立した拡散系数を認めていません。たとえそうであったとしても、私たちに有益な情報をもたらします。つまりハイドロキシアパタイトのペレットの内部で何が起きているかを知ることができるということです。Fig. 48が実際のモデルの仕組みです。左側に実際の人のウ蝕の写真があります。［右側］が数式で、先ほどより詳しく記述してあります。一番上の方程式はトランスポート部分で拡散系数が入っています。しかし拡散系数は1つしか入っていません。というのは先ほど述べました通り、

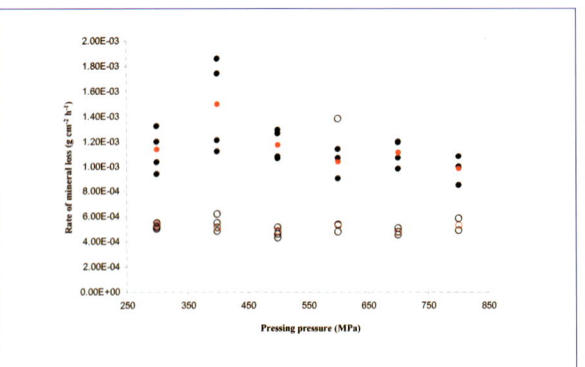

Fig. 5: Rate of dissolution at t = 0 h (•) and t = 125 h (○) versus pressing pressure for the four points of each pellet. Mean rates are indicated in red. Rates were calculated from the equation of a 5th order polynomial fitted to the demineralisation plots.

Fig. 46

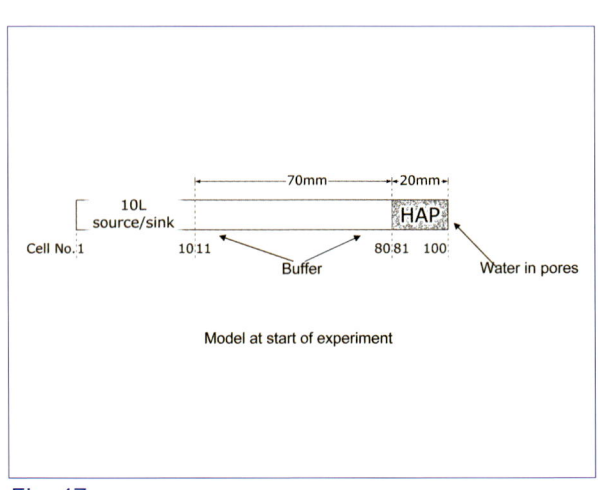

Fig. 47

このソフトウェアは独立した複数の拡散係数を認めないからです。つぎに下の方程式が溶解部分のモデルです。ここには定数［K］として溶解速度定数が入っています。溶解速度定数は、ハイドロキシアパタイトでも歯のエナメル質でも、その他の物質でも溶解量を知りたいときに最も重要なパラメータのひとつです。次いで溶解の駆動力です。イオン活量積を溶解度で割った値を引いた値です。溶解度［Ksp］はもちろんモデルの中で使用される値の中で二つ目の重要なパラメータです。その右側の項はハイドロキシアパタイトが溶解するときに、時間と共に体積が減少することに伴う表面積の変化を考慮するための因数です。このような数学モデルは研究室のラボモデルと同じことができます。ミネラルの溶失あるいは沈殿にpH、カルシウム濃度、リン酸の濃度がどう影響するのかを計算することができます。まずpH、カルシウム、リン酸の濃度を変化させます。すると初期溶液のイオン活量積に影響し、経時的なミネラルの溶失にどう影響するかが分かります。また、少し新しいモデルでは、全くラボモデルから離れるというわけにはいきませんが、pH、カルシウム、そしてリン酸の値を変えることにより多孔性のハイドロキシアパタイトの中の状態をシュミレーションすることもできます。歯のエナメル質に近似するモデルとして使うことができます。さらに、いろいろな酸性リン酸塩、例えばブルッシャイト（第2リン酸カルシウム・2水塩）の生成に関する情報も得られます。これによってどのような沈殿物が生成するのかが分かり、ウ蝕のプロセスへの理解も深まっていくものと考えられます。このように近似値や警告も多いのですが、とはいえここから大きな洞察を得るための大いなる一歩であると思います。さて、これらのグラフの数々は、ある条件でのシミュレーション結果を示したものです。縦軸にpHをとり、横軸にセルの数をとります。［セル40～80］が溶液の中の距離を表します。溶液はハイドロキシアパタイトのペレットの外にあります。セル80から120にはハイドロキシアパタイトのペレットが入っています。ハイドロキシアパタイトのペレットはエナメル質を想定していますが、これで50％程度の多孔率を想定しました。グラフを見ますと、多孔性のハイドロキシアパタイトの中でpHが非常に早く下がっていくようすがわかります。［0日］のところはアルカリ性です。そこから酸が拡散しますとpHが下がっていきます。28日を経過しますと、pHはペレット内のほとんどのところで酸性の4.5という値になり、外の溶液とほぼ同じpHになります。これは酢酸ナトリウム緩衝液を使った場合です。そこで酢酸イオンの濃度について調べることにしました。ここでわかったこと

Fig. 49

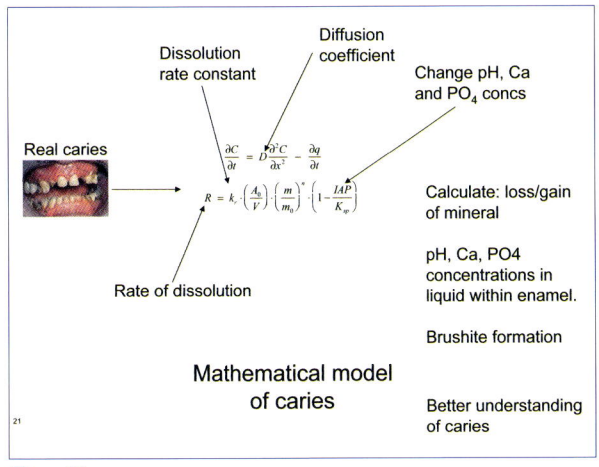

Fig. 48

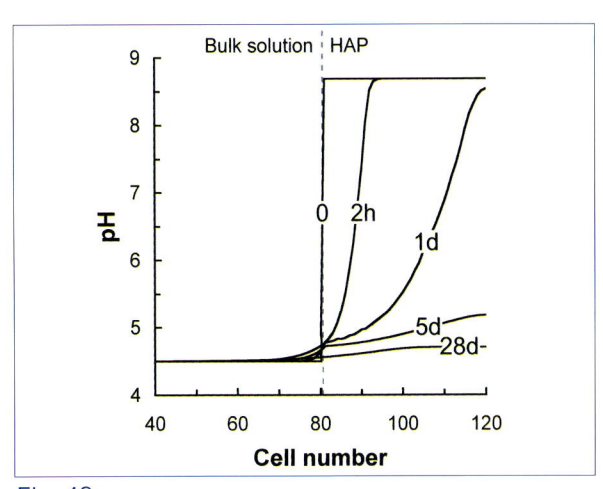

Fig. 49

は（Fig.50）、このイオンがいかにすばやくエナメル質の中に拡散するかということです。正確に言えばエナメル質を想定したハイドロキシアパタイトでは、ということになります。およそ9日間という短い期間でほとんど浸透してしまいます。したがってこのシステムでの拡散は非常に急速です。Fig.51と52はカルシウムとリンの浸透について見たものです。このグラフのリンについてはトータルのリン濃度で計算していますが、異なるリン酸塩の種類の濃度でどうなるかはコンピューターのプログラムを書き換えることで可能です。たとえばプロトンが結合した酸性リン酸の場合もグラフを描くことができます。次に溶解速度についての結果です。表面近くの溶解速度は当初は高いのですが、28日後では逆に低くなります。しかしハイドロキシアパタイトの深層まで深く浸透していることがわかります。こちら（Fig.54）にありますのが、ハイドロキシアパタイトの深度関数としての残存率です。したがって伝統的なマイクロ・ラジオグラフィーと比較することも可能かと思います。この図を見ていただきますと、このモデルでは溶解性脱灰を示す結果になりました。表面からの脱灰が見られるのみで、表層下の美しい脱灰を示した高温で作製したアパタイトペレットのマイクラジオグラフィ［Fig.15］と同様であれば、［Fig.54］の結果では、表層化脱灰を示すでしょう。しかし表層下脱灰は認められません。表面からの溶解性脱灰しか生じていません。したがいまして明らかにこの実験モデルには欠陥があり、何らかの不具合があると考えられます。もちろん我々としては実際に表層下脱灰を示す実験モデルがとても欲しいと思っています。2つほど誤った方向に行った原因が考えられます。まず最初に、フッ化物が全く含まれていないということです。前の演者が今朝ほどお話しましたように、表面での溶解性の低い相の生成が表層下脱灰の生成を推し進める可能性が高いのです。フッ素をシステムの中に入れてフルオロアパタイトの沈殿が可能となるようなシステムを組めば、

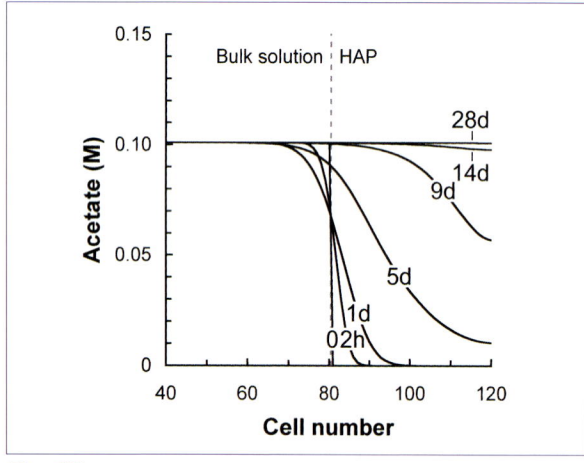

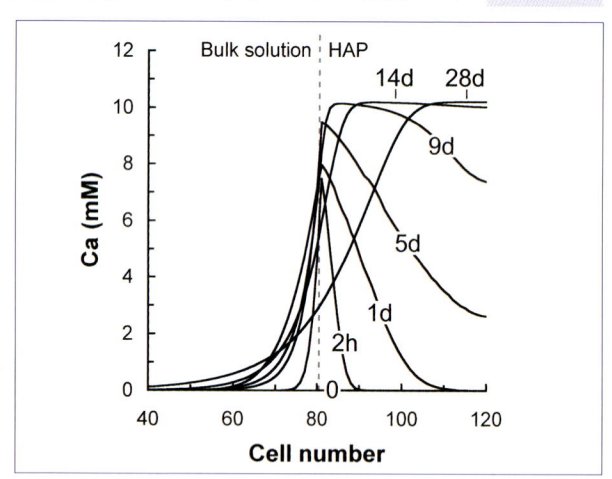

Fig. 50

Fig. 51

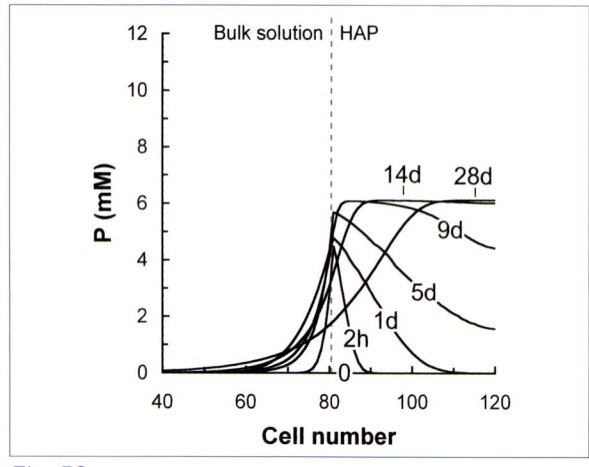

Fig. 52

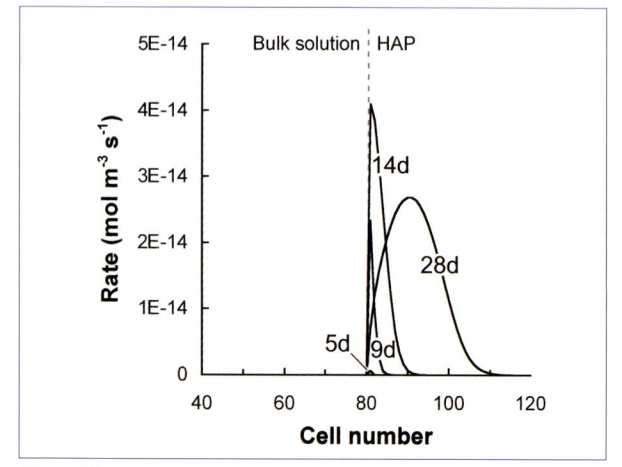

Fig. 53

— 脱灰と再石灰化研究のためのモデルシステム —

そしてこれは数学モデルの中で簡単にできることなのですが、この問題は解決できるはずです。もちろんその結果はやってみるまでわかりません。もうひとつの欠陥として考えられることは、イオンの静電気相互作用で表されるcoupled diffusion（電対拡散）が考慮されていないということです。私たちが示しましたように、また、他の実験的研究で証明されていますように電対拡散の進行が表層下の脱灰の出現につながっています。この点について私たちは研究を行い、ポール・アンダーソンがPh. D.の学位論文としてまとめています。その中で表層下脱灰の形成には電対拡散が関与することが明らかになっています。現在、入手可能になってきたコンピュータープログラムにイオンによる相互作用を正しく考慮し、拡散の進行の駆動力を入力すれば、そのモデルは表層下脱灰を示すことができるでしょう。私たちは、これは究極的には実行可能なことで、この実験モデルの効果の定量的重要性を研究できる方法だと考えています。これは何年も前にロビンソン教授から私が依頼を受けたことでもあります。もうひとつ我々ができることとして、この拡散係数を変えて、そして溶解速度定数を変える事によって、ハイドロキシアパタイトの溶失のプロセスを見ることができます。こちら（Fig.55）ですが、時間を横軸にとって、全体の残ったHAPを％で見ています。上のグラフは皆さん期待したとおりだと思いますが、拡散係数を小さくすればするほど、このように溶液への拡散のプロセスは遅くなってきますので、最終的にはほとんど脱灰は生じなくなります［トップライン］。したがってこの実験システムでは、拡散係数によってハイドロキシアパタイトの残影をコントロールすることができることが分かります。こちらの下のグラフですが、溶解速度定数を変えた場合です。溶解速度定数は［トップライン］から［ボトムライン］の方に行くほど高くしてあります。そうしますと、ハイドロキシアパタイトの溶失率は上がってきます。これらの2つのグラフを見比べますと、いかにこの拡散係数と溶解速度定数がハイドロキシアパタイトのミネラルの溶失をコントロールするパラメータとして重要であるかということがお分かりいただけると思います。私たちがウ蝕の進行をくい止める上で大切なことは、これらのウ蝕に関与するパラメータが何であるのかを知り、そしてそれらをコントロールすることによって、どのような変化が歯質に生じるのかを知ることはとても大切なことだと思います。そしてこれらのパラメータについて十分に考慮した上で議論を展開することが重要だと思います。私の話は以上です。ご清聴どうもありがとうございました。

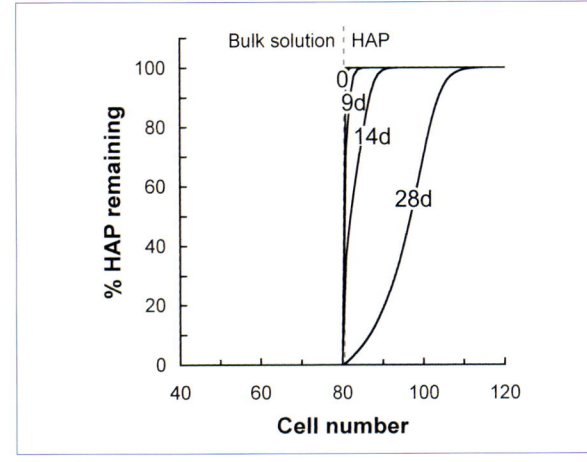

Fig. 54

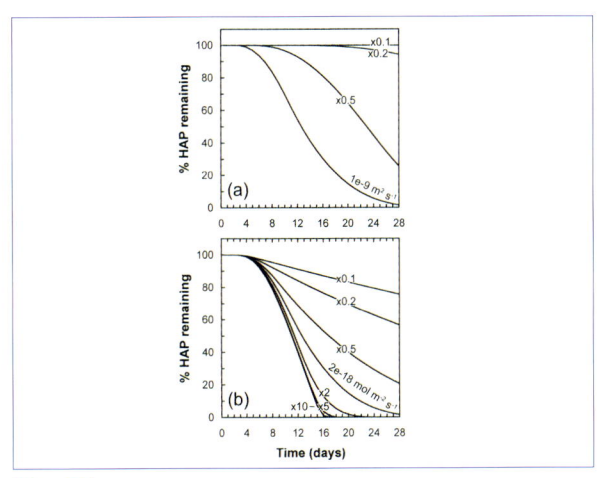

Fig. 55

[謝 辞]

Medical Research Council the Engineering Sciences Research council, Barts and The London Chanityそして Unilever plcに対して、この研究への支援に心より謝辞を申し述べます。

議 長：

エリオット教授、ありがとうございました。川崎先生とも話していたのですが、この講演の同時通訳は、通訳の方にとっても大変難しい内容だったと思います。非常によいお仕事をしてくださいました。テーブルのアレンジを変えまして、パネルディスカッションをしたいと思います。皆さんの方から少し質問をいただきたいと思いますが、テーブルアレンジをする間、5分ほど皆さん手足を伸ばしていただきたいと思います。さて、競馬で言う「最後の1ハロン（1/8マイル）」にさしかかってきました。これから最後のパネルディスカッションを行ないますので、テーブルのアレンジをする間、しばらくお待ち下さい。

References

Anderson P and Elliott JC. Rates of mineral loss in human enamel during in vitro demineralization perpendicular and parallel to the natural surface. Caries Res 2000; 34: 33-40.

Bollet-Quivogne FRG, Anderson P, Dowker SEP, Elliott JC. Scanning microradiographic study on the influence of diffusion in the external liquid on the rate of demineralization in hydroxyapatite aggregates. Eur J Oral Biol 2005; 113: 53-59.

Bollet-Quivogne FRG, Anderson P, Dowker SEP, Elliott JC. Demineralisation of permeable hydroxyapatite with alternating water and acidic buffer: scanning microradiographic study of effect of switching period. Caries Research 2007; 41: 152-160.

Elliott JC, Bollet-Quivogne FRG, Anderson P, Dowker SEP, Wilson RM, Davis GR. Acidic demineralization of apatites studied by scanning X-ray microradiography and microtomography. Miner Mag 2005; 69: 643-652.

Morgan H, Wilson RM, Elliott JC, Dowker SEP, Anderson P. Cells for the study of acidic dissolution in packed apatite powders as model systems for dental caries. Caries Res 1998; 32: 428-434.

総括と提言
Generalization & Announcement

議　長：

　皆さん再開してもよろしいでしょうか。最後の1時間ですが、この時間を使いまして皆さんからのご質問にお答えしたいと思います。何かあればいつでも結構です、川崎教授、あるいは私を介して演者の方々に回答をお願いしたいと思います。まず私から最初に質問をさせていただきたいと思います。アラン・ボイド先生はいらっしゃらないので、先生ご自身で回答はできないのですが、先生のご講演内容から一つ二つお聞きしてみたいと思います。この会場にいらっしゃる方々のご意見をいただければということで質問させていただきます。その後で私から演者の方々にいくつかお聞きしたいと思います。そして最後に、今まで我々が扱わなかった、あるいは見過ごしてきたテーマである唾液も含めたプラーク、バイオフィルムの役割について取り上げたいと思います。と言いますのも、ロビンソン教授と私はこの会議の数日前に日本に到着しまして、少し打ち合わせの時間を持ちました。彼は今日のテーマである脱灰と再石灰化において、再石灰化が難しいことのひとつの重要な要件としてバイオフィルムの問題を挙げました。本日ご参加していただいている皆様の頭脳を駆使しまして、表層下の脱灰病変をどのように改善していくことができるのか、こういった治療や商品に関しても議論をさらに深めてゆきたいと思います。分析モデル法という優れた方法もありますので、その観点から何故こういったものが上手く機能するのかというメカニズムについても議論をしたいと思います。が、一方で問題が複雑化することになる懸念もありますので、この時間の最後の10分から15分の時間を頂戴して、ロビンソン教授の方からもう一度、バイオフィルムとプラークに関しての短いお話をしていただきたいと思います。

　ボイド教授のビデオの中で、これは皆さんにもお聞きしたいことなのですが、エナメル質をエアでポリッシュする方法と酸によるエッチングでは、組織へのダメージという観点からエアポリッシュがエナメル質に与える影響が少ないというようなお話をされました。そこで質問なのですが、酸によるエッチングあるいはエアポリッシュの後にこのディボンディングをするわけなのですが、ディボンディングの時に受けるエナメル質のダメージについてこの二つの方法を比較することが本当に重要なのかということです。例えばエアポリッシュまたは酸によるエッチングのいずれにしても、この治療器具が十分に装着できている場合には、ディボンディング（装置の除去）する時にはいずれにしても歯質はダメージを受けることになると思います。そういうことを考慮した上で、何が重要なのかということを聞いてみたいと思います。それからもうひとつ、エアポリッシュに関してですが、装置を持っている方はあまりいないと思うのです。ですから、臨床で簡単にこれを入手できるのかどうかということをお聞きしてみたいと思います。（永坂）哲（さとし）先生は矯正の専門医として、ぜひその辺のコメントをして頂きたいと思います。

永　坂：

　永坂 哲です。私は鶴見大学で歯科矯正学を担当しています。アラン・ボイド先生のプレゼンテーションに関してですが、ちょっと恥ずかしい思いをしました。歯科矯正医として、エナメル質にかなりダメージを与えているかもしれないという意味です。エッチングというのは、ボンディングの強度の高めるために行なうプロセスです。これは矯正治療用のブラケットを接着する時に行なうわけです。テイク・ホーム・メッセージとしてボイド先生がおっしゃっていたことですが、接着強度を上げるために、酸による

■ インターナショナル・エナメル・シンポジウム

エッチングの代替策を見いだす必要があるというお話でした。私自身もその必要性を強く感じておりましたので、私たちはそのための研究と努力をしていますし、また、これからも続けるべきだと考えています。私が感じたことを述べさせていただきました。

議　長：
　まだ、先生に回答して頂きたい点がありますので待機していただきたいと思いますが、歯科用あるいは矯正用のブラケットを外す時に歯面に与えるダメージというのは、装置やワイヤーによるプラークの停滞ダメージ（脱灰など）よりも大きいのでしょうか。先日コリン（ロビンソン教授）と話をしていた時に聞いたのですが、彼の娘はブラケットを装着したことよりもむしろアプライアンス（装置）を口の中に入れたこと自体によってエナメル質に大変なダメージを受けたそうです。このような点も含めて、再石灰化の問題として、例えばムースやチューインガムも含めて、こういった製品がディボンディングで痛んだ歯面の改善につながるのか、というのが私の質問です。また、さらに装置装着によるプラークの停滞の問題もありますので、表層下の脱灰病変が矯正治療には伴うわけですが、それらは改善出来るのかという疑問です。ステファニー（ドーカー）先生は臨床の歯科医でもいらっしゃいます。先生の視点からこの点はいかがでしょうか。

ドーカー：
　そうですね、矯正治療をする子供達というのは、まず口腔内の衛生状態が良好でなければなりません。これは美しい歯並びを持ちたいという望みよりも優先します。その場合には十分に自分の責任というものを理解する必要があります。矯正治療をした場合には患者自身による口腔ケアに責任がある、また、食事も気を付けなければならないということが患者の責任になります。これが行なわれて初めて歯の脱灰を最小限に抑えることができます。歯科矯正医がどのように感じているのかに興味があります。治療の開始時期については臨床的な指針があると思います。おそらく年齢が低い方が矯正的に歯を移動することがやさしいということがあるのかも知れませんが、どうなのでしょうか。もっと口腔衛生の自己管理が出来るような年齢になってからやったほうが良いという意見もありますが。

永　坂：
　そうですね。我々は通常、矯正治療を望む患者さんにはきちんと歯を手入れすること、口腔内の衛生環境を健康な状態に保つことを指導しています。ブラッシング指導はもちろん、フッ化物の入った洗口液で洗口することなども勧めています。もし、これを行なわないのであればウ蝕になりますよ、ということも指導しています。つまり、これは患者さんの責任であるということを言っているわけです。そして口腔衛生状態が良好に保たれるのであれば、あるいは歯と歯肉の健康が保たれるのであれば、矯正治療自体は大きな問題を生じることはないと思います。この健康状態が保たれない時に問題は発生します。私が今、言えることはその点についてです。

ドーカー：
　先生も含めて歯科の矯正治療に携わっておられる方にもう1つ質問があります。アラン・ボイド先生の講演の中で、ダメージが一番大きいのはブラケットの歯頸部付近を持って、持ち上げるように外す時だと

― 総括と提言 ―

いうお話がありました。私は矯正ブラケットを外したことがないので分かりませんが、直感的に考えますと、歯頚部付近を最初に持ち上げると・・・、ボイド先生が指摘されているようなことが起きるのでしょうか。

永　坂：

　あまり、その辺は注意はしていません。どちらの方向にどれを先にやるかということは特に注意は払っていません。

議　長：

　最後にこの件について私の方から申し上げたいのは、女の子の方が矯正治療する率が男の子よりも倍多いわけです。特に男の子よりも女の子の方が不正歯列が多いとは考えられませんが、ただ忘れてはならないことは、ひどく叢生状態にある場合には、抜歯を含めて矯正治療しなければウ蝕になる確率は高いと考えられます。そしてその中にはウ蝕罹患傾向の高い人も低い人もいますので、何年間か矯正用器具を付けたからといって必ずしもすべてウ蝕になりやすいということにはならないと思います。したがって、矯正装置を行なう歯科医師すべてが悪いわけではないと思います。

永　坂：

　口腔衛生に関してですが、口腔衛生管理をきちんとしたとしてもウ蝕になりやすい患者さんというのはいるわけです。おそらく遺伝的な素因があるかもしれないと考えることもあります。

ウェフェル：

　少しコメントさせていただいてもよいでしょうか。この話のはじめはボンディングのメカニズムについてだと思います。酸によるエッチングは機械的な結合を期待しているのです。化学的な考え方で化学結合が開発出来ないものでしょうか。そうすればエナメル質の組織に対してエア・ブラスト処理やエッチングをする必要がなくなるのかも知れません。同時に我々はいろいろな方法でブラケット周囲の脱灰を最小限に抑える別の方法を模索してきました。なかなか良い方法が見つかりませんが、先ほどおっしゃっていたように子供がブラケットの調整に来るたびに、より頻繁にフッ化物の応用をすすめることも1つの方法だと思います。フッ化物の入ったバーニッシュを使ってもらったり、あるいは歯のクリーニングの追加処置が必要なのかも知れません。ブラケットの周囲を歯科衛生士が機械的にクリーニングすることも可能だと思います。ボンディング剤についてはいろいろなところで開発が行なわれていますし、私たちの大学でも合着用セメントを開発しています。これは従来のセメントとは異なるもので、ブラケットをコートするように使うセメントです。そしてこのセメントはプラークなどの堆積物に浸透して、脱灰に対して機械的なバリアーとなる機能を期待しています。化学的な方法ではありません。しかし、エッチング処理による機械的な結合は、脱灰が起る前にエナメル質を損傷することになってしまいますので、別の方法でこの問題を解決する必要があると思います。しかし、これは未だ大きな問題の一つです。

議　長：

　ロビンソン教授に質問ですが、天然歯面があってそこを腐蝕して、全くウ蝕はない口腔内にその歯面が

露されたとします。そしてフッ化物を口腔内に使ったとします。これで虫歯がない場合には歯面はフッ素を取り込んで元の自然な歯面になると思っていました。ロビンソン教授の話によれば、通常はこの歯というのは、フッ化物を取り込まないとのことですので、私は誤解していたことになりますが、そうなのでしょうか。

ロビンソン：

　健全なエナメル質はフッ素を取り込まないのです。スライドで示しました様に、フッ化物が停滞しやすい歯頚部辺縁とか、歯と歯の隣接面、あるいは小窩裂溝など表面が粗造なところですとフッ素を取り込みます。

　矯正用のブラケットはもちろんウ蝕のないところに設置しますが、そこはフッ化物はあまり多くはありません。したがってフッ素が停滞するところはプラークが通常ないところです。それでペリクルやプラークがす早く形成されます。ブラケットを取り外した時にはその下が多孔性の表面になっています。私はボイド教授が述べたのはメカニカルなダメージについてのことだと思います。しかし、必ずしもその部分がウ蝕になるかどうかは分かりません。メカニカルなダメージと多孔性というのは異なることだと思います。メカニカルなダメージが直ちにウ蝕の問題になるということではないと思います。

質　問：

　エッチングする場合は、ボンディングの深さよりも深いエッチングになると思います。この理解は正しいですよね。とするとブラケットを外した時に歯面は矯正後、ウ蝕になりにくいよう滑沢な歯面になりますので問題はないと思いますが、エッチングによって脱灰された残りの歯面の部分があります。

ロビンソン：

　ブラケット周辺のエナメル質表面の多孔性はもちろんあります。その状態が続きますので、一時的にフッ素を取り込むかも知れません。表面は粗造ですし、反応しやすい状態です。エッチングによってプロトンが置換していますが、フッ素も取り込まれるでしょう。

永　坂：

　ウェフェル先生が化学的な方法でディボンディングをするのはどうかということでしたが、我々もそういった方法を考えています。新しい薬品で口腔内に使えるものはないかということを常に考えています。研究者によってはケミカル・ディボンディングを考えている人達もいるわけですが、まだ難しいというのが現状です。

議　長：

　ロビンソン教授の今の発言を聞いている時に思ったのですが、ドーカー先生がシンクトロンによる単色光のX線マイクロ・トモグラフィーの美しい画像を見せて下さいました。その中でタンパク質が多い部位や裂溝の底や底に近い部位を示しながら、一方で、裂溝の上方ではウ蝕により生じる脱灰と生理的な歯の組織構造との間に関連は認められないと言っておられました。私は、裂溝に隣接した部位のエナメル質とプロテイン・リッチの関係についてはどうなのかと思いました。ドーカー先生は未萌出の歯を使って何か

を見つけられたのでしょうか。なぜならエナメル質の形成とエナメル質の成熟との関連について言及しておられたと思うからです。お二人の先生は同じ現象を見ておられたのでしょうか。つまり、同じコインの表と裏についてお話されていたのではないかと思ったのですが。

ドーカー：
　簡単にお答えすれば、シンクトロンというのは使用する機会が限られていますので、未萌出歯は見ていません。しかし、やってみたいとは思っています。そうですね、いつか必ず。

ロビンソン：
　先程申し上げたのは、裂溝の側面のエナメル質に生じたウ蝕ではなくて、裂溝の底部のエナメル質です。実際に裂溝底部に生じた病変の切片をつぶさにみますと、エナメル質の構造は複雑ですが特に多孔性が高いということは認められませんでした。ちょうど病変がそこを避けたように見えます。アラン・ホールワースがその部位を微細に解剖をしましたが、これは私達が"タフトプロテイン"と呼んでいる非常に解けにくいタンパク質の分析でした。ちょうど先月わかったことですが、それは非常にクロスリンクが多く、非常に酸抵抗性の高いタンパクである事がわかりました。結晶を保護しているのか、再石灰化を促進しているのか分かりません。非常に複雑な構造をしたエナメル質の領域です。エナメル小柱はひどく捻れて配列し、タンパク質も比較的豊富な領域です。というのも、その部位はエナメル小柱同士が圧迫されていませんし、よりスペースのある部位だからです。

議　長：
　今日の午前中ウェフェル教授は、歯の表面領域（サーフェイスゾーン）と歯の表層（サーフェイスレイヤー）の違いについて話されておりました。偏光顕微鏡とマイクロラジオグラフィーでの観察結果を示しておられました。その方法論的な話は別として、サーフェスゾーンとレイヤーの区別というのはどうなのでしょうか。午前中に見せていただいたマイクロラジオグラフィーの結果ではサーフェイスレイヤーと呼ばれるところは、深いところにあるエナメル質は全体のミネラル量に比べて低かった場合が多いように思われました。そこは偏光顕微鏡での所見と一致するのかどうかお聞きしたいのですが。

ウェフェル：
　どちらの表現もクレメント教授のおっしゃる通りでありまして、違いはミネラル喪失量にあります。偏光顕微鏡でサーフェイスゾーンを定義すると、5％未満のミネラル喪失があり健全なエナメル質にかなり近いゾーンです。マイクロラジオグラフィーで用いたサーフィスレイヤーは、より少ないミネラル喪失量で非常にはっきりとした違いがみられます。脱灰したウ蝕体部と表面のサーフェイスレイヤーとの区別が明瞭です。必ずしも5％以内の喪失量である必要もなく、より多量のミネラルの喪失があるかもしれませんが、どちらであってもマイクロラジオグラフィーではサーフェイスレイヤーはX線不透過性で白く、また、ウ蝕体部ではX線透過性で暗く観察されます。一番大きな差はどんな方法で観察するかによります。偏光顕微鏡で観察するときに封入剤として水を使いますと、サーフェイスゾーンは複屈折によりその下にある正常なエナメル質と同じ青緑色として観察されます。病巣体部は5％以上のミネラル・ロスが見られる場所ですから、それ以下のミネラルの喪失がある場合には視覚的に検出できないことになります。

■ インターナショナル・エナメル・シンポジウム

ドーカー：

　今のウェッフェル教授の話を伺いますと、まさに定義の違いだと思います。先生の定義では表面では95％以上のミネラルが存在するということですから、X線による方法でいえば、使用しているX線の吸収係数と空間解像度によって限界があるということです。結局、それを決めるのは何かというと検出媒体であるフィルムあるいは検出方法です。それから走査型のX線マイクロラジオグラフィーではビーム・サイズも考慮しなければなりません。この問題はシンクロトロンを使えばとても興味深い研究になります。シンクロトロンは非常に良い高い空間解像度のみならず、正確なミネラルの濃度を決定することができる可能性があるからです。もう1つの課題として比較的無傷の歯の表面について、その厚さとミネラル含有量の両面でどのようなバリエーションがあるのか未だに不明確だという問題です。この分野は自然の病変についても、人工的病変についても多くのことをこれから立証していかねばならない分野だと思います。他にも技術があるかと思いますが、シンクロトンは私たちによい出発点を与えてくれると思います。

議　長：

　大変結構です。あまり文脈から離れたくはありませんが、レジェロス先生の話を引用されていたかと思います。そのコメントとして、結晶の組成と、結晶性の喪失と、象牙質と骨における高い溶解度についての彼女のコメントはもちろん正しいと思いましたが、結晶と有機質との関係については触れていませんでした。これは考えるべき重要な点だと思います。私は必ずしもロビンソン教授の話の最後の部分を信じているわけではありません。ロビンソン教授のアパタイト結晶の話の中で、推察の域を出ないとおっしゃいましたが、六角形のチューブあるいは六角形のらせん構造というのがあったと思いますが、それはアメロゲニンというエナメルタンパクの構造の延長線上にあると思うのですが、そのスケールがよく分かりません。実際我々が言っていることと、ロビンソン教授が話された構造とはサイズのオーダーが違うのかもしれないと思うのです。それとも私がすっかり分からないのかも知れませんが、エナメルタンパクが単に空間を埋めているだけではなく最初の結晶形成の場を提供している、と理解していたのですが。

ロビンソン：

　スケールで言えば非常に小さい単一結晶です。この研究はエナメル質の発生過程について研究する中で行われた研究でした。それは古いデータなのですが、論文は1982年に私達が報告したものです。長いアミノ酸配列のタンパクにカルシウム、リン酸塩の複合体によって、少なくともその一端に結晶が生成されることを示す内容の論文です。特別なプロテアーゼであるMMP20がミネラル成分とともにタンパクを分解し、そして結晶が沈殿し、その後、結晶のC軸方向に長い結晶が生成するという報告です。私達は原子間力顕微鏡（Atomic Force Microscope）を用いて結晶生成の観察を行いました。その結果このような多房性のくり返し構造が観察され、オリジナルのユニットにより構成されていることが示唆されたわけです。その後、酸による滴定しました。すると偶然にも多房性の構造が再び溶けて、融合する状態が観察されました。つまり結晶学的な観点から見れば連続しているのですが化学的には非連続性です。オリジナルの結晶表面にはカーボネートとマグネシウムがあるのですが、それを酸の中に入れますとそれらは溶解して、もとの結晶の形状が再形成されるのです。そこでこの話を1つの作業仮説として説明しようとしたのです。実際にそれが、正しいかどうか分かりませんが、しかし、結晶がこのように形成されるということの1つの有力な証拠はであると思います。遺伝子に関係していますが、差し支えなければもう一度お話したいと

思います。遺伝的なエナメル質の疾患としてエナメル質形成障害あるいはエナメル質減形成があります。ティム・ライトによればその疾患でみられる結晶というのは、長く連なった形状ではなく、点と点が連なってできた点線のようなものだったそうです。私自身、タンパクの欠損によって結晶のユニット・セルの癒合が生じるのか、あるいはハイドロキシアパタイトの結晶成長がタンパクの欠損によりストップするのか、そこのところはよくわかりませんが、その話は別にしても、これが現状ではベストな証拠であると思われます。また、成熟期のエナメル質では、ケミカル・メモリーあるいはケミカル・エコーと呼ばれる現象もあります。そうしますと推察の域を出ませんが、これらの現象の総和としてエナメル質の結晶の溶解が生じるのだろうと考えています。

クレメント：

今日の演者にはジムが二人いるのですが、その二人と昼食の時の話題です。これらのチューブ状のアパタイト結晶について、随分と昔の話になりますが、このような結晶が先駆的な役割をする結晶かどうかについて盛んに議論し、そしてその後、可溶性の低い何かに包まれるのではないかという議論があったことがお昼の話題でした。この話は、今の議論によくあてはまるように思うのですが、もちろん、別の説明もあってよいと思います。この点について話をしていただけますか。

ウェフェル：

そうですね。まだその話はしていませんでしたが、私もかつて考えていたことです。最初の結晶ユニットの生成では、マグネシウムとカーボネートの不純物が外側のみならず中心にも存在しています。そして中心に存在するとユニット・セルの収まりが悪く、ユニット・セルが樽のようにふくらんでしまうということでした。結晶学的に言いますと、そのためにスクリュー状の格子の歪み（screw dislocation）の起始点となり、その格子歪のまま成長して、その後ちょうど真ん中のところが溶解して、空洞ができるのだという話でした。私の思ったのは、真ん中のところに空洞ができているいくつかの写真を見ながら、特に結晶学的に見た場合に、スクリュー状の格子歪を思い浮かべた訳です。おそらくこれは望ましくないイオンが含まれた結果であろうと思いました。マグネシウムとカーボネートがユニット・セルの中に入って樽状に膨らませてしまい、ユニット・セルにフィットしないために生じると考えたのです。

議　長：

エリオット教授、何か付け加えることはありますでしょうか。

エリオット：

いいえ、特にありませんが、ジープ・アレンズが極めて大きなフルオロアパタイトの結晶で実証した事をつけ加えさせていただきます。フルオロアパタイトが中央から優先的に溶解をしていく現象を彼は結晶のスクリュー状の格子不正に因ると言いました。私はここには動力学的（kinetic）な見方が必要なのだと思います。完全な結晶がどのように成長するかを見るのは極めて困難です。何故ならユニット・セルの一つの層が満たされて完全な一層ができた場合、その表面に次のユニット・セルが成長を続けるステップ、手がかりが存在しないからです。それゆえに新しい層を作るたびに新たな核形成が必要になるという問題に直面します。しかし、新たな核形成は実際には起きませんので、結晶の成長と共に消失しない何らかの

不完全さがあり、不完全さがあるがゆえに再度成長することができます。この理想的な説明として引用されるのがスクリュー・ディスロケーション説なのです。おそらく科学の範疇では、スクリュー・ディスロケーションあるいは物質の非対称性ということは普遍的現象と考えられますし、ハイドロキシアパタイトの結晶ではC軸方向に生じていると考えられます。

議　長：
　結晶に取り込まれたフッ素の役割というのはどうでしょうか。役割というよりも効果と言うべきかもしれませんが。

エリオット：
　私が考えるところではフッ素の役割は核形成にあるように思います。どなたかが発言されましたが、溶解性に関してはハイドロキシアパタイトとそれほど変わらないわけです。核形成に関しては、ここは最も理解することが難しい点だと思います。私自身、フッ素の機能の中でよく分かっていないところだと思います。依然としてミステリーです。

議　長：
　さて、短い質問が2つあります。モデル実験のペレットは高温と低温とがありましたが、その温度を教えてください。

エリオット：
　そうですね、言わなかったですね。ペレットの機械的な強度を得るために焼結したわけですが、温度は900℃から1000℃です。低い方はどうなのでしょうか・・・、100℃程度だったと思います。

議　長：
　もう一つの質問です。単純で素人のような質問ですが、もう一人のジムの講演で、エナメル質の表面の微小硬度測定がありました。何らかの測定上の問題はないのでしょうか。私も微小硬度計はわかるのですが、表面を圧子で押したときに、その表面は硬くてその下層が脱灰しているわけです。

ウェフェル：
　そうですね。表面が曲がることはあるかも知れません。きれいな比例関係にはならないかもしれません。この表面の硬度測定ですが、圧子の圧力の到達深度はおよそ$50\mu m$くらいであろうと考えられます。この試験を行なう人達は、まず病変の切片を作り、切断面に圧子を押しつけるようにして正確な硬さを測定します。このようにして表面から病変の深部のところまで硬さを測定することができます。まずこの測定をするためには、表面を平面に加工しなくてはなりません。ですから、フッ化物が表面に多い場合には、表面を取り除かないと正確な測定が出来ない場合もあります。その表面に関してどういった実験モデルを作るかによって、測定精度というのは変わってきます。最近、私の知る人達は横断面を使ってテストすることによりこの表層下脱灰病変の測定に関わる問題を避けています。

議　長：

　ロビンソン教授と話をしていて出た話題ですが、彼はこう言っていました。「ブタの成熟したエナメル質は、重量比で60％の無機質があります。しかし、ブタの歯は十分に機能しているようです。」、と。私は子供の頃、養豚場で働いたことがありますが、彼らはちゃんと噛んで食べています（笑）。問題は我々が心配し過ぎて、人間の歯で、病変深部まで治療する事が本当に必要なのだろうかということです。おそらく歯の表面を治療するだけで足りるのではないでしょうか。これは異端の考えでしょうか。

ロビンソン：

　ブタの歯を知っている人は、ブタが鉄条網を噛んでも平気なことを知っています。ですが、ブタのエナメル質を分析しますと、無機質の体積比でおよそ60％で頭打ちなります。それで非常に硬い歯ですし、よく噛めるわけです。ですから我々のウ蝕病変は80、90％まで回復させなくても60％でもよいのかもしれません。

エリオット：

　無機質の体積についてコメントしたいと思います。と言いますのも、これには2つの問題点を含んでいるからです。一つは、いわゆる体積組成は簡単に分かるわけですが、これをミネラル・パーセントで考えるにはエナメル質の結晶の密度を知る必要があります。エナメル質の結晶はハイドロキシアパタイトと同じではないことを申し上げました。化学組成も違います。もし、エナメル質の密度を見積るとすれば3.16よりも3に近い値になります。多孔性は78％か、88％でしたでしょうか、でもそうではないと思います…そう、80％だったでしょうか。ですから敢えて密度を想定しますと、無機質は体積比で95％、96％くらいになるわけです。もし多孔性89％を想定しますと、非常に多孔性が高い結晶ということになります。ほとんど問題にならないことかもしれませんが、実際の歯はそれほど多孔性なのです。同じことをそのスライドに当てはめるならば、ブタのエナメル質は60％と見積もられたわけですが、おそらく80％に近い値だと思います。確かにヒトよりはずっと低い値ですが、私はエナメル質の密度について語る際の一つの手段としてこのような値を使っています。

議　長：

　ということはブタのエナメル質の密度というのはやはり違うし、組成も違うということですか。

エリオット：

　組成はそれほど大きくは違わないと思いますが、主にカルシウムの欠損によって生じると思います。ブタのCa/P比は人よりも小さい値です。もちろんカルシウムはかなり重い元素ですので、もし、結晶の中でカルシウムが少なく、かつリン酸基がより軽い炭酸基に置換した場合、そして格子定数を考慮すれば結晶の密度はそれほど高くはなくなります。

議　長：

　エリオット教授、この質問はシンクロトンに関してです。ロブ・ルイスとこの話をしました。ご存知とは思いますが、彼はイギリス出身で、現在はオーストラリアのモナッシュ大学のシンクロトン科学の担当

■ インターナショナル・エナメル・シンポジウム

教授です。将来、シンクロトロンを用いて組成に関する情報を、現在、三次元X線CTを用いて集めているデータセットと同じようなやり方で得ることが出来るだろうか、または、可能だと思うか、について話をしました。そうしましたら、彼は可能かも知れないと言っていました。つまりこの観察された形態と組成の関係についての情報が得られるかも知れないと言う話です。それ以上、話しなかったのですが。

エリオット：

このX線蛍光マイクロ・トモグラフィーを使うことによって可能かも知れません。ただ、軽元素による蛍光放射は柔らかく、照射中の被写体による吸収も高いので、エナメル質の場合にはカルシウムなど重い元素を含む被写体が想定されることから蛍光放射線を取り出すことが著しく困難でしょう。むしろシンクロトロンを使って興味があるのは、試料の深層から表層まで結晶の配向がわかるのではないかと期待しています。結晶の格子パラメーターの変化についても興味があります。もし、注意深く結晶格子パラメータの変化を観察すれば、ロビンソン教授が言っていたように部位ごとの変化に応じて格子パラメーターが違ってくると思います。このようなこともシンクロトロンを使って可能になるでしょう。構成元素の組成についての情報も、難しいとは思いますが示唆は得られると思います。これを行うには古いバケツと濡れた科学は捨てねばなりません。

議　長：

ロビンソン教授に数分後に細菌性プラークについて話していただく予定ですが、プラークが付着する開始点についてです。後ほどスライドを使って話があるかと思いますが、その中に、食物のフラグメントがプラーク中に取り込まれ、歯に付着しているようすを示す写真があります。それに先行するような話題なのですが、ウェッフェル教授の話に出てきましたスマートフードの開発の話題です。どういった物かと言いますと、食品製造メーカーがよく果物の長期保存に保存剤を使っていますし、例えば抗菌剤かも知れません、また、その他の治療用の商品も作られています。この右手と左手を合わせるように、これらを食品に調和させることができないかと考えるのですが、いかがでしょうか。

ウェフェル：

まだ誰も行なっていないと思います。これからの問題だと思います。

議　長：

これは机上の空論でしょうか。

ウェフェル：

そうは思いません。コインの裏表で考えたいと思います。食べ物についてはよくわかりませんが、歯の修復材料では生体活性修復材料とよばれる歯科材料を開発する努力がなされています。同じ事が食品でも考えられるわけで、1つの機能だけではなくウ蝕の予防的な性質を持たせることはできると思います。生体活性修復材料ではウ蝕に充填する以外に、例えばフッ素徐放性材料や抗菌剤などがあります。食べ物についても同じことが言えると思います。いろいろな添加剤が製品の中に取り入れられています。もちろん歯磨剤にも入っています。そこで考えなければならないのは効果の有無と生体為害性です。

議　長：

今日、良い例を示してくださいました。2つの機能を1つの製品に入れた場合、1つは上手く機能するけれども、もう1つは機能しないということもありますね。

ウェフェル：

私たちが行なった研究では、ある機能をもつ2つのペーストは分離した状態では機能を発揮しましたが、1つのペーストに同時に入れた場合には機能しませんでした。チューブの中で反応したからだと考えました。しかし、外で別々に実験すると機能するのです。ですから、このような薬剤、あるいは予防のための成分を入れるということは、いわゆる有効成分、効能成分の効果器への到達性を考慮する必要があります。

ドーカー：

スマートフードですが、必ずしも添加物や特別な材料といった新しい物でなくてはならないということはないと思います。チーズはどうでしょうか。

ウェフェル：

そうですね、チーズは適切なタイミングで食事中やその前後に食べれば非常に役立つ食品だと思います。砂糖の入ったものを食べた後にチーズを食べると良いかもしれません。必ずしも新しい食品でなくてもよいのです。もうすでに効果のあることがわかっている、あるいは既存の食品でも時間と場所を考えればよく、そういった意味でチーズは広く普及していますので、異なる文化あるいは異なる調理法で摂取できると思います。アメリカではチーズは食前に食べる場合が多いようですし、また、スナックとしてチーズとクラッカーを食前に摂ります。しかし、英国ではたいてい食後に食べるということで、いずれにしてもチーズの場合は食前でも食後でも機能は発揮されるわけです。一般に乳製品は良いと思います。

ロビンソン：

私が見たスカンジナビアの文献の中で、ひとつだけ保存剤に安息香酸を使った論文を見た事があります。驚くべきデータではありませんでしたが、私が発見したのはこれだけでした。多くの人がこの論文を良く読んでいないのだと思います。

議　長：

あと1つ、最後の質問です。会場からも意見を頂きたいと思っているところですが、フィンランドのウ蝕学の先生を長年知っています。マルコ・ラマスという方です。その方の話で、私たちは歯の外側で起きていることに注目しがちだけれども、象牙質、歯髄には、かなりはっきりとした変化がエナメル質で病変が進行するよりずっと前から起きているのではないか、と言っています。彼が言うには、ホワイトスポットの病変が出来ますと、すでに歯髄に影響が出ているそうです。さらに彼が考えるには歯髄と象牙質の複合体が、エナメル質のウ蝕に関与していると考えています。これは非常にエキセントリックな考え方なのでしょうか。それとも何らかの役割を担っているのでしょうか。私たちはエナメル質について考えるとき、完全に下にある構造と分離して考えてよいのでしょうか、というのが私の質問です。

■ インターナショナル・エナメル・シンポジウム

ロビンソン：

　二次象牙質、三次象牙質、修復象牙質ということについて研究が行なわれています。明らかに象牙質は早く反応します。しかし、歯のウ蝕はタイム・スケールが非常に長い事が特徴です。エナメル質に何らかの病変が生じた場合に、ゆっくりではあるけれども次第に拡散してエナメル質から象牙質に達すると考える人がいたとしても驚くにはあたらないと思います。しかし、急激な反応は見たことはありません。なぜなら非常に長いタイム・スケールで進行するからです。やがてはそうなると思いますが、特に多孔性の領域が有機質で占められている場合にはそうなると思います。非常に小さな有機分子の挙動の話です。しかし、推測にすぎないのかも知れません。

議　長：

　ウ蝕のトランスルーセント・ゾーンは1％のミネラルが失われているというお話でした。たぶんエナメル質の表層から3分の1くらいまでウ蝕が進行したところの話だろうと思いますが、それでも彼は重要な細胞の変化が歯髄にあったと…。

ロビンソン：

　文献的には、ワイナー・ライト、レモイン、ピンカーズといった3人の学者がこの事についてエナメル質内の尿素の透過実験をしたところ、透過しているように見えた事を報告しています。信じるか否かは別としまして、論文の中ではそうなっています。その論文は論文でいいのですが、実際にそれを検討することはとても難しいことだと思います。問題点の1つは、象牙質からエナメル質への液体の流れだということです。リーズ大学の我々以外の研究グループなのですが、このような事も言っています。あるウ蝕は象牙芽細胞の損傷によってはじまり、歯の表面に向かう液体の流動が止まり、そして日和見的にプラークが沈着して歯の表面からエナメル質の溶解が進行するという話です。取るに足らない考えかも知れませんが、そのような話もあるそうです。

議　長：

　象牙細管はどこからか供給されたミネラルによって閉塞されてゆきます。この点についてどなたかコメントはおありでしょうか。エリオット教授、象牙質は何か関わりがあるとお感じですか。

エリオット：

　（総括的なコメント、しかし録音不明瞭）

議　長：

　マルクは、エナメル質ウ蝕の問題とは象牙質の問題だと言うわけです。私はこれが突飛な議論だとは思うのですが、ウ蝕学の専門家が言っている内容です。私の専門ではありません。

ウェフェル：

　私はその点については伝統派です。あくまでも生きている組織としての象牙質を覆っているのがエナメル質だと考えます。確認できていることは、エナメル質から象牙質の方向に溶液は拡散するということで

す。しかし、生理的な象牙質からの反応を見ますと、エナメル質に対して何か働きかけるような現象があるかどうかの証拠がありません。エナメル質のほとんどの現象は物理化学的なものであると考えられるので、これに関していろいろな方法で研究を続けています。反対方向への引き金になる仕組みがあるかもしれません。エナメル質を通じて拡散して、そして象牙質の方向に刺激が行って組織を保護するように、歯髄に刺激が行っているのかもしれません。こっちの方が起きている現象とは思いますが、逆方向は見たことがありません。

議　長：

会場の方からご質問はございませんか。どうぞ、そちらの方の質問を受けたいと思います。

質　問：

こんにちは、リー・チェンです。ジーシー・コーポレーションから来ました。発表者の皆さん、本当にありがとうございます。素晴らしいたくさんのエナメル質についての情報を頂きました。咀嚼するのがなかなか難しいのですが、とても楽しませて頂きました。エナメル質の多孔性について質問があります。皆様からコメントを頂きたいのですが、エナメル質の中の孔の部分の構造と化学的組成について教えてください。次の質問はこのようなエナメル質に関する知識がどのように臨床に影響するのか、たとえば、ウ蝕の早期発見や酸蝕症や磨耗などについてです。

ロビンソン：

これはひとつのシンポジウムになってしまいますね。このエナメル質の多孔性は象牙質に近づくほど高くなります。私たちは、エナメル質の多孔性の正確なサイズについて、また、実際に存在することやそれについて議論する事はできます。ジムのデータだったと思いますが、エナメル質の表面の部分が重要である、つまり脱灰に関して多孔性はそれほど重要でないという話もありましたが、化学的にはカーボネートは2～3倍、マグネシウムは2倍増加して、エナメル内部では溶解性が増していくわけです。しかし、一方ではそれらの元素が溶解に伴って拡散する経路も深層ほど長くなります。本日、ここでは語り尽くせない多くのパラメーターがあるように思いますが、ジムどうでしょう。

質問（チェン）：

もう1つ質問なのですが、エナメル質の伝導性という事に関してお話をお聞きできればと思います。これを使うことによって、ウ蝕の早期検出が期待できるかもしれません。

エリオット：

よくわかりませんが、確かに伝導性はエナメル質の多孔度に依存しています。しかし、同時に伝導性は孔と孔がどのように繋がっているか、孔の蛇行性によっても異なると思いますので、さらにまっすぐに配列する孔ではありませんから、非常に難しい題材だと思います。

ウェフェル：

SCMを使うことにより、早期のウ蝕を検出することができるかもしれません。多孔性が高まると蛇行性

が下がり、この孔の中に水があることによって、電流が通りやすくなり伝導性が上がるという原理を応用した方法です。また、先ほど話がありましたように、この孔というのは真っ直ぐではなく蛇行しています。ですから、電気的な伝導性を測定することによって早期にウ蝕が検知できるのではないかということで、こういった技術が現在研究されています。早期のウ蝕にはかなり効果は出ているようですが、表面の状態によっては難しいようです。表面が滑沢な場合は比較的易しいようですが、表面が大臼歯の咬合面のように複雑な形態をしている場合にはなかなか難しいようです。ですから、歯面の状態によるわけで、この検出器で全てが検出できるというわけではありません。また、機器ごとにも一長一短があるようです。

質問（チェン）：
ありがとうございます。

議　長：
ほかにありますでしょうか…。はい、メルボルンから来られた女性の方からの質問です。

質問者：
ロビンソン先生への質問です。先ほどおっしゃいましたフッ化物というのは損傷を受けたエナメル質にだけ取り込まれるということですが、しかし、エナメル質表面の高濃度というのは、おそらくエナメル質の形成途中に取り込まれたフッ素イオンに由来すると考えられる、というお話を伺いました。萌出前のエナメル質について言っておられると思うのですが、水道水にフッ素を添加したところで育った人達と、実際にそうではないところの人達で歯の化学組成に違いはあるのでしょうか。

ロビンソン：
相当量の文献がそれに関してはあります。古典的な考え方としては、実際のフッ化物の応用や、食事からの摂取を除外して考えますと、水道水では1ppmのフッ素の添加でエナメル質に変化が見られます。本質的に多孔性の保持という言い方もできます。結晶の周囲の基質が分解されて、基質形成期のエナメル質では基質タンパクの分解とともに結晶が成長して、やがてお互いが接触するようになります。そして歯のフッ素症が発症するのは1ppm以上のフッ素が含まれている場合とされていますが、1.5ppm以上のフッ素が飲料水に含まれていてもフッ素症は起きずに多孔性が高いまま推移します。なぜなら結晶表面が化学的性状が変化して、結晶表面にタンパクを保持し続け、最終的に結晶の成長が進まなくなります。しかし、最近、アメリカのキャロリン・ギブソンが形成期エナメル質に、フッ素が分泌タンパクの中に蓄積することを報告しました。そこではエナメル芽細胞の細胞骨格であるアクチンフィラメントに変化を引き起こし、エナメル芽細胞の小さなダンスも細胞の形態変化も細胞活動も変化することを意味します。ということでエナメル芽細胞にも影響を及ぼしてエナメル質の成熟が停止するのだと考えられます。

質　問：
おそらくアパタイトの損傷を防ぐのに機能しているとは思いますが、それ以外の機構があるという…。

ロビンソン：

　もちろんフッ素はアパタイトの損傷の抑制に効果があります。しかし、古典的な考えとしては歯の形成発育時に効果的だと言われてきましたが、実際には唾液の中に常に存在する元素であることも示されています。0.02ppmよりも少し多く0.005ppmくらいの値だと思います。

質　問：

　ありがとうございます。もう1つエリオット教授に質問ですが、ペレットによる実験モデルを見せて頂きましたが、非常に刺激を受けるお話でした。全くプラークが無い、フッ化物も無い場合ですが、そういった場合、表層下の脱灰病変よりもむしろ表面からのウ蝕状態が起きるのでしょうか。熱処理をしたペレットを用いた場合ですが、こういった表層下の病変を模倣することができるのでしょうか。お話の中ではペレットでは無理だとお話になったと思うのですが、何かその理由があるのでしょうか。その解決策もあればと思うのですが…。

エリオット：

　おっしゃる通り、このことはひとつの課題だと思います。ペレットを使うのは本質的な問題です。フッ素の量の制御をしていなかったのではないかと思います。市販のペレットを使って表層下脱灰病変を見たのですが、コントロールがどれだけできていたかは不明です。脱灰の方法によっても左右されると思います。例えば、ペレットを使った実験ではペレットに小さな窓を開けておくのですが、溶液を循環させた場合、大きな窓を開けた場合と小さな窓の場合では溶液中のイオンの濃度に違いが出てくるわけです。例えば1リットルの溶液を循環させた場合、表面積が大きい時にはこの中に含まれるフッ素を多く取り込むことができることになります。ですから、取り込まれたフッ素がどうなるかということについては実験方法に大きく依存していると思います。ソルトレイクシティの研究者達がこのフッ素の挙動のばらつきがあったということで、研究に苦労した事を覚えています。特に実験に使う溶液については透析カラムを使って精製し、脱灰実験でフッ素の取り込みを調べたことを記憶しています。モデル実験を行う場合にはフルオロアパタイトの結晶沈殿を避けながら、いかにフッ素レベルを下げることができるかがポイントになるのですが…。

質　問：

　おそらく私の聞き間違いかもしれません。今日プレゼンテーションにあった実験システムではフッ素を使っておられなかったと理解したのですが。

エリオット：

　はい、もちろん使っていません。私は実験系として意図的には入れていませんが、すでに含まれていたのです。というのはメーカーでの試料作製段階で試料ペレットの中に数ppmのフッ素が含まれているのです。作成された時からもう入っていたわけです。したがって、それを取り除くための別の慎重な実験が必要になります。従って注意深く厳密な手段により、この除去をしました。

■ インターナショナル・エナメル・シンポジウム

質　問：

それでも熱処理をしたものと、圧縮加工したペレットでは、違いがあったのでしょうか。

エリオット：

そうですね。熱加工したものに関しては、例えば炉が原因でフッ素が入り込むこともあり得ます。フッ素に関する実験は、まだこれからたくさんの改善の余地があります。

質　問：

ひと言追加させてください。この脱灰実験に関して不思議に思うことがあります。面白いことに天然歯を使った実験では、通常、平均値で結果が表わされるわけですが、この値は脱灰の程度と拡がりを含む値です。マイクロCTでもわかるように、部位によってもさまざまに異なります。このような場合に、私たちは合成アパタイトのペレットによる実験やモデルシステムがあれば、ばらつきの小さい再現性のある結果が得られるのではないかと考えています。しかし、今のところ現実には無理だと感じます。かなりのところまで究明できているとは思いますが、なおそこには自然な脱灰の拡がりがあります。そこで私は表層下脱灰と酸蝕による脱灰の微妙なバランスの上にシステムは成り立っているのではないかと考えています。こちらに少し傾けば表層下脱灰に、別の方向に傾けば酸蝕脱灰にというようにです。おそらくすべてのことを詳細に記述することはできていないのではないかと思います。また、脱灰に関するコントロールすべき因子も理解できていないのではないかと思います。このような現状で臨床的にはどの様な意味を持たせる事が適切か、確信が持てないのですが。

議　長：

私は再石灰化製品のひとつを研究している大学に所属していますが、そこで倫理審査委員会の委員長をしております。そこではヒト試験に関わる実験計画についても審査しています。実験計画の中で用いられる方法の組み合わせという意味ではそれこそ無数にあると言ってよいでしょう。例えばチューインガム、10分間、1時間、1日7回リンスして、3ヶ月、2週間やる、などなどです。本日、ここには無理のない妥当な試験で適切な再石灰化の評価のできる方法あるいは指針を求められておられる方も多いと思います。製品の有効性の評価等々についてですが、どなたかご意見をいただけますか。

ウェフェル：

この問題について考える時が来たように思います。ご承知のように商品として再石灰化を促す製品が造られてきています。そしてより洗練された形になって作られるようになっています。ここでわれわれがやるべきことのひとつとして、適切な試験方法用量、数、時間などについて基準を見い出す必要があると思います。もちろんチェックはポイントポイントで行う必要があるでしょうし、1回ではなく複数回必要です。したがって臨床試験にはある程度の普遍性が必要です。実際に口腔内でやるということはもっと大変です。時間もかかりますし、困難な障害も多いでしょう。そして再石灰化のための媒体は、通常、純粋な製品から始めます。どのような状態でどのような結果が期待されるかを考えて、脱灰に対する効果を判定します。そして、フッ素を入れるかどうかを決めたり、別の媒体を入れるかどうか考えます。フッ化物の応用ではこれまで歯磨剤に応用されてきました。こうして歯磨剤のメーカーは長年にわたり、何百万ドル

も投資してフッ素の応用システムと生体のシステムとの共存を見いだしてきました。その研磨剤の成分に、もし研磨剤とフッ素の組み合わせを間違えたりすると、フッ素の効果を台無しにしてしまいかねません。また、間違った材料を入れますとフッ化物は固まってしまい実験はできません。ですからフッ化物の応用テストでは最初はフッ化物の生物活性について調べます。もし、そのテストを行なわなかったとすれば製品として機能しないわけですから、製品自体も発売できません。新製品を開発し、実際に発売するまでには、必ずそのようなテストが必要になります。そのようなテストを経た後、新製品にはグリセリンが20％とか、湿潤剤も含めて全体として機能する製品になります。したがって、製品になるまでには多くのテストを行なわなくてはなりません。初期の頃には、リン酸カルシウムでできた研磨剤にフッ素を入れたりしました。非常に良い研磨剤だったのです。しかし、フッ素は機能しませんでした。2つの良好な成分を入れたとしても、上手く機能しないのは当り前です。したがってそれぞれの製品について、それぞれの場合で最適な状況を考えるべきでしょう。

ウェフェル：
　この話は、役に立ちましたか。

議　長：
　役立ちました。

議　長：
　では、最後にロビンソン教授の話です。生体内でのプラークについて話していただきます。

■ インターナショナル・エナメル・シンポジウム

オーラル・バイオフィルム（デンタル・プラーク）
Oral Biofilm（Dental Plaque）

ロビンソン：

　皆さん本当に申し訳ございません。もう1回講演をするつもりはなかったのですが、おそらく皆さんひどく疲れていらっしゃると思いますので、できるだけ私の講演は短くしたいと思っています。このプレゼンテーションはエナメル質の実験の延長で、どのようにプラークの中にフッ化物が取り込まれるのか、フッ素がエナメル質の表面にどのように達するのかについて見たものです。まず、ヒトの口腔内にあるエナメル質の表面に自然なプラークを生成させ、その構造と化学組成について分析した内容をお話します。

　これがその実験装置です。これがヒトのエナメル質で作った試料で直径が4mmくらいのディスクです。これが断面の模式図ですが、この部分がナイロンでできたリングになっていて、その中がプラークが堆積する部分になります。この装置を臼歯部に接着するわけです―ところで写真は私の歯ですが―これが実験開始の時の装置です。ここにリングがありますが、この中にプラークが集まってくるわけです。この装置を口腔内に取り付けて、大体数ヶ月、または数日入れておきますと、リングの中のエナメル質の表面にプラークが溜まります。プラークがこの中に、天然のエナメル質の上に蓄積されるわけですが、これを無傷のまま、元のまま、手を付けずに、かき集めたりせずに、そのままエナメル質の表面に付いたまま集めます。こうして*In vitro*での実験に使います。最初に共焦点レーザー顕微鏡を使って観察しました。口腔内から取り出して、そのまま触れることなく顕微鏡で観察します。スライドは典型的な画像の1つです。ここがプラークの表面です。唾液の中に葉っぱが繁ってあたかも植物が生えたような形になっています。また、多くの穴や管もあって、中にはエナメル質にまで貫通しているものもあります。実際のところ他の部位で認められるバイオフィルムによく似ているのですが、歯科ではこれを固層として見ているわけです。しかし、実際には固層ではなく、多くの穴と管があります。クレメント教授が先ほど言っておられたのはこれです。この中にはたくさんの食物残渣が取り込まれていて、これは食物の種ですね、植物の葉っぱに似た細胞もプラークの中に見つかりました。ですからプラークは単に口腔内のバクテリア、炭水化物、唾液由来のタンパク質だけでなく、いろいろな食物の残渣も取り込まれています。

　後ほどバクテリアによる影響を述べますが、私たちはプラークの生成状況についてまず分析を行ないました。最初にサンプリングですが、エナメル質とナイロンリングを一緒に口腔内から取り外しました。その後、凍結乾燥して包埋します。包埋してからリングとエナメル質を外し、唾液に接する側の表面からエ

Fig. 1

Fig. 2

Fig. 3

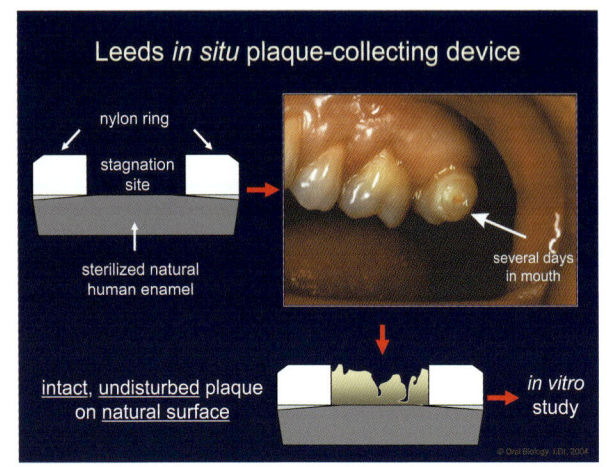

Fig. 1

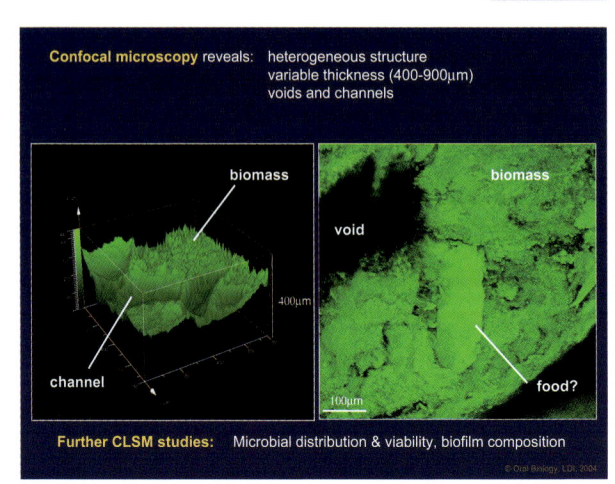

Fig. 2

－オーラル・バイオフィルム（デンタル・プラーク）－

ナメル質のところまで、ミクロトームを使って均等な厚さの切片をつくります。5枚の切片を取りまして、1枚は組織学的観察に使い、残りを化学分析に使用しました。切り出した切片を表層からエナメル質に接するところまで分析することによって、フッ素の分布状態について知ることができます。

　結果を見て驚きました。図の左がプラークの表面で、右端がエナメル質の表面です。この実験で私たちが行ったことは、被験者の口腔内に装置を入れて7日間放置しただけです。そして特に何の指導もしていません。特別な食事指導もしていません。回収したプラークのどの例でもフッ素は外側の1/3から1/4にとどまっていて、エナメル質の表面に向かって急に濃度が下がっていたのです。私の知る限りでは、このような様相についての報告はまだなされていないと思います。これは自然な分布状態です。口の中にほとんどフッ素がなかったとしても結果は同じです。つまり、自然な口腔内の状態でフッ素はプラークの表面に蓄積しているのです。

Fig. 4

　次に考えたことは、何故こういったパターンが得られるのかということでした。そこで装置を取り出し、フッ素溶液を滴下することにしました。1000ppmのフッ素を1滴、30秒間プラークの表面に作用させました。私たちは歯磨きを想定したのです。たいていの人は歯磨きを30秒間行いますので、歯磨剤は溝や歯間部に滞留していることになるからです。ここがバックグラウンドですが、青い線が30秒間フッ素を作用させた場合ですが、ほとんどプラークに浸透していません。プラークの表面から400ミクロン以上は浸透していないことが分かります。2分間ではどうでしょうか。フッ素はこの表面1/3から1/4ぐらいまでのところで止まっていることが分かります。しかし、30秒の結果とほとんど変わりません。これが歯磨きの推奨時間である2分間の結果です。もし歯磨きを30分間したらどうでしょうか、歯がなくなってしまうかも

Fig. 5

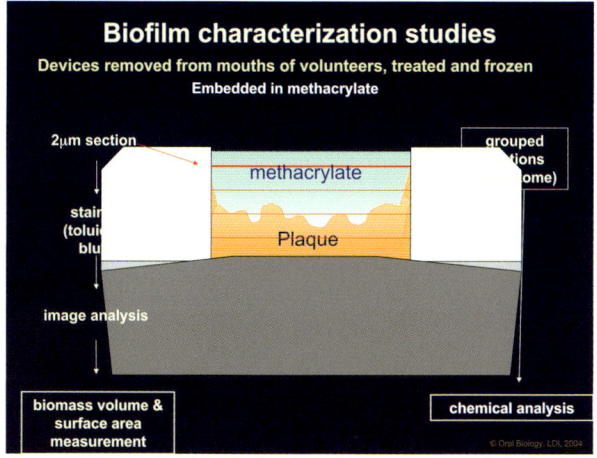

Fig. 3

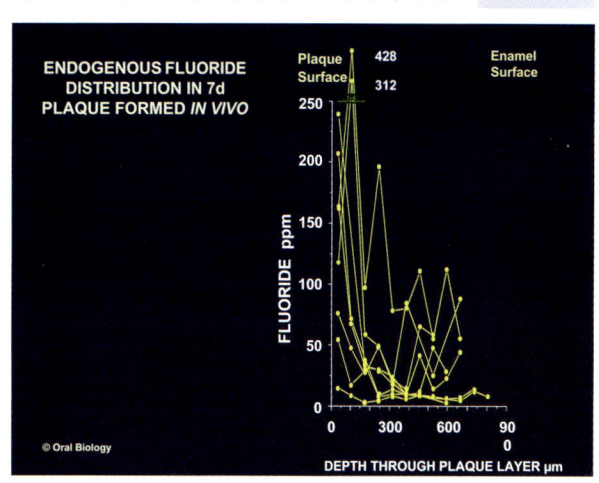

Fig. 4

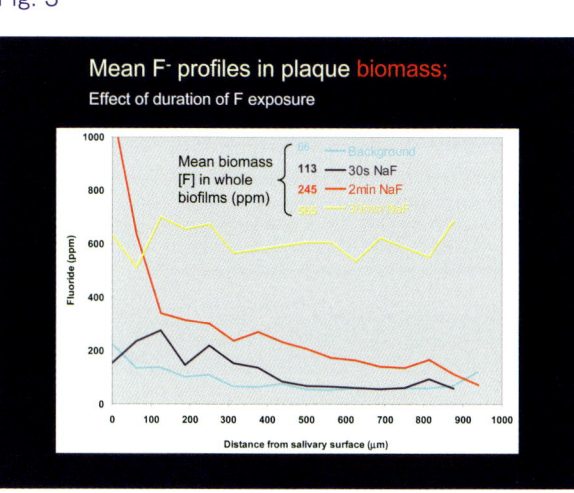

Fig. 5

143

■ インターナショナル・エナメル・シンポジウム

しれませんが、フッ素はプラーク全体に浸透しています。この結果はとても示唆に富んでいます。つまり充分な時間をおけば浸透することがこの実験から分かりました。しかし、どのくらいのフッ素が、どこへ行くのかについても興味があります。これまでいろいろな実験をしましたが、このような結果は全く想像していませんでした。そこで、さらに別の実験を行うことにしました。

　私たちはプラークの中のフッ素を洗い出そうとしました。実験の詳細についてお話しできませんが、フッ素溶液に浸すことと同様に簡単にはフッ素を取り出すことはできませんでした。たとえば2分間洗ってもフッ素はプラークの中にほとんど残っています。ピーター・シュリス（注：現カリエスリサーチ編集長）が論文の中で、一晩水の中に入れればフッ素は消失すると言っています。このようにフッ素はプラークの中にかなり強く固定されています。フッ素はそのような性質を持つものなのでしょうか。この実験の利点は、口から取り出して調べる事ができるのに加えて、放射性同位元素を使ったトレース実験も行うことができる点です。そこで^{45}Caを使って調べてみたところ、全く同じような結果でした。ちょっと奇異な感じもしますが、ほとんどのカルシウムは30秒間では外層の1/3から1/2位までしか浸透しないのです。2分間でも同じ事です。カルシウムも上手く入り込めないのです。

Fig. 6

Fig. 7

　これは名古屋でやった実験です。ちょっと違った実験です。溶液中でグラスアイオノマーセメントに含まれるフッ素はプラークにあまり浸透しないという話です。それから次にアミンフッ化物の挙動を見ました。これはヨーロッパの会社で作られたもので、アミンはプラークを経由してフッ素をエナメル質の表面まで運ぶことを期待して作られています。そこで私たちは放射性同位元素でラベルした物質を使って観察しました。自然な状態での沈着プラーク、自然な状態の歯面、そして口腔内から取り出し、アミンフッ化

Fig. 8

Fig. 9

Fig. 10

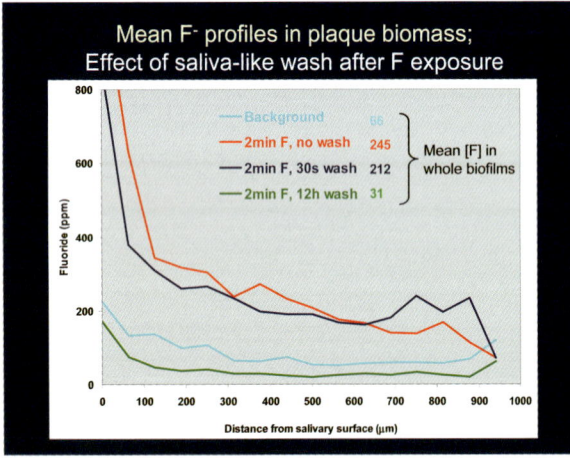

Fig. 6

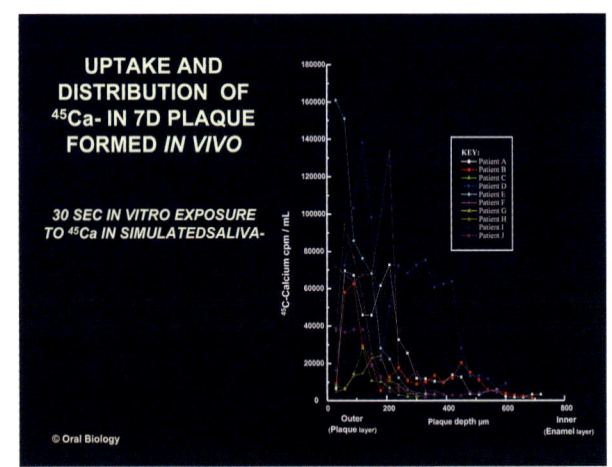

Fig. 7

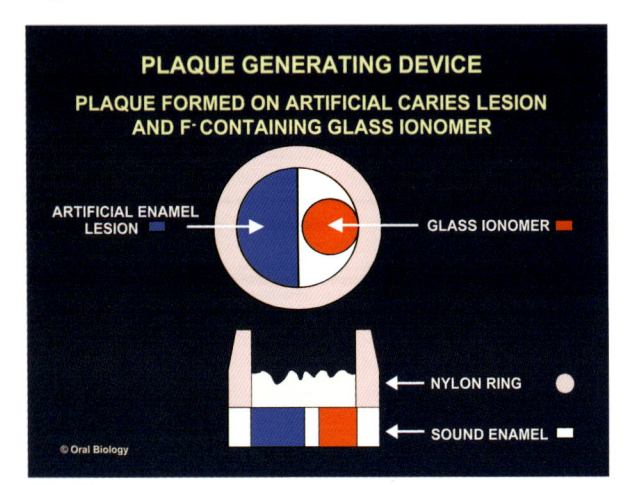

Fig. 8

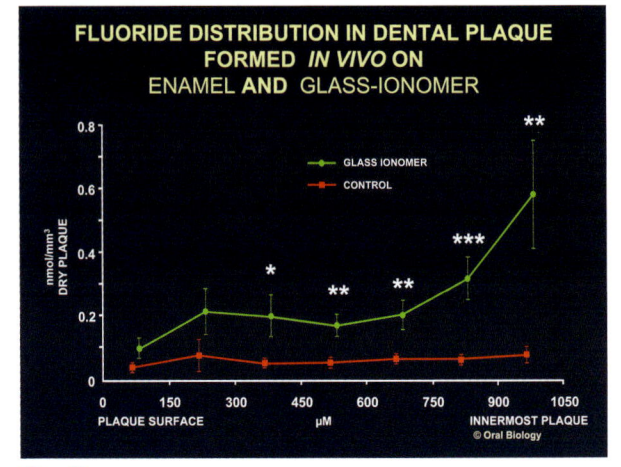

Fig. 9

― オーラル・バイオフィルム（デンタル・プラーク）―

物を入れます。結果は、以前と全くおなじでした。アミンフッ化物は、やはりプラークの表層から1/3に蓄積していて深層まで浸透していません。ある意味でアミンは担体としての効果はありましたが、フッ化物をプラーク全体を貫通するようにこの短時間では搬送できなかったわけです。もう一つ、放射性同位元素のラジオ・アクティブ・トレーサーを使った実験結果があります。冒頭にご紹介しましたように、5枚の切片を切り出すことができます。切片ごとにオート・ラジオグラフを使ったわけです。切片をフィルムに乗せ、一定時間感光させた後、現像します。これにより、実際に放射性同位元素が進入していればフィルムが感光して黒い点として観察されます。これはプラークの水平断の切片です。これがバイオマスと呼ばれるもので、ここが細菌、炭水化物、そしてタンパク質（Fig. 11）です。ここに管があって、穴も開いていてプラークの中を通過しています。黒い点のあるところを見てください。ほとんど全てのトレーサーは、管の表面にあることがわかります。アミンフッ化物をいれると管の中を通り、バクテリアがあるバイオマスの方には行きません。このような実験から、もう一つの別の問題、つまり浸透とはどういうことかという問題が浮かんできました。実際には、エナメル質表面に垂直方向に浸透しないばかりでなく、管を経由して浸透しバイオマスに達しますが、それは細菌叢そのものなのです。その理由について考えてみました。バイオマスは非常に荷電性の高い物質で、この荷電によってアミンフッ化物がバイオマス表面に接着すると考えました。そこで荷電していない物質を考えてみたところ、好材料としてトリクロサンが見つかりました。これが非常に疎水性でかつ抗細菌性でした。歯磨剤の中に入っています。その浸透性はこれまでの結果と大体同じです。そしてここがちょっと普通ではありませんが、どこにでもある話に似ていて、最初の30秒で1/2の深さまで入っていきますが、その先までは浸透しないわけです。

Fig. 11

Fig. 12

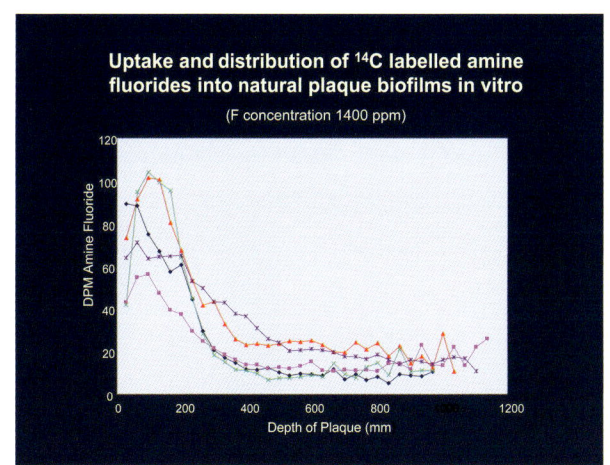

Fig. 10

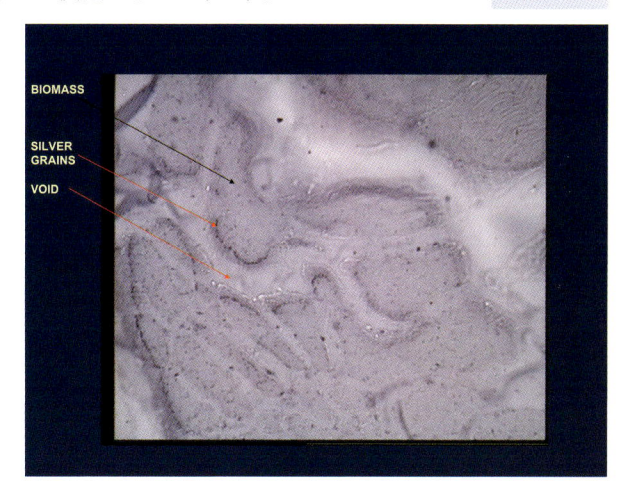

Fig. 11

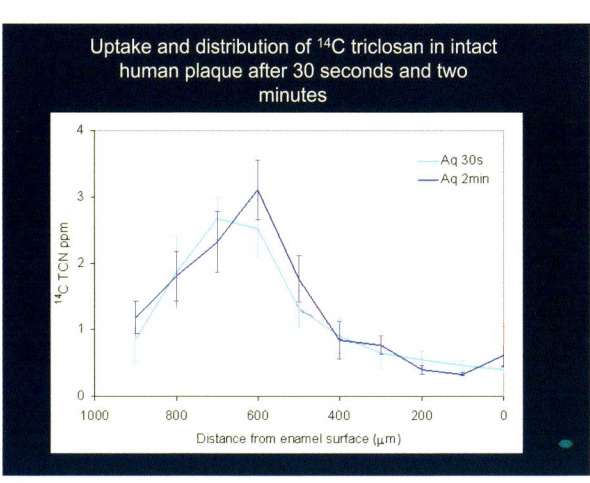

Fig. 12

145

結果はちょうどフッ素、カルシウムの場合と同じです。また、私たちはサッカロースとリン酸についても実験してみました。その浸透の結果は徹頭徹尾、一貫して同じです。しかしオートラジオグラフィーは少し違いました。これが沈着したプラークの表層部分のところのバイオマスです。ここに管があります。Fig. 13 拡大しますと、黒い点がバイオマスの中に入っています。まだデータ量としては少ないのですが、疎水性物質でしかも荷電してない物質はバイオマスの中に拡散することがわかります。そして実際に細菌叢に入り込むことがわかります。しかし、まだ歯の表面に到達することはできません。歯の表面に堆積したプラークに応用した物質が、プラーク表面にとどまる理由は何だったのでしょうか？　それは、プラークの構造にあると考えています。5枚に切った切片を組織学的に観察しました。ご覧のようにプラークの表層 Fig. 14 には、ほとんど管や穴で占められていることがお分かりいただけると思います。深く進むほどに管が少なくなり、そしてバイオマスが増えることがわかります。画像解析によってバイオマスの量を定量化してみますと、深層に向かって増加し、やがてバイオマスの量がエナメル質に近づくにしたがって減少していきます。とても興味ある所見です。でも何故でしょう。これはバイオマスの表面積を測定した結果で、80か90個の口腔内に入れた装置の平均値です。かなり急激に変化します。80％くらいまで表層から徐々に上昇し、再び急激に下降します。

　バイオマスの容積です。管の状態を反映した形になっています。計算の元になる最も重要な曲線です。Fig. 15 これがプラークの構造の表面積対容積比率です。これらのグラフは、こちらととてもよく似たカーブを描いています。これとこれにも似ています。何が起きているかというと、体積に対してとても大きな表面積 Fig. 16

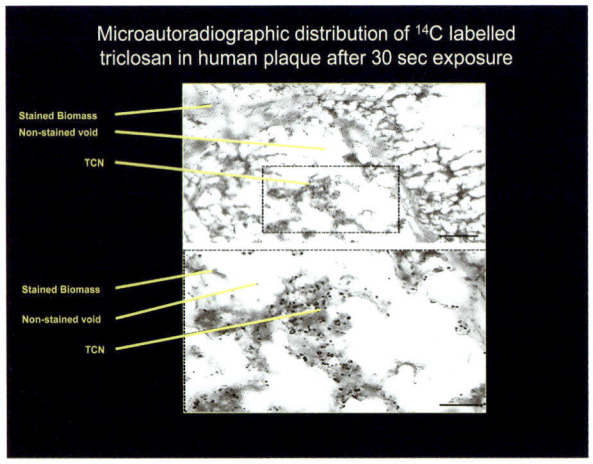

Fig. 13

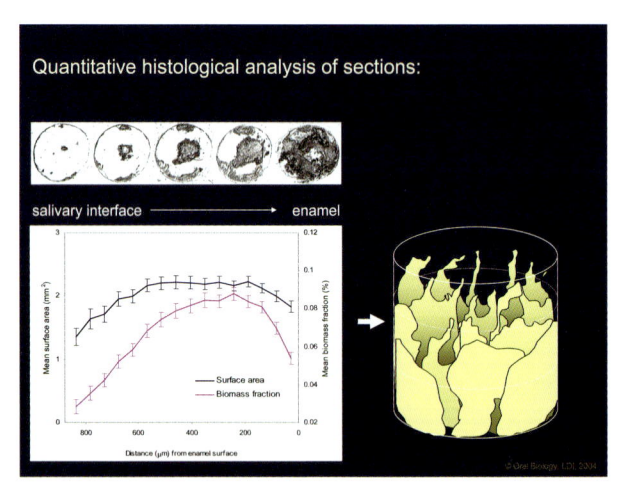

Fig. 14

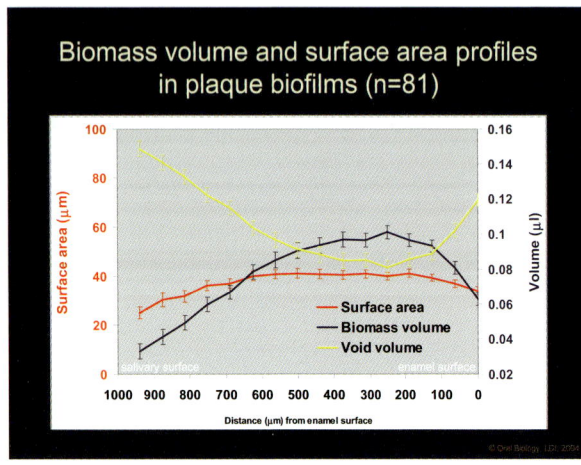

Fig. 15

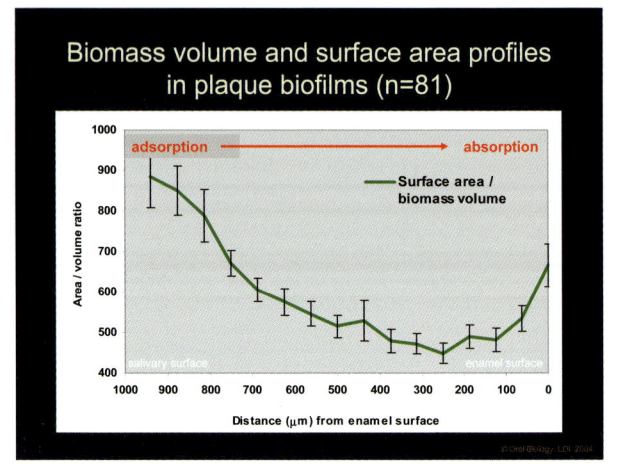

Fig. 16

をもっているので物質が粘着しているわけです。プラークの構造や形態が、つまりその体積に対するその表面積の比の影響が如何に大きいか、という点がとても重要だと考えています。私の話はこれでお終いです。皆様も気をつけてお帰りになって、ゆっくりお休みください。ご清聴ありがとうございました。

REFERENCES FOR ILLUSTRATIONS

For Further Information on the Illustrations Shown See the Following References

Figures 1-16

1997　　Robinson C., Kirkham J., Shore R.C., Bonass W.A., Brookes S.J., Kusa L., Nakagaki H., Kato K., and Nattress B.R., A method for the quantitative site-specific study of the biochemistry within dental plaque biofilms formed in vivo. Caries Res 31, pp 194-200

2005　　Watson PS, Pontefract HA, Devine DA, Shore RC, Nattress BR, Kirkham J, Robinson C. Penetration of fluoride into natural plaque biofilms. J Dent Res; 84 (5) : 451-5

2005　　Robinson C, Watson PS. Penetration of therapeutic agents through natural plaque biofilms. In Biofilms, Persistence and Ubiquity, The Biofilm, Club, Eds. Mcbain, A, Allison D, Pratten J, Spratt D, Upton M and Verran J.; 343-353

2005　　Watson PS, Robinson C, The architecture and microbial composition of natural plaque biofilms. In: Biofilms Persistence and Ubiquity. The Biofilm Club, Eds. McBain A, Allison D, Pratten J, Spratt D, Upton M, and Verran J. ; 273-285

Figures 8 & 9

2005　　Yamamoto K, Arai K, Fukazawa K, Fukui K, Nagamatsu K, Kato K, Nakagaki H, Robinson C. Effect of plaque fluoride released from a glassionomer cement on enamel remineralization in situ. Caries Res. Mar-Apr; 39 (2) : 157-60.

■ インターナショナル・エナメル・シンポジウム

議　長：

　ありがとうございました。この国際会議の終わりは、また新たな問題提起の場ともなったようです。この会議を1年か2年後に開く理由を得たようにも思います。本日は長い、大きな一日でした。この場に居合わせることができたことを私自身大変光栄に思います。世界でも屈指の著名なスピーカーの方々と素晴らしい時間を共有することができました。格調高いプレゼンテーションが、それぞれ独特の視点でプレゼンテーションをくりひろげ、互いにモザイクのように組み合わさり素晴らしい会議となりました。今日、この場にいる栄光と私が学ばせていただいた多くのことに感謝したいと思います。

　そして、このような国際会議のチャンスを与えてくださったスポンサーの方に、もう一度、心よりお礼を申し上げたいと思います。また、川崎教授と鶴見大学歯学部の方々に対し、この国際会議開催にあたってご尽力くださいましたことを深く感謝申し上げます。この会議が始まる2日ぐらい前に日本に到着しましたが、そのときに今日一日がどれほどハードでタフな一日となるのだろうかという不安が一瞬、心の中をめぐりました。しかし、この会議の開催に向けた皆さんの努力と熱意と、大勢の方々のすばらしい連携によってこのような大成功を修めることができました。この喜びを皆様と共に分ち合いたいと思います。

　最後になりますが、通訳の方々のプロフェッショナルとしてのお仕事に心から賞賛とお礼を申し上げたいと思います。習得が非常に難しい言語だったこと思います。英語自体のことを言っているわけではありません。リン酸カルシウム化学の専門分野の英語が特殊なのです。参加していただいた皆さんも非常に熱心に、そして注意深く聞いて頂きました。これも通訳の方々が立派な仕事をしてくださったからに他なりません。皆さん、通訳の方々にもう一度大きな拍手をお送りください。

　そして、これが私の最後のとても嬉しい役割です。皆様、横浜グランドインターコンチネンタルホテルの1階、シルク＆パールの間におきまして、この国際会議の成功を祝して懇親会が開催されます。この会場すべての皆様がご招待されております、それでは皆様、ご一緒に足を運ぶことに致しましょうか。

脱灰と再石灰化
－International Tooth Enamel Symposium－

2009年8月14日 第1版第1刷発行

定価(本体3,000円＋税)

監　修　　川　崎　堅　三

発　行　者　　百　瀬　卓　雄

DTP組版
印　刷　所　　蓼科印刷株式会社

発　行　わかば出版株式会社　　　発　売　SHIEN デンタルブックセンター 株式会社 シエン社

〒112-0004 東京都文京区後楽1-1-10　TEL 03(3816)7818　FAX 03(3818)0837　URL http://www.shien.co.jp

©Wakaba Publishing, Inc. 2009, Printed in Japan 〔検印廃止〕ISBN978-4-89824-044-1 C3047
本書を無断で複写複製（コピー）することは、特定の場合を除き、著作権及び出版社の権利侵害となります。